DAS VERSAGEN DES KREISLAUFES

DYNAMISCHE UND ENERGETISCHE URSACHEN

VON

PROFESSOR DR. HANS EPPINGER
DIREKTOR DER MEDIZINISCHEN UNIVERSITÄTSKLINIK
IN FREIBURG I. BR.

DR. FRANZ KISCH · DR. HEINRICH SCHWARZ

MIT 56 ABBILDUNGEN

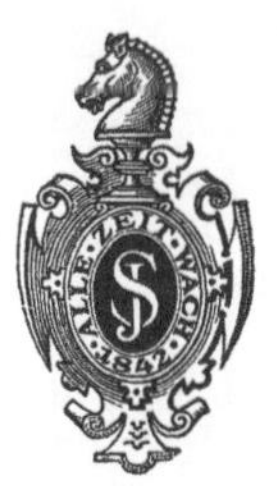

BERLIN
VERLAG VON JULIUS SPRINGER
1927

ISBN-13:978-3-642-89254-7   e-ISBN-13:978-3-642-91110-1
DOI: 10.1007/978-3-642-91110-1

HOFRAT DURIG
IN BESONDERER VEREHRUNG
ÜBERREICHT

Inhaltsverzeichnis.

Einleitung.

Eine der wichtigsten klinischen Fragestellungen in der Pathologie
der Herzkrankheiten betrifft die Möglichkeit einer Beurteilung, inwieweit hier der Kreislaufapparat jeweils in seiner Funktionstüchtigkeit beeinträchtigt ist; von den in dieser Richtung gewiesenen Anhalts-
punkten will uns das Verhalten mancher Faktoren der Blutzirkulation
unter der Einwirkung einer physischen Arbeitsleistung als wertigstes
Kriterium erscheinen. Das Studium dieser uns besonders interessierenden Geschehnisse und Vorgänge machten wir zum Gegenstande um-
fassender Untersuchungen. Während wir uns anfänglich hauptsächlich
nur mit der *Hämodynamik*, also mit dem Minutenvolumen, dem Blutdrucke u. dgl. befaßten, dehnten sich unsere Untersuchungen über den
Einfluß muskulärer Arbeit auf das Blutkreislaufverhalten Herzkranker
auch auf das Gebiet der *Protoplasmadynamik* aus; denn der Gesamtkreislauf des Blutes (Herz und Gefäße) dient ja keineswegs nur hämodynamischen Zwecken, sondern steht ebensosehr in innigster Beziehung
zur Zelltätigkeit selbst, deren Leistungsfähigkeit von der Nahrungs-
versorgung bedingt ist, wie auch umgekehrt die rein hämodynamischen
Organe in innigstem Abhängigkeitsverhältnisse zum Energieumsatze
stehen. Das Zusammenspiel zwischen Hämodynamik und Protoplasmadynamik ist in seinen feinsten Relationen noch vielfach in Dunkel
gehüllt, wenn auch in den letzten Jahren von Seite der Physiologen
die Aufhellung einer Reihe wichtiger Fragen gelang. Wir aber stellten
uns die Aufgabe, vom Gesichtspunkte der Klinik aus auf den bereits
gewonnenen Erkenntnissen und Erfahrungen der Physiologie aufbauend einen Weg zur Pathologie zu finden, der Einblicke in die Beziehung der Hämodynamik und Protoplasmadynamik beim herzkranken
Menschen ermöglicht.

I. Die Strömungsgeschwindigkeit des Blutes als Maß des peripheren Kreislaufs[1].

Soll das Blut die erforderliche Funktionstüchtigkeit der Gewebszellen gewährleisten, so ist hierfür ein geregelter Austausch im Sinne
der Nahrungsaufnahme und der Entfernung der Stoffwechselschlacken
die notwendige Bedingung. Zu diesem Behuf stehen dem Organismus
das Herz als zentrales Triebwerk, das Arteriensystem für die Blutzufuhr,
die Capillaren als die den Austausch vermittelnde Oberfläche und die
den Abstrom des Blutes dienenden Venen zur Verfügung. Die zweckmäßige Ernährung der Gewebe ist an eine bestimmte Strömungsgeschwindigkeit des Blutes gebunden. Ein allzurasches Durchfließen
des Blutes durch die den Stoffaustausch vermittelnden Capillaren erscheint ebenso unökonomisch, wie ein zu langes Verweilen des Blutes
im Bereiche der Gewebszellen. Bei der Betrachtung des Zusammenspiels aller Kreislauffaktoren müssen wir unser Augenmerk zunächst
auf die Tätigkeit des Herzens selbst richten, welches den Blutstrom
unter Aufbietung des zweckdienlichen Blutdruckes in der Austreibungs-
periode in die Richtung der Arterien wirft und an die Orte des Stoff-
austausches gelangen läßt. Von vielen Seiten wurde den Geschehnissen
und Vorgängen während der systolischen Phase der Herztätigkeit mehr
Interesse entgegengebracht, als jenen im Verlaufe der Diastole; und
wenn es auch für die meisten *physiologischen* Fragen im Prinzip gleichgültig ist, ob man dem diastolischen oder systolischen Blutquantum
mehr Aufmerksamkeit schenkt, da ja beide Faktoren hier gleiche Teile
eines geschlossenen Kreislaufs darstellen, so besteht unter *pathologischen*
Bedingungen doch die zwingende Notwendigkeit, die systolische und
diastolische Herzleistung gesondert zum Gegenstand des Studiums zu
machen. Der Ablauf der Systole, bei welcher die Austreibung des
Blutes aus den Ventrikel erfolgt, ist bereits seit langem das Objekt
genauer und aufschlußreicher Beobachtungen, während das diastolische
Verhalten des Herzens sich in manchem noch als ein schwieriges Problem

---

[1] Die ziemlich kostspieligen Untersuchungen, die dieser Pnblikation zugrunde
liegen, wurden vielfach nur unter Heranziehung wissenschaftlicher Fonds ermöglicht; vor allem gebührt unser Dank der Notgemeinschaft deutscher Wissen-
schaft, die uns in der Beschaffung der erforderlichen Apparate weitgehend unter-
stützte; nicht zuletzt sei auch des Kuratoriums der Freiburger wissenschaftlichen
Gesellschaft gedacht, das uns zur Fortführung der begonnenen Untersuchungen
einen größeren Geldbetrag zur Verfügung stellte.

darstellt. Der Herzmuskel wird oft mit einem Gummigebläse verglichen, welches in gefülltem Zustande durch Zusammendrücken seinen Inhalt in ein elastisches System auspreßt. Dieses Gleichnis erscheint jedoch nicht recht passend, da das Herz zwar gleich einem Gummigebläse bei seiner Kontraktion ein entsprechendes Blutquantum gegen den hohen Widerstand des elastischen Gefäßsystems auswirft, jedoch kaum die Fähigkeit besitzt, ähnlich dem gewählten Modell beim Nachlassen des Austreibungsdruckes, d. h. im Verlaufe der Diastole, die Rückbeförderung durch das Venensystem in die Wege zu leiten. Die diastolische Füllung des Herzens erfolgt vielmehr ohne jede aktive Saugkraft des Herzens, ausschließlich auf passive Weise. Das dem Herzen während der Diastole angebotene Blutquantum hängt vor allem von drei Faktoren ab, deren Analyse wir uns zunächst zuwenden wollen. Von ganz wesentlicher Bedeutung scheint die *Saugkraft des Thorax*, d. h. der negative Druck zu sein, welcher im Thoraxraume herrscht. Bei der Inspiration tritt eine Steigerung des negativen Druckes auf, welche ihrerseits eine Erweiterung der Lungengefäße und der dehnungsfähigen Herzpartien zur Folge hat. Für die linke Herzkammer ist dieses Moment gering zu veranschlagen; die muskelschwachen Vorhöfe hingegen und auch die rechte Kammer werden durch den Thoraxdruck deutlich beeinflußt. Die Inspiration bedingt auf diese Weise eine Abnahme der Widerstände und erleichtert demnach die diastolische Füllung des Herzens. Im Gegensatz zu den Strömungsverhältnissen im Bereiche der Cava superior steht die Beeinflussung der Strömungsgeschwindigkeit in der unteren Hohlvene im Verlaufe der Inspiration. Durch das Tiefertreten des Zwerchfells und den Anstieg des intraabdominellen Druckes tritt eine Drosselung des Blutstromes von seiten der Cava inferior auf. Die Zwerchfellkontraktion führt andererseits unter gleichzeitiger Steigerung des Abdominaldruckes eine Auspressung der Leber herbei, durch welche eine Förderung der diastolischen Füllung des Herzens in Erscheinung treten kann. Aus dem Gesagten ergibt sich, daß sowohl Atemtypus wie auch Atemgröße von entscheidender Bedeutung für den Kreislauf sein können. Bei der Exspiration besteht wohl eine Erschwerung des Zuflusses insbesondere von den großen Thorakalgefäßen, doch kann keinesfalls angenommen werden, daß auf diese Weise die inspiratorische Förderung des Zuflusses zum Herzen aufgehoben wird. Die maximalste Exspirationsstellung stellt die Ruhelage des Brustkorbes dar, so daß sowohl Inspiration als auch Exspirationsbewegung eine Abnahme des negativen Druckes und demnach eine Beschleunigung des Blutstromes zur Folge haben müssen. Neben dieser durch die Atmung bewirkten Strombeschleunigung ist zwar die Einflußnahme der Änderung des Herzvolumens, welche ihrerseits gleichfalls eine Beschleunigung der Herzfüllung zur Folge hat, gering zu veranschlagen, doch darf dieser Faktor keineswegs vernachlässigt werden. Sehr illustrativ läßt sich dieses Moment gelegentlich an kammersystolischen Einziehungen der vorderen Thoraxwand beobachten. Atemtätigkeit und Änderung des Herzvolumens scheinen demnach von nicht zu unterschätzender Bedeutung für das Einströmen des Blutes in der Diastole zu sein.

Von größter Wichtigkeit für den Bluttransport zum Herzen muß die *Kontraktion der peripheren Muskulatur* angesehen werden. In recht anschaulicher Weise kann diese Funktion bei einer Venenpunktion beobachtet werden, bei welcher an den Patienten so häufig die Aufforderung gerichtet wird, die Hand zur Faust zu ballen und wieder zu öffnen, wobei mit jeder intensiveren Muskelkontraktion eine Beschleunigung des Blutstromes in Erscheinung tritt. Von geringerem Einfluß als der regelmäßige Wechsel von Kontraktion und Erschlaffung der Muskulatur scheint die bei der statischen Arbeit bestehende, länger dauernde Muskelkontraktion zu sein. Hält z. B. der Patient im Verlaufe einer Venenpunktion die Hand stets fest zur Faust geschlossen, so kommt es zwar allenfalls anfänglich zu einem rascheren Abfließen des Blutes, bald jedoch tritt eine Verlangsamung auf, trotzdem die Armmuskulatur in dauernder Anspannung ist. In besonders klarer Weise ist das Verhalten der Herzfüllung bei statischer Arbeit durch Untersuchung von LINDHARD und STEENSTRÖM[1]) illustriert worden. Nach ihren Beobachtungen war bei statischen Arbeitsleistungen, welche zumeist erhebliche Grade erreichten, nur eine geringgradige Erhöhung des Herzminutenvolumens aufgetreten. Bei den meisten Arbeitsleistungen besteht jedoch ein nahezu regelmäßiger Wechsel von Muskelerschlaffung und -kontraktion, durch welche einerseits eine Erleichterung der diastolischen Herzfüllung, andererseits eine entsprechend günstige Durchblutung der arbeitenden Muskulatur gewährleistet wird.

BURTON-OPITZ[2]) versuchte exakten Aufschluß über die von seiten der Muskulatur dem Blutstrom erteilte Beschleunigung zu erhalten. Der Blutstrom in der Vena femoralis wurde bei diesen Beobachtungen mit Hilfe einer Stromuhr gemessen und betrug bei vollkommener Muskelruhe im Durchschnitt 0,85 ccm pro Sekunde. Bei Reizung des Nervus ischiadicus trat im Verlaufe der Muskelkontraktion eine Beschleunigung des Blutstromes bis auf 2,58 ccm pro Sekunde auf. Bei dauerndem Tetanus hingegen sinkt die Strommenge nach anfänglicher Beschleunigung auf 0,41 ccm/Sek., also unter den Anfangswert ab. Diese Beobachtung spricht in ähnlicher Weise wie die bei Venenpunktion so augenfällige Feststellung dafür, daß der Wechsel zwischen Kontrak-

---

[1]) LINDHARD u. STEENSTRÖM: Pflügers Arch. f. d. ges. Physiol. Bd. 161, S. 233. 1915.

[2]) BURTON-OPITZ: Americ. journ. of physiol. Bd. 9, S. 175. 1903.

tion und nachfolgender Erschlaffung von entscheidendem Einfluß auf die Herzfüllung sein muß; in welch bedeutendem Grade bei schwerer Muskelarbeit der Blutstrom anschwellen kann, wird später noch Gegenstand unserer Ausführungen sein.

Wenn auch an der Bedeutung verschiedener Hilfsfaktoren, insbesondere der Atmung, für die geregelte Zufuhr des Blutes zum rechten Herzen nicht zu zweifeln ist, so kann diesen Momenten doch keineswegs die alleinige Einflußnahme auf die diastolische Füllung zukommen. Dies erhellt deutlich aus den Untersuchungen an curarisierten Tieren, bei welchen sowohl bei künstlicher Respiration als auch bei Ausschaltung derselben und Regelung der Sauerstoffzufuhr nach AUER-MELZER der Kreislauf in fast normaler, jedenfalls nicht wesentlich gestörter Weise aufrechterhalten werden kann. Die diastolische Füllung des Herzens kann unter diesen Bedingungen nur durch die „*Vis a tergo*" gewährleistet sein. Der Blutstrom, der bei jeder Systole unter hohem Druck in das arterielle System gelangt, strömt in der Richtung des geringsten Widerstandes durch das Capillarsystem gegen den venösen Schenkel des Kreislaufs ab. Die lebendige Kraft, die der Blutstrom am Ende des arteriellen Kreislaufschenkels noch besitzt, muß jedenfalls als genügend groß angesehen werden, um den Blutabfluß durch den zwischen Arterien und Venen eingeschalteten Schleusenapparat und das Venensystem herzwärts zu gewährleisten. Je nach der Weite des Schleusenapparates scheint die Geschwindigkeit, mit der das Blut zentripetal dem Herzen zuströmt, zu variieren. Wenn von mancher Seite dem venösen Drucke ein bestimmender Einfluß auf die diastolische Füllung des Herzens zugeschrieben wird, so ist das nur bedingt richtig; der venöse Druck ist von den verschiedensten Faktoren abhängig, nicht nur von der Vis a tergo; wird der venöse Druck infolge des erhöhten Zustromes in die Höhe gesetzt, dann allerdings trifft diese Voraussetzung zu; wenn aber die Drucksteigerung sich als die Folge einer vom Herzen bedingten Stase entwickelt, dann kann man in ihr wohl kaum einen fördernden Faktor erblicken.

Dem Venensystem im weiteren Sinne kommt sicher auch eine lokomotorische Wirkung auf den Kreislauf ganz im allgemeinen zu; an den Beobachtungen von Y. HENDERSON[1]) kann man nicht vorübergehen; treibt man durch geeignete Maßnahmen, wie z. B. durch Hyperventilation die Kohlensäure aus dem Körper, so kommt es zu einem völligen Versiegen der Zirkulation, die sich wieder sofort bessert, wenn wieder Kohlensäure verabfolgt wird; die Schädigung liegt nicht am Herzen; das Blut scheint im venösen Gebiete zu liegen, und wird, weil entsprechende Kräfte fehlen, nicht in zweckdienlicher Weise dem Herzen

---

[1]) HENDERSON: Americ. journ. of physiol. Bd. 69, S. 965. 1917 u. Journ. Americ. Med. Assoc. 1921. S. 424.

angeboten; ob es sich hier nur um den Effekt des Vasomotorenapparates handelt, oder ob eigene Kräfte — HENDERSON spricht hier von einem Veno-pressor-Mechanismus — in Frage kommen, steht noch zur Diskussion; jedenfalls übt die Kohlensäure auf diesen Vorgang einen sehr energischen Einfluß aus, so daß es zweckdienlich erscheint, auch dieses Moment bei der diastolischen Füllung des Herzens in Erwägung zu ziehen. Ähnlich wie Kohlensäuremangel wirkt Pituitrin resp. Histamin.

Die Betrachtung des Blutstromes im Sinne eines vollständig geschlossenen Kreislaufs könnte die Vorstellung erwecken, als müßte sich das ganze Blut dauernd in gleichmäßiger Zirkulation befinden; das ist ganz sicher nicht völlig richtig; es gibt bestimmt Stellen in unserem Körper, wo Blut liegen bleibt und sich so der Zirkulation entzieht; in Buchten, die selbst in breiter Kommunikation mit dem Bette eines reißenden Stromes stehen, verharrt das Wasser gelegentlich ganz ruhig; hierselbst abgelagerte Holzstücke können monatelang liegen bleiben, ohne vom Wirbel des Hauptstromes mitgerissen zu werden; in Analogie dazu ist es nicht notwendig, die Blutreservoirs in abgeschiedenen Stellen unseres Körpers zu suchen; auf Nebengeleisen der Hauptlinien dürfte reichlich Platz sein und in dem Sinne wird man die unterschiedlichen Gewebe und Organe zu betrachten haben; die Depots in der Milz — wie dies in letzter Zeit besonders von BARCROFT[1]) betont wurde — sind nur besonders augenfällige Ablagerungsstellen für Blutquantitäten, die bald reichlicher, bald weniger oft und ergibig zugunsten des Gesamtorganismus herangezogen werden. Ein Verbluten des Organismus in diese Buchten scheint doch offenbar gleichbedeutend mit Shok z. B. auf der Höhe der Histaminwirkung.

Das beigefügte Schema (Abb. 1), das einer Arbeit von HENDERSON entnommen wurde, bringt diese Depots ganz besonders deutlich zum Ausdruck; hier soll offenbar der Veno-pressor-Mechanismus im Sinne von HENDERSON angreifen; bei der Akapnie und ebenso bei der Histaminvergiftung erscheinen diese Depots reichlich gefüllt und anderseits so beschaffen, daß wenig Blut zum Herzen zurückfließen kann; steht dagegen der Organismus unter dem Einflusse von Kohlensäure, so werden wahrscheinlich die Hähne E weit geöffnet, so daß das arterielle Blut, ohne sich länger in den Depots aufhalten zu müssen, rasch seinen Weg wieder zum Herzen zurückfindet.

Sehr schön lassen sich die Bedingungen, unter welchen die Herzfüllung gewissermaßen unabhängig von Muskeltätigkeit und Atmung statthat, also daß sie ausschließlich von dem Faktor Vis a tergo bedingt ist, im Tierexperiment studieren, und zwar sowohl bei Verwendung der direkten Messung des Blutstromes mittels der Stromuhr, als auch

---

[1]) BARCROFT: Ergebnisse der Physiologie Bd. 25, S. 818. 1926.

bei der Plethysmographie des Herzens. Neben der Untersuchung des Herzschlagvolumens ist die Beobachtung des Blutdruckes von großer Wichtigkeit. Die einfache hämodynamische Betrachtung legt die Vermutung nahe, daß proportional den Änderungen des Blutdruckes auch Schwankungen der Blutzufuhr zum Herzen auftreten können; der Blutdruck selbst ist jedoch keineswegs eine einfache Variable, sondern von verschiedenen Faktoren abhängig, darum ist auch die Relation zwischen Blutdruck und Strömungsgeschwindigkeit nicht in einfacher Weise exakt formulierbar. Erfolgt z. B. eine Blutdruckerhöhung durch Querschnittsverkleinerung der Präcapillaren, was wohl der häufigsten Form der Blutdrucksteigerung zu entsprechen scheint, so erfolgt, wie zahlreiche Untersuchungen ergaben, keine Zunahme, sondern eine Abnahme des Stromvolumens. Liegt jedoch eine Hypertension infolge Reizung des Splanchnicus vor, bei welcher bekanntlich ein größeres Blutquantum aus dem Pfortadergebiete dem Herzen zugeführt wird, so muß selbstverständlich die diastolische Füllung und damit das Herzschlagvolumen eine beträchtliche Erhöhung erfahren. Zu gleichen experimentellen Ergebnissen

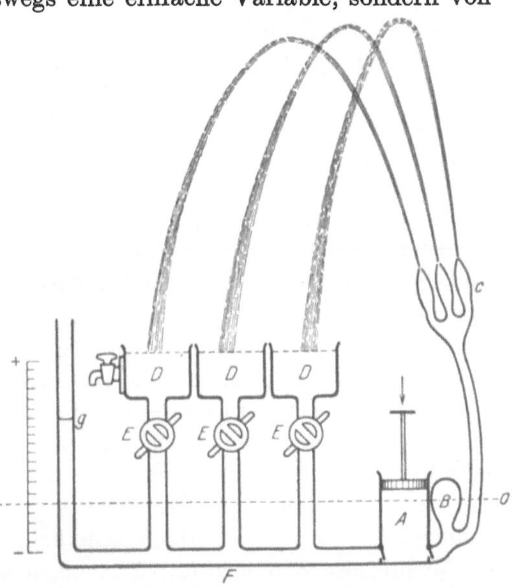

Abb. 1. (Americ. journ. of physiol. Bd. 46, S. 533, 1918.) *Kreislaufschema nach* HENDERSON: A = Herzpumpe, B = elastische Kammer (Aorta), C = feine Öffnungen (Arteriolen), die sich unter dem Einflusse des Vasomotorensystems bald erweitern, bald verringern. Das Blut, das hier herausspritzt, fängt sich in den Reservoiren D, die das Capillarsystem der Gewebe und Organe repräsentieren. Unter den Reservoiren sind Hähne (E), welche bald mehr, bald weniger geöffnet, den Druck im venösen System (F) erhöhen resp. den Zufluß zum Herzen steigern. Sind die Hähne (E) ganz offen, so ist der Druck im venösen System am höchsten; G steigt fast bis zum Niveau in den Reservoiren D. Sind die Hähne dagegen zum Teil geschlossen, so sinkt G, während sich die Behälter (D) füllen. Die Linie θ—θ soll zum Ausdruck bringen, daß sich die Herzpumpe, eingeschlossen im Thorax, unter einem negativen Druck befindet.

führen Blutdrucksteigerungen, die durch Infusion von defibriniertem Blut u. dgl. hervorgerufen werden. Nach diesen Ausführungen ist es leicht verständlich, daß bei ein und demselben Blutdruck am selben Versuchstier, wie TIGERSTEDT[1]) feststellen konnte, das Stromvolumen pro Minute und Kilogramm Körpergewicht des Versuchstieres in sehr

---

[1]) TIGERSTEDT: Skandinav. Arch. f. physiol. Bd. 3, S. 145. 1891; Bd. 19, S. 1. 1906; Bd. 38, S. 11. 1918.

weiten Grenzen, zwischen 17—123 ccm, schwanken kann. Öffnen sich die peripheren Widerstände, z. B. infolge Wärmeapplikation oder Inhalation von Amylnitrit, wobei allerdings recht häufig eine Beschleunigung des Blutstromes auftritt, so wäre unbedingt ein Absinken des Blutdruckes zu erwarten. Es besteht im Experiment jedoch keineswegs ein so gesetzmäßiges Verhalten, weswegen ganz wohl behauptet werden kann, daß die Höhe des Blutdruckes *allein* nicht als Maß der funktionellen Leistung des Kreislaufapparates angesehen werden darf. Verengerung der Kreislaufperipherie und langsamer Blutstrom können ebenso wie Erweiterung der Präcapillaren und entsprechend große Beschleunigung des Blutstromes bei vollkommen gleichem arteriellen Druck statthaben.

Neben den Querschnittsänderungen ist das Verhalten der Viscosität des Blutes für die Höhe des Gesamtwiderstandes von großer Bedeutung, und demnach in weiterem Sinne für die „Vis a tergo". Bei konstantem Querschnitt des capillaren Stromgebietes muß ein Blut von geringerem eigenen Widerstand leichter von der arteriellen Seite in den venösen Kreislaufschenkel gelangen, als ein solches von großem inneren Widerstand. Jedoch erweist sich dieser Faktor für die meisten experimentellen Fragen und insbesondere für die menschliche Pathologie von untergeordneter Bedeutung, da größere Schwankungen der Blutviscosität, die entsprechende Änderungen des Widerstandes zur Folge haben können, kaum vorzukommen scheinen.

In jüngster Zeit lernten wir auch, den sog. derivatorischen Gefäßen mehr Beachtung zu schenken, da sie gleichfalls von bestimmendem Einfluß auf die Blutgeschwindigkeit sind. Bekanntlich handelt es sich hier um eine Art kurzschließender Verbindung, durch welche der Blutstrom unter Umgehung des Capillargebietes vom arteriellen Stromgebiete in das Venensystem gelangt. Sind diese kommunizierenden Gefäße weit offen, so muß wohl das dem Herzen zuströmende Blutquantum erheblich anschwellen, da ja der Kreislauf in diesem Falle bei geringem Widerstande arbeitet.

Eine beweiskräftige Basis für unsere Vorstellung von der Bedeutung der kurzschließenden Verbindungen zwischen arterieller und venöser Strombahn, die wir zunächst aus rein klinischen Beobachtungen erschlossen haben, stellen experimentelle Untersuchungen dar, welche wir zur Aufklärung dieser Frage in größerem Maßstabe vornahmen[1]). Bei Katzen wurde durch ein System von Glasfisteln eine direkte Verbindung zwischen Aorta abdominalis und Vena cava inferior geschaffen, und unter diesen Bedingungen der Blutdruck und das Schlagvolumen eingehend untersucht. Zur Vermeidung einer versuchsstörenden Blutgerinnung wurde dabei durch Neohirudinverabreichung das Blut des

---

[1]) EPPINGER, KISCH u. SCHWARZ: Klin. Wochenschr. Bd. 5, S. 781. 1926.

Versuchstieres ungerinnbar gemacht. Die Versuchsanordnung gestattete es, mit Hilfe Schließung bzw. Öffnung einer Klemme, den Kurzschluß zwischen Bauchaorta und Vena cava inferior einzuschalten bzw. jederzeit zu unterbrechen. Bei diesen experimentellen Untersuchungen, von welchen wir einen hier anführen wollen, tritt sofort bei Einsetzen des Kurzschlusses eine bedeutende Blutdruckerniedrigung auf (cf. Abb. 2), sie beträgt in der beigefügten Kurve 40 mm Hg. Gleichzeitig besteht eine Steigerung der Schlagfrequenz des Herzens (um 14 Schläge pro Minute) eine Erhöhung des Herzschlagvolumens (um 0,96 ccm) und demnach eine beträchtliche Vermehrung des pro Minute vom Herzen

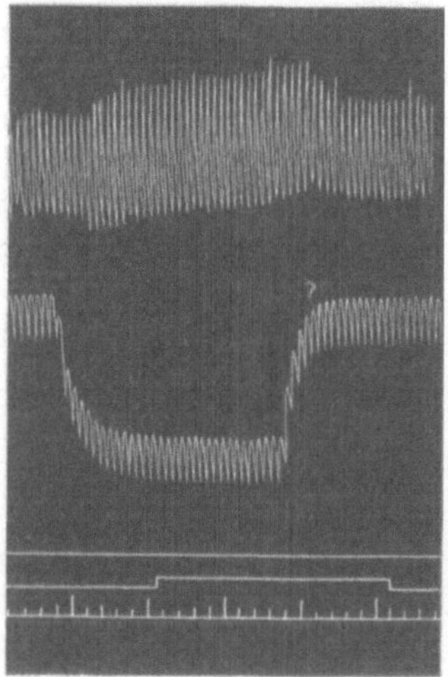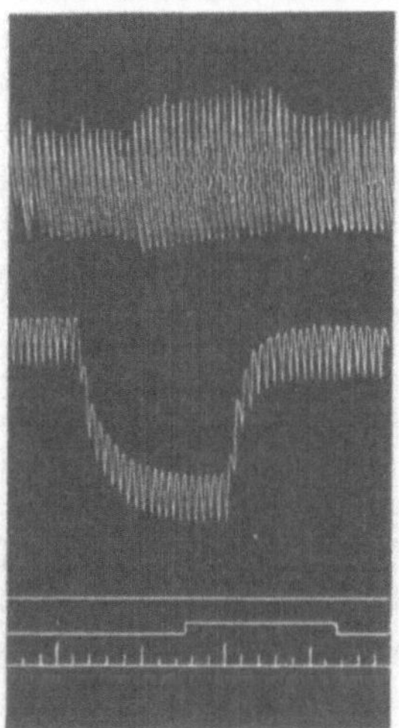

Abb. 2.

ausgeworfenen Blutquantums von 313 ccm auf 450 ccm pro Minute. Die Zunahme beträgt 137 ccm = 43%. Sobald bei Unterbrechung der kurzschließenden Verbindung der Blutstrom wieder seinen normalen Weg nimmt, kehren die Werte für Blutdruck, Herzfrequenz und Schlagvolumen nahezu völlig auf das ursprüngliche Niveau zurück. Im Prinzip zu denselben Resultaten kamen auch HARRISON, DOCK u. HOHMAN[1]), allerdings auf Grund gasanalitischer Methoden. Sie fanden bei Hunden noch größere Zunahme, als wir dies bei Katzen feststellen konnten, nämlich eine Steigerung bis 100%. An unseren Kurven interessiert uns auch der Einfluß auf den Herztonus; obwohl das Einzelschlagvolumen um über 30% in die Höhe geht, sehen wir keine wesentliche Abnahme des Tonus, die sich im Sinne einer Erhebung der Abszisse bemerkbar machen müßte.

---

[1]) HARRISON, DOCK u. HOHMAN? Heart Bd. 11, S. 337. 1924.

Das stärkere In-Aktion-treten solcher Kommunikationen zwischen Arterien und Venen hat, wie aus den angeführten Zahlen leicht errechnet werden kann, eine Erhöhung der Herzleistung zur Folge, und kann bei längerer Dauer und wahrscheinlich geschädigtem Organismus zu einer Überanstrengung des Herzens und dementsprechender Erweiterung desselben führen. ARTHUR ISRAEL[1]) hat auf dieser Tatsache sogar eine diagnostische Methode aufgebaut. Umschnürt man die Extremität, an welcher ein arteriovenöses Aneurysma besteht, zentralwärts von der aneurysmatischen Verbindung, so tritt eine Verminderung der Herzfüllung auf, die selbst in einer Verkleinerung des Herzschattens zur Beobachtung gelangen kann.

In der Pathologie scheinen gewisse Variationen in der Strömungsgeschwindigkeit von nicht geringer Bedeutung, aber schwer erklärbar zu sein. Die Ursache solcher Änderungen liegen wohl zu sehr wesentlichem Teil in Störungen der Vis a tergo. Aus therapeutischen und allgemein pathogenetischen Gesichtspunkten wäre das Studium der pharmakologischen Beeinflussung des Gesamtkreislaufes von größter Wichtigkeit. Leider liegen unsere Kenntnisse auf diesem Gebiete noch sehr im argen. Auf Grund unserer eigenen Erfahrungen setzt z. B. besonders das Pituitrin die Geschwindigkeit des Blutstromes außerordentlich herab, während die Nitrite und die Diuretinpräparate eine gegenteilige Wirkung entfalten. Digitalis setzt das Minutenvolumen beträchtlich herab. Inwieweit an dieser Erhöhung resp. Verlangsamung des Blutstromes evtl. Änderungen in der Funktion derivatorischer Gefäße beteiligt sind, kann vorläufig noch nicht entschieden werden.

Schon rein klinische Betrachtungen legen die Möglichkeit einer nervösen Beeinflussung der Strömungsgeschwindigkeit nahe. Ziehen wir zunächst die in der Physiologie bekannten Tatsachen heran, so müssen wir wohl sagen, daß diese Fragen keineswegs klargelegt erscheinen. Zahlreiche Autoren beschäftigten sich mit dem Studium der Beeinflussung einzelner Kreislaufgebiete, z. B. der Capillarströmung, durch nervöse Einwirkungen, ohne jedoch das Verhalten des Gesamtkreislaufes in entsprechender Weise zu würdigen. Überblickt man das kleine Beobachtungsmaterial, so kann daraufhin gesagt werden: Durch Reizung der hinteren Rückenmarkswurzel kommt, wie bereits STRICKER[2]) zeigen konnte, eine Erweiterung der Gefäße an den Extremitäten zustande, gleichzeitig eine Volumzunahme derselben und gelegentlich auch eine vermehrte Strommenge. Zu weiteren Schlüssen berechtigen jedoch diese Versuchsergebnisse nicht. Denn bei einer Versuchsreihe trat bei der Rückenmarksreizung eine Gefäßdilatation ein, in anderen Versuchen

---

¹) ISRAEL, ARTHUR: Mitt. a. d. Grenzgeb. d. Med. u. Chir. Bd. 37, S. 551. 1924.

²) STRICKER: Med. Jahrb. 1877, S. 279 und 1878, S. 409.

war sie ausgeblieben, ja selbst der gegenteilige Effekt, eine bedeutende Gefäßkontraktion, mit allen ihren Folgen konnte beobachtet werden. Rein dilatatorische Nerven scheinen mit gewissen Einschränkungen die Chorda tympani und die Nervi errigentes zu sein, während es zumeist einiger Kunstgriffe bedarf, um den rein dilatatorischen Effekt mancher Gefäßnerven durch direkte Reizung demonstrieren zu können. Bis in die jüngste Zeit wird dem Nervus depressor eine Einwirkung auf das Stromvolumen nicht zuerkannt; erst vor kurzem konnte JARISCH[1]) den exakten Nachweis erbringen, daß die Reizung dieses Nerven nicht nur eine Erniedrigung des Blutdruckes, sondern bei gleichzeitiger Gefäßerweiterung auch eine beträchtliche Erhöhung der Strömungsgeschwindigkeit zur Folge hat. In plethysmographischen Untersuchungen am Herzen stellte JARISCH einwandsfrei fest, daß bei Depressorreizung Herzschlagvolumen und Blutumlaufszeit erhöht sein können.

Durch Reizung von Gehirn und Rückenmark können von bestimmten Zentren her Gefäßverengerungen bzw. Gefäßerweiterungen hervorgerufen werden. Da das Verhalten des Gesamtkreislaufs, insbesondere der in der Zeiteinheit vom Herzen bewältigten Blutmenge unter der Einwirkung einer zentralen Reizung noch nie Gegenstand genauerer Untersuchung war, so untersuchten wir gemeinsam mit E. SPIEGEL (Wien) an dieses Thema. Nach Abtragung einzelner Gehirnpartien sowie Reizung bestimmter Hirnabschnitte beobachteten wir das Herzplethysmogramm. In einigen Versuchen traten zwar Änderungen im Plethysmogramm auf, die eine Zunahme der Strömungsgeschwindigkeit erschließen ließen, doch waren die Befunde nur vereinzelt und oft bei neuerlicher Überprüfung nicht wieder zu erheben möglich. Reizungen im Bereiche des 4. Ventrikels haben wir nicht vorgenommen. Solche Untersuchungen wären für die Klärung der zentralen Beeinflussung der Strömungsgeschwindigkeit von besonderem Interesse, da in der Gegend des 4. Ventrikels nach Annahme einiger Autoren ein Zentrum zu liegen scheint, von welchen aus depressorische Effekte am Gefäßsystem ausgelöst werden können [BAYLISS, The Vasomotor System S. 54, ebenso RANSON[2])]. Die Möglichkeit einer zentralen Beeinflussung der Strömungsgeschwindigkeit des Blutes wurde uns auch durch manche klinische Beobachtungen nahegelegt, die eigentlich den Ausgangspunkt unserer experimentellen Versuche bildeten. Bekanntlich finden zahlreiche Fälle von Gehirnerweichung unter dem Bilde schwersten Lungenödems ihren tödlichen Abschluß. In manchen derartigen Fällen liegt der Erweichungsherd tief gegen die Hirnbasis. Im Verlaufe unserer Untersuchungen über das Asthma cardiale konnten wir den Nachweis erbringen,

---

[1]) JARISCH: Arch. f. exp. Pathol. u. Pharmakol. Bd. 114, S. 240. 1926.
[2]) RANSON, Americ. journ. of physiol. Bd. 38, S. 128. 1916; u. 42, S. 1, 9, 16. 1917.

daß beim Zustandekommen des Lungenödems beim herzasthmatischen Anfall eine erhöhte Geschwindigkeit des Blutstromes ursächlichen Anteil hat. — Es schien daher nahezuliegen, in den genannten Fällen eine Läsion von Zentren anzunehmen, welchen vielleicht bereits physiologischerweise Bedeutung für die Regulation des Blutstromes zukommt. Die Schwierigkeit der Methodik gab leider keine Handhabe, Untersuchungen über Zirkulationsgröße bei derartigen Patienten vorzunehmen. Insbesondere deshalb, weil zumeist Benommenheit bestand, und unsere Methodik die Unterstützung des Patienten in recht großem Maße notwendig macht. Besonders deutlich war der Zusammenhang des tödlichen Lungenödems mit solchen zentralen Schädigungen bei zwei Fällen von schwerer Mitralstenose, bei denen infolge von Gehirnembolie sich hemiplegische Erscheinungen eingestellt hatten. Die Sektion ließ in beiden Fällen Embolie feststellen, die tief gegen die Basis herabreichte. Wir glauben, daß diesem Befund um so mehr Beachtung zukommt, als sonst schweres Lungenödem sich nur außerordentlich selten im Verlaufe von *Mitralklappenfehlern* einzustellen pflegt.

In arbeitenden Organen steht die Durchblutung in innigem Zusammenhang mit der Organleistung. Erhöhte Tätigkeit bedingt Gefäßerweiterung und Steigerung der Strommenge, wodurch die Zufuhr von Nahrungssubstanzen und die Entfernung der Stoffwechselschlacken in entsprechender Weise in die Wege geleitet wird. Neben einer sicherlich nervösen Beeinflussung des Gefäßsystems auf vasomotorischem Wege spielen bei der Regulation der Gefäßweite, die für die Leistungsfähigkeit der arbeitenden Organe von größter Bedeutung ist, auch Stoffwechselprodukte eine Rolle, die an Ort und Stelle entstehen. Wir werden uns mit dieser Frage gelegentlich der Besprechung des Kreislaufverhaltens bei der Muskelarbeit noch eingehend zu beschäftigen haben, und wollen hier nur erwähnen, daß auch innersekretorische Produkte auf die Strömungsgeschwindigkeit Einfluß zu nehmen scheinen. Insbesondere durch Pituitrin kann nach Untersuchungen von KROGH[1]) eine Beeinflussung des Kreislaufs als sichergestellt angesehen werden. Aus klinischen Beobachtungen, nach welchen bei Basedow-Krankheit und klimakterischen Störungen eine erhöhte Strömungsgeschwindigkeit bestehen kann, bei Myxödemen dagegen recht häufig eine verlangsamte Blutströmung zu beobachten ist, kann gleichfalls auf eine endokrine Beeinflussung des Kreislaufapparates geschlossen werden.

Auch bei genauer Durchsicht der gesamten einschlägigen Literatur kann man eigentlich keinen stichhaltigen Anhaltspunkt für die Annahme einer Saugkraftwirkung des Herzens im Sinne einer aktiven Diastole ausfindig machen. Wir müssen daher vornehmlich mit der Wirkung der Vis a tergo, den Aktionen der Atemtätigkeit und dem

---

[1]) KROGH: Anat. u. Phys. der Capillaren 1924, S. 131.

Einfluß der Muskulatur bei der diastolischen Herzfüllung rechnen; ebenso ist der Veno-pressor-Mechanismus stets im Auge zu behalten. In welchem Ausmaße diese vier Faktoren unter verschiedenen Bedingungen jeweils an der diastolischen Füllung des Herzens den Hauptanteil haben, ist schwer zu entscheiden. Der Vis a tergo muß nach rein theoretischer Betrachtung schon deshalb größte Wichtigkeit beigemessen werden, weil sie ein entsprechendes Blutangebot von seiten des peripheren Kreislaufes in die Wege leitet, ohne welchem auch die ausgiebigste und geregelte Unterstützung durch Muskeltätigkeit und Atmung keinen Nutzeffekt bringen kann.

Die vielfach bekannten Untersuchungsergebnisse werden durch unsere Versuche bestätigt, in welchen wir den Einfluß der verschiedenen

Tabelle 1.

Ver-such	Kg.	O_2-Ver-brauch cm³	CO_2-Pro-duktion cm³	R. G.	O_2 % arter.	O_2 % venös	Total-kapa-zität	Ge-schwin-digkeit	Narkose	
I	22,2	128	114	0,88	21,98	17,01	22,60	2,58	Thorax zu	Curare
					22,16	16,83	—	2,41	Thorax auf	
					22,60	17,91	—	2,74	AUER-MELZER bei off. Thorax	
II	15,0	87,63	75,69	0,86	22,33	13,93	22,93	1,040	Thorax zu	Chloralose
					22,00	12,30	—	9,04	Thorax auf	
					22,60	12,8	—	9,04	AUER-MELZER bei off. Thorax	
III	13,5	72,76	58,21	0,80	22,70	18,4	22,91	1,69	Thorax zu	Curare
					22,60	16,78	—	1,25	Thorax auf	
					22,89	17,30	—	1,30	AUER-MELZER bei off. Thorax	

Faktoren, zunächst des negativen Thoraxdruckes, auf die Herzfüllung studierten. Bei narkotisierten und curarisierten Hunden, welche mit Hilfe des MEYERschen Respirationsapparates künstlich veratmet wurden, wurde das Herzminutenvolumen nach dem FICKschen Prinzip, durch Analyse des Sauerstoffgehaltes des arteriellen Blutes (der Carotis ent- nommen) und des venösen Blutes (durch einen in die Jugularis ein- geführten Katheter dem rechten Herzen entnommen) und durch Be- stimmung des Sauerstoffverbrauches pro Minute ermittelt. Der Sauer- stoffverbrauch wurde bei diesen Versuchen mit der DOUGLAS-HAL- DANEschen Sackmethode festgestellt, die mittels der exakten Trennung von In- und Exspirationsluft gestattenden MEYERschen Respirations- apparates außerordentlich leicht und exakt auch bei künstlich respi- rierten Tieren in Anwendung gebracht werden kann. In einer anderen Versuchsreihe wurde sodann am selben Tiere das Schlagvolumen bei ausgeschalteter Saugkraft des Thorax — nämlich bei offenem Thorax — untersucht. Schließlich wurde die Differenz zwischen arteriellen und venösem Sauerstoffgehalt, die wohl als sicheres Maß für die Strömungs-geschwindigkeit angesehen werden kann (konstanten Sauerstoffver-brauch vorausgesetzt) bei ausgeschalteter künstlicher Atmung und Sauerstoffzufuhr nach AUER und MELZER[1]) als Vergleich herangezogen. Bei diesen letzten Versuchen war wohl außer der gering zu veran-schlagenden, aus der Herzvolumsänderung sich ergebenden Saugkraft, lediglich die Vis a tergo als Triebkraft des Blutstromes verantwortlich zu machen, da sowohl Saugkraft des Thorax als auch Saugkraft der Lungen selbst in Wegfall gekommen war. Die beobachteten Versuchs-resultate sind in der Tabelle 1 zusammengestellt.

In einem anderen Versuche wurde das nur leicht mit Morphium betäubte Tier nach der gleichen Methode bei natürlicher Atmung untersucht. Die Bestimmung des Sauerstoffgehaltes im Blut erfolgte in der oben angeführten Weise. Der Sauerstoffverbrauch des spontan atmenden Tieres wurde unter Verwendung einer Trachealkanüle nach dem DOUGLASschen Sackverfahren bestimmt. Sodann wurde das gleiche Tier bei künstlicher Atmung mit dem MEYERschen Respirationsapparat untersucht; Atemfrequenz und Atemtiefe wurden am Apparate ent-sprechend den bei der Spontanatmung beobachteten Werten eingestellt.

Tabelle 2.

Kg.		O_2-Ver-brauch	CO_2-Pro-duktion	R. G.	Sauerstoff in der		Total-kapazi-tät	Blutge-schwin-digkeit
					Arterie %	Vene %		
13,5	Natürliche Atmung	64,92	49,33	0,76	22,60	19,65	22,91	2,20
	Künstliche Atmung	68,24	57,32	0,84	22,80	19,60	—	2,13

Die aus unseren Untersuchungen resultierenden Versuchsergebnisse zeigen auf, daß der Thorax wohl eine Saugkraft auf das dem rechten Herzen zuströmende Blut ausübt; beim ersten Versuch betrug die Minutenvolumdifferenz bei geschlossenem bzw. offenem Thorax 6,5%, beim zweiten 10% und beim dritten 26%. Die Vis a tergo ist daher sicherlich derjenige Faktor, der fast ausschließlich den Rückstrom des Blutes zum rechten Herzen in die Wege leitet, während die anderen Faktoren unter physiologischen Bedingungen eine verhältnismäßig ge-ringe Rolle zu spielen scheinen. Der Kontrollversuch am spontan atmenden Tiere kann wohl als Beweis dafür angesehen werden, daß bei der gewählten Versuchsanordnung (künstliche Respiration — Öff-nung des Thorax) Änderungen der Herzfülle infolge der künstlichen Atmung als solcher kaum wesentlich in Betracht kommen.

---

[1]) AUER-METZER (cf. VOLHARD: Münch. med. Wochenschr. 1908, Nr. 3): Americ. journ. of physiol. Bd. 29, H. 4. 1917.

Die letzt angeführten Beobachtungen erscheinen uns besonders wichtig, vor allem im Hinblick darauf, daß von klinischer Seite die Bedeutung der Atemgröße für die Herzfüllung nicht immer eine richtige Beurteilung fand. So wichtig die Änderungen der Atmung insbesondere unter pathologischen Bedingungen für den Gesamtkreislauf auch sein mögen, so lehren uns quantitative physiologische Betrachtungen, daß diesem Umstande kaum ein überragender Einfluß für die Höhe der totalen Zirkulationsgröße zukommen kann. *Die Kreislaufleistung wird vor allem durch die Vis a tergo entscheidend beeinflußt. Entsprechende Herzkraft vorausgesetzt, ist der Gesamtkreislauf eine Funktion der Kreislaufperipherie und insbesondere vom Spiele der Schleusenapparate an der Grenze zwischen arteriellem und venösem System abhängig.* Der periphere Kreislauf selbst erweist sich entsprechend seiner Hauptaufgabe: eine geregelte Zelltätigkeit zu gewährleisten, von der Zellfunktion (Protoplasmodynamik) in hervorragendem Maße abhängig.

So wünschenswert ein genauer Einblick in die innigen Wechselbeziehungen zwischen Herzleistung und peripherem Kreislauf erscheint, so schwierig ist es, sich diesem Einblick exakt zu verschaffen. Von klinischer Seite wurde zumeist dem Blutdruck bei der Beurteilung der Kreislaufleistung besondere Aufmerksamkeit zugewandt. Aus unseren Ausführungen geht aber hervor, daß die Höhe des Blutdruckes allein kaum eine Orientierung über die Herzleistung ermöglicht. Von größerer Bedeutung wäre die Untersuchung des Herzminutenvolumens, d. i. desjenigen Blutquantums, das in der Zeiteinheit vom Herzen nach der Kreislaufperipherie ausgeworfen wird. Das Minutenvolumen stellt eine Resultierende von Blutangebot an das Herz und Leistungsfähigkeit des Herzens dar. Da Kreislaufperipherie und Herz in harmonischer Weise aufeinander abgestimmt sind, so repräsentiert das Minutenvolumen nicht nur die Herzleistung, sondern es gibt auch ein klares Bild über das Verhalten der Kreislaufperipherie. Insbesondere bei gleichzeitiger Analyse des arteriellen Druckes ermöglicht das Studium des Minutenvolumens die Klarlegung der meisten Fragen der Hämodynamik, deren Kenntnis für die menschliche Pathologie von größter Bedeutung ist. Die Ursache, warum, trotzdem sich die Kliniker über die Bedeutung der Minutenvolumenbeobachtung seit langem im klaren sind, nur geringe Angaben über diese wichtigste Kreislaufgröße vorliegen, ist vor allem in den erheblichen methodischen Schwierigkeiten der Minutenvolumsbestimmung beim Menschen zu suchen. Schon beim normalen Individuum erfordert dieselbe neben genauer Kenntnis schwieriger physiologischer Fragen und Methoden auch eine geschickte Unterstützung von seiten der Versuchsperson. Unter pathologischen Versuchsbedingungen muß einer Reihe von erschwerenden Momenten Rechnung getragen werden, so daß im großen und ganzen die Untersuchung des

Herzminutenvolumens nur auf gut geübte und entsprechend willige Patienten beschränkt bleiben wird.

Alle Methoden der Herzminutenvolumsbestimmung, die eine Anwendung beim Menschen zulassen, basieren auf gasanalytischen Untersuchungen, die zweierlei Grundprinzipien zur Nutzanwendung bringen. In einem Falle wird unter Verwendung eines körperfremden Gases, dessen Absorptionsverhältnis gegenüber dem Blut genau bekannt ist, durch Bestimmung der in einer bestimmten Versuchszeit vom Blute aufgenommenen Gasmenge das Herzminutenvolumen errechnet. Im anderen Falle kann aus dem arteriellen Sauerstoffgehalt, welcher sowohl durch Untersuchung der Alveolarluft als auch durch direkte Bestimmung im Radialisblute ermittelt werden kann, sowie durch Feststellung des Sauerstoffgehaltes des gemischten Venenblutes und des Sauerstoffverbrauches pro Minute, diejenige Blutmenge berechnet werden, die in der Zeiteinheit das Herz verläßt. Die Untersuchung des Sauerstoffgehaltes des venösen Blutes kann beim Menschen nur auf indirektem Wege über die Beobachtung der venösen Sauerstoff- und Kohlensäurespannung erfolgen. Spannung und Gehalt eines Gases im Blute stehen bekanntlich zueinander in bestimmten gesetzmäßigen Beziehungen, derart, daß aus einer gefundenen Gasspannung bei Kenntnis der Spannungskurve der Gasgehalt im Blute exakt erschlossen werden kann. Auf diese Weise können mit verschiedenen Verfahren die venöse Sauerstoffspannung und unter Berücksichtigung der Sauerstoffsättigungskurve, welche bereits beim normalen Menschen gewisse Schwankungen aufweist, der Sauerstoffgehalt im Venenblute bestimmt werden. Für die Untersuchung des arteriellen Sauerstoffgehaltes kann gegebenenfalls neben der direkten Methode (Radialisblut) auch die arterielle Alveolarluft Anwendung finden. Doch haben wir nach Möglichkeit die Untersuchung des mittels Arterienpunktion gewonnenen Blutes vorgezogen, die zweifellos exaktere Werte liefert. Die Berechnung des Minutenvolumens aus dem Sauerstoffverbrauch und dem arteriellen und venösen Sauerstoffgehalte erfolgt nach der von FICK[1]) angegebenen Gleichung.

Wir haben beide Prinzipien unseren Beobachtungen über das Herzminutenvolumen beim Menschen zugrunde gelegt. In größeren Versuchsreihen konnten wir uns jedoch überzeugen, daß das FICKsche Prinzip gegenwärtig zweifelsohne die beste und übersichtlichste Versuchsanordnung an die Hand gibt. Bezüglich der speziellen Technik der von uns angewandten Methoden verweisen wir auf das Buch: „Asthma cardiale" von EPPINGER, PAP u. SCHWARZ[2]), sowie auf das Referat von KISCH u. SCHWARZ[3]) in den Ergebnissen der inneren Medizin Bd. 27, S. 169.

---

[1]) FICK: Sitzungsber. der phys.-med. Gesellsch. in Würzburg 1870, S. 16.
[2]) EPPINGER, PAP u. SCHWARZ: Asthma cardiale 1924.
[3]) KISCH u. SCHWARZ: Ergebn. d. inn. Med. u. Kinderheilk. Bd. 27, S. 169. 1926.

Eine Reihe von Autoren haben sich in den letzten Jahren mit der Analyse des Herzminutenvolumens beschäftigt. Wir erwähnen vor allem PLESCH[1]), KROGH u. LINDHARD[2]), CHRISTIANSEN, DOUGLAS u. HALDANE[3]), FRIDERICA[4]), MEAKINS[5]), BARCROFT[6]) sowie HENDERSON[7]). Berücksichtigen wir außerdem die von uns erhobenen Resultate, so steht ein verhältnismäßig großes Material zur Beurteilung des Minutenvolumens gesunder Menschen zur Verfügung. Die von einzelnen Autoren bestimmten Werte ergeben erhebliche Unterschiede in der Höhe des Minutenvolumens kreislaufgesunder Versuchspersonen. Nach den Angaben der meisten und zuverlässigsten Untersucher schwanken die Minutenvolumina kreislaufgesunder Menschen mittleren Körpergewichts und mittlerer Körpergröße zwischen 3 und 5 l. Die von uns gewonnenen Resultate liegen in der gleichen Größenordnung, doch konnten wir — ebenso wie andere Beobachter auch — vereinzelt auch bei gesunden Versuchspersonen wesentlich über diese Mittelwerte hinausgehende Minutenvolumina beobachten. Die sich ergebenden Unterschiede im sog. „Normalwert" des Herzminutenvolumens sind zweifellos zu einem Teil durch die Verschiedenheit der angewendeten Methoden bedingt. Vollkommen aus dem Rahmen aller Beobachtungen aber fallen unserer Meinung nach die nach der HENDERSONschen Methode ermittelten Zahlen, die zumeist nahezu das Doppelte der von allen anderen Autoren bestimmten Minutenvolumshöhe ausmachen. Sieht man von solchen Versuchsergebnissen, die noch einer eingehenderen Überprüfung bedürfen, ab, und beschränkt sich auf die anderen Untersuchungsreihen, so kann wohl gesagt werden, daß den Differenzen in der Höhe der totalen Zirkulationsgröße wohl gewisse individuelle Schwankungen der Kreislaufleistung zugrunde liegen müssen. Unter den von uns an 14 vollkommen normalen Versuchspersonen — zumeist handelt es sich dabei um Kollegen — vorgenommenen Bestimmungen findet sich als niedrigster Wert des Herzminutenvolumens ein solcher von 2,6 l, der höchste beträgt 7,5 l (s. Tabelle 3). Der letztgenannte Fall betraf allerdings einen ausnehmend großen und kräftigen Mann, von nahezu 90 kg Körpergewicht. Verschiedene Autoren, so z. B. TIGERSTEDT[8]), PLESCH[9])

[1]) PLESCH: Hänodynamische Studien. Zeitschr. f. exp. Pathol. Bd. 6, S. 380. 1909.
[2]) KROGH u. LINDHARD: Skandinav. Arch. f. Physiol. Bd. 27, S. 100. 1912.
[3]) CHRISTIANSEN, DOUGLAS u. HALDANE: Americ. journ. of physiol. Bd. 48, S. 244. 1914.
[4]) FRIDERICA: Biochem. Zeitschr. Bd. 85, S. 307. 1918.
[5]) MEAKINS: Heart Bd. 9, S. 191. 1922.
[6]) BARCROFT: Americ. journ. of physiol. Bd. 58, S. 148. 1923.
[7]) HENDERSON: Americ. journ. of physiol. Bd. 73, S. 193. 1925.
[8]) TIEGERSTEDT: Skandinav. Arch. f. Physiol. Bd. 38, S. 11. 1918.
[9]) PLESCH: Hämodynamische Studien, Berlin 1909.

u. a. versuchten durch Reduktion der beobachteten Zirkulationsgrößen auf die Gewichtseinheit exakte Vergleichsmaße zu erhalten. Die Kreislaufleistung hängt jedoch keinesfalls so einfach nur vom Körpergewicht ab, sondern erweist sich auch vom Geschlecht, Alter, von der Körpergröße und vor allem von der Höhe des Calorienbedarfs im hervorragenden Maße beeinflußt.

Tabelle 3.

	Sauerstoffgehalt des venösen Blutes in Vol.-Proz.	Sauerstoffgehalt des arteriell. Blutes in Vol.-Proz.	Sauerstoffverbrauch	Sauerstoffkapazität in Vol.-Proz.	Ausnützungskoeffizient	Minutenvolumen in Litern	Pulszahl	Schlagvolumen	Stromäquivalent	Utilisation %
Dr. L.	60	95	229,6	17,80	0,35	3,68	72	51	1,602	27
Dr. Lo.	57	96	244,3	17,80	0,39	3,52	70	50	1,441	41
Dr. F.	74	97	340,2	19,19	0,235	7,539	92	80	2,217	24
Dr. W.	55	98	221	19,75	0,43	2,603	64	40	1,177	44
Dr. We.	57	98	218,9	19,75	0,41	2,702	66	41	1,233	42
FrauDr.L.	57	98	222	15,62	0,41	3,469	70	49,9	1,562	42
Dr. P.	71	97	253,6	17,8	0,275	5,373	82	65	2,118	27
Dr. Pa.	72	96	293,8	18	0,26	6,785	96	70	2,257	25
Dr. Schw.	57	97	193	16,15	0,4	3,033	60	50	1,572	42
Dr. Schu.	55	98	232	16,15	0,43	3,343	70	48	1,441	44
Dr. S.	58	97	206	17,24	0,39	3,065	68	45	1,488	41
Nr. I	74	96	216	18,3	0,22	5,01	92	54	2,319	23
Nr. II	75	95	232	18,7	0,25	4,925	84	59	2,123	22
Nr. III	65	97	240	18,04	0,32	4,159	76	54	1,732	33

Die Beziehung zwischen Herzminutenvolumen und anderen leicht bestimmbaren Größen gestattet nicht nur Vergleichsmaße für die Kreislaufleistung zu erhalten, sondern gewährt uns bei genauer Betrachtung auch einen tieferen Einblick in das Getriebe des peripheren Kreislaufes. Dividiert man das Minutenvolumen durch die Pulszahl, so ergibt sich das *Einzelschlagvolumen*, also dasjenige Blutquantum, das pro Systole vom Herzen ausgeworfen ist. Auf Grund unserer Berechnungen schwanken die Werte für das Schlagvolumen normaler Menschen zwischen 40 und 70 ccm. Zunahme der Pulsfrequenz bei gleicher totaler Zirkulationsgröße führt, wie leicht einzusehen ist, zu einer Verkleinerung des Einzelschlagvolumens. Verringerung der Pulsfrequenz zu einer Vergrößerung desselben. Die Pulsfrequenz scheint erheblichen individuellen Schwankungen unterworfen, daher ist es zweckmäßiger, für die Beurteilung der Kreislaufleistung andere Vergleichszahlen heranzuziehen.

Von besonderer Bedeutung für die Zirkulationsgröße erweist sich die Höhe des Gesamtstoffwechsels normaler Versuchsindividuen. Die auf die Einheit des Sauerstoffverbrauches bezogene Zirkulationsgröße könnte daher wohl ein entsprechendes Vergleichsobjekt bilden. Dieser Überlegung entsprechend, haben wir aus unseren Befunden die *Stromäquivalente* errechnet, unter welchen wir diejenige Blutmenge verstehen, die 100 ccm aufgenommenen Sauerstoffes entspricht. Das Stromäquivalent kann dieser Vorstellung entsprechend nach folgender Gleichung berechnet werden: *Stromäquivalent ist* $= \dfrac{\text{Sauerstoffverbrauch}}{100 \cdot \text{Minutenvolumen}}$.

Einen klaren Einblick in die Kreislaufverhältnisse gestattet auch die Beobachtung des *Ausnützungskoeffizienten*, der aus der Differenz des Sauerstoffgehaltes des arteriellen und venösen Blutes unter Berücksichtigung der Sauerstoffgesamtkapazität ermittelt werden kann; Ausnützungskoeffizient = Differenz des Sauerstoffgehaltes zwischen Arterie und Vene in Prozenten totaler Sättigung, dividiert durch Sauerstofftotalkapazität. Entsprechend dieser Berechnung kann der Ausnützungskoeffizient als Maß der bei der Passage durch die Capillaren abgegebenen Sauerstoffmenge (auf die Sauerstoffkapazität bezogen) angesehen werden. Ein gleiches rechnerisches Ergebnis erhält man übrigens auch durch Division des Sauerstoffverbrauches durch das Produkt aus Minutenvolumen und Sauerstoffkapazität (pro Liter Blut), z. B. Sauerstoffverbrauch: 270 ccm, Minutenvolumen 4,8 l, Sauerstoffkapazität pro Liter 185 ccm, Ausnützungskoeffizient ist $= 270$, dividiert durch $4,8 \cdot 185$.

LINDHARD[1]) beobachtete bei 10 normalen Versuchspersonen wiederholt das Verhalten des Ausnützungskoeffizienten. Er fand dabei Schwankungen bei verschiedenen Versuchsindividuen zwischen 0,25 und 0,33. Die Berechnungen LINDHARDS basieren auf der Annahme, daß das arterielle Blut vollkommen sauerstoffgesättigt ist, was sowohl nach unseren Erfahrungen als auch nach Angaben anderer Autoren nicht vollkommen berechtigt erscheint. Ähnliche Beobachtungen liegen auch von DOUGLAS[2]) vor. Unsere Ausnützungskoeffizienten variieren zwischen 0,22 und 0,43. Die Stromäquivalente schwanken in unseren Versuchsergebnissen zwischen 1,177 und 2,319. Es ergeben sich somit bei unseren Bestimmungen etwas größere Schwankungsbreiten als bei LINDHARD. In der angeführten Tabelle (3) haben wir auch die prozentuelle Sauerstoffdifferenz zwischen Arterie und Vene berücksichtigt, die daselbst als Utilisation bezeichnet ist. Die *Utilisation* kann als Funktion der Sauerstoffabgabe im Bereiche der Capillaren angesehen werden und erweist sich für das Studium dieser Frage in mancher Hinsicht zweckmäßiger als die Beobachtung des Ausnützungskoeffizienten. Sie ist vor allem auch von der Höhe der Totalkapazität unabhängig, welche

---

[1]) LINDHARD: Pflügers Arch. f. d. ges. Physiol. Bd. 161, S. 233. 1915.
[2]) DOUGLAS: Americ. journ. of physiol. Bd. 48, S. 244. 1914.

durch etwaige Schwankungen des Hämoglobingehaltes entscheidend beeinflußt werden muß.

Überblicken wir die auf diese Weise erhaltenen Beobachtungsergebnisse, so kann daraus geschlossen werden, daß das arterielle Blut bei der Durchströmung des Capillargebietes 22—44 Sättigungsprozente seines Sauerstoffes verliert. Da allen am Menschen erhobenen Befunden gewisse Fehlerquellen anhaften, zumal ja hier die venöse Sauerstoffsättigung auf indirektem Wege bestimmt werden muß, wollen wir unseren Betrachtungen zum Vergleiche noch Untersuchungen, die an einem größeren Tiermaterial vorgenommen wurden, gegenüberstellen. Beim Tier kann das Herzminutenvolumen nach dem FICKschen Prinzip bekanntlich in überaus exakter Weise durch direkte Bestimmung des

Tabelle 4.

Canis	kg	O_2-Verbrauch	CO_2-Produktion	R.Q.	Arterielle O_2-Sättigung	Venöse O_2-Sättigung	Total-kapazität	Pulszahl	Minuten-volumen	Schlag-volumen	Ausnützungs-Koeffizient	Strom-äquivalent	% Utilisation
I	10	72,1	54,8	0,76	23,05	17,23	24	165	1,239	8	0,242	1,718	25,3
II	11	115	76,8	0,67	19,49	13,38	20,42	92	1,85	20	0,299	1,651	31,3
III	9	64,9	49,3	0,76	24,1	17,6	25	156	0,999	6,4	0,26	1,539	27
IV	10	80	72	0,9	21,12	16,48	21,39	145	1,72	11,8	0,22	2,01	26,7
V	12	118,3	79,3	0,67	19,2	12,92	21,0	170	1,882	11	0,298	1,59	32,7
VI	10	68	54	0,85	16,42	13,03	16,65	170	2,05	12	0,204	3,01	20,6
VII	22	128,6	113,9	0,88	21,98	17,01	22,06	172	2,58	15	0,224	2,006	22,5
VIII	15,5	87,6	75,6	0,86	22,33	13,93	22,93	102	1,04	10	0,366	1,187	37,6
IX	13	72,76	55,25	0,76	21,10	11,88	21,24	80	0,789	10	0,434	1,085	43,7
X	16	102,9	80,34	0,78	25,02	15,06	26,9	90	1,06	11,6	0,366	1,029	39,8

arteriellen und venösen Sauerstoffgehaltes, sowie des Sauerstoffverbrauches berechnet werden. Aus großen Versuchsreihen wollen wir hier Beobachtungen herausgreifen, die an 10 kreislaufnormalen narkotisierten oder mit Curare immobilisierten Hunden gewonnen worden sind (s. Tabelle 4).

Die Ausnützungskoeffizienten variieren bei diesen Beobachtungen zwischen 0,2 und 0,43, die Stromäquivalente zwischen 1,029 und 3,01. Es besteht demnach sowohl der absoluten Höhe als auch der Schwankungsbreite nach eine nicht verkennbare Analogie zwischen diesen an Tieren gewonnenen Zahlen und unseren Beobachtungen an kreislaufgesunden Menschen. Ganz ähnlich verhielt sich bei unseren Tierversuchen die Utilisation, die Schwankungen zwischen 20,6 und 43,7 aufwies. Sowohl bei den Untersuchungen am Menschen als auch bei den Tierversuchen handelte es sich um Versuchsobjekte verschiedener Körpergröße, verschiedenen Gewichtes und Alters. Insbesondere die

Stromäquivalente, die auf die Stoffwechseleinheiten bezogen sind, beweisen, daß die totale Zirkulationsgröße neben den erwähnten Faktoren (Körpergewicht usw.) noch durch andere Momente beeinflußt sein muß.

Man gewinnt aus diesen Beobachtungen den Eindruck, *daß die Kreislaufleistung eine individuelle Größe darstellt, der analog anderen vitalen Faktoren eine gewisse Schwankungsbreite zukommt.* Lebensweise, Ernährung, sportliche Betätigung und Training scheinen in dieser Hinsicht ebenso wichtig wie das Temperament der beobachteten Versuchsperson. Lebhaften Menschen kommt anscheinend eine etwas größere Kreislaufleistung zu, als solchen mit langsamen Bewegungen oder ruhiger Denkungsart. Selbstverständlich handelt es sich hier nur um allgemeine Eindrücke, die natürlich Beweisen schwer zugänglich sind.

Studiert man den Sauerstoffgehalt des aus verschiedenen Organen abströmenden Venenblutes, so kann zumeist eine weitgehende Analogie zu den von uns ermittelten Werten des gemischten Venenblutes festgestellt werden. Insbesondere bei Muskelruhe scheint die Ausnützung, die sich auf diese Weise errechnen läßt, in verschiedenen Kreislaufabschnitten ein durchaus gleichartiges Verhalten aufzuweisen, wenn auch gewisse Unterschiede im Sinne einer „kleinen" Ausnützung bei der Durchströmung des Gehirns und einer verhältnismäßig „großen" Ausnützung bei der Durchblutung des Capillarsystems der Muskulatur nicht vernachlässigt werden dürfen. Es erschien uns daher zulässig, das Verhalten des Sauerstoffgehaltes des peripheren Venenblutes (zur Untersuchung wurde zumeist die Vena cubitalis verwendet) für die Beurteilung der Kreislaufleistung heranzuziehen. Insbesondere bei

Tabelle 5.

Normale Fälle	Arterielles Blut					Venöses Blut					Differenz des O_2-Hämoglobins	Ausnützungskoeffizient	Utilisation
	reduz. Hgb.	O_2-Defizit %	O_2-Hbg.	O_2-Hgb. %	Total-Hgb.	reduz. Hgb.	O_2-Defizit %	O_2-Hgb.	O_2-Hgb. %	Total-Hgb.			
I	1,80	10	16,4	90	18,20	6,57	34	12,8	66	19,37	3,60	0,19	21,9
II	0,00	0,0	18,48	100	18,48	5,72	30	13,12	70	18,84	5,36	0,28	28,9
III	0,90	5,0	17,43	95	18,35	5,51	36	13,01	64	18,52	4,42	0,18	25,4
IV	1,08	6,5	16,90	93,5	17,98	7,04	39	11,00	61	18,04	5,90	0,32	34,9
V	0,80	4,8	17,87	95,2	18,77	7,17	38	11,70	62	18,87	6,17	0,32	34,6

unseren Untersuchungen über das Asthma cardiale konnten wir zunächst im peripheren Blutstrom eine Erhöhung der Strömungsgeschwindigkeit nachweisen und schlossen daraus, daß wohl auch eine Vergrößerung der Gesamtzirkulation beim Asthma cardiale bestehe. Untersuchungen des Herzminutenvolumens bei diesen Fällen ergaben die Berechtigung einer solchen Annahme. Und wenn wir auch nur mit größter Reserve die Verwertung von Beobachtungen am peripheren Kreislauf für die Beurteilung der Kreislaufleistung gestatten wollen, so erscheint es uns nicht unwichtig, auf diese Gleichartigkeit im Verhalten der Ausnützung hinzuweisen.

Wie wir bereits kurz erwähnten, beobachtete HENDERSON[1]) mit seiner neuen Methode zur Bestimmung des Minutenvolumens Werte zwischen 8 und 13 l. Berechnet man aus diesen Zahlen unter der Annahme einer Sauerstoffkapazität von 18% die Ausnützungskoeffizienten, so gelangt man zu extrem niedrigen Werten, die nicht nur allen Beobachtungen des Minutenvolumens widersprechen, sondern auch eine derart kleine Sauerstoffabgabe bei der Durchströmung der Capillaren zur Voraussetzung haben, wie sie in Wirklichkeit kaum an irgendeinem Organe beobachtet werden konnte. Das gemischte Venenblut müßte bei Zutreffen der HENDERSONschen Versuche kaum wesentliche Abweichungen gegenüber dem arteriellen Blute aufweisen, ein Verhalten, welches unter Berücksichtigung unserer mit exakten Methoden an Tieren gewonnenen Versuchsresultate vollkommen unmöglich erscheint. Diese Überlegung veranlaßte uns, von der Diskussion und Überprüfung der HENDERSONschen Versuchsresultate Abstand zu nehmen. Die Berechtigung dieser Auffassung wird durch neuere amerikanische Arbeiten bewiesen, nach welchen der HENDERSONschen Minutenvolumenmethodik prinzipielle Fehler zugeschrieben werden müssen, die eine Anwendung zum Studium pathologischer Fragen nicht berechtigt erscheinen lassen.

Das Vorkommen gewisser Schwankungen in der Kreislaufleistung, speziell im Verhalten der Ausnützungskoeffizienten entspricht wohl den meisten klinischen Beobachtungen, nach welchen *eine vollkommen gleichartige Strömungsgeschwindigkeit wenig wahrscheinlich erscheint.* Nach physiologischen Betrachtungen von R. W. HESS[2]) scheint der Kreislauf ähnlich anderen Organsystemen dem Ökonomieprinzip unterworfen. Rasche Strömung — geringe Ausnützung beanspruchen das Gefäßmaterial in erhöhtem Ausmaße, langsame Strömung hingegen erfordert eine hohe Ausnützung des Sauerstoffes der Erythrocyten und bedingt demnach wahrscheinlich eine erhöhte Inanspruchnahme des erythopoetischen Apparates. Außerdem erscheint eine zu langsame Blutströmung auch im Interesse einer geregelten Sauerstoffversorgung der Gewebe und der Entfernung der Stoffwechselschlacken, speziell saurer Produkte, für die Funktion der Organe unzweckmäßig zu sein. In diesem Sinne können wir wohl sagen, daß in jenen Fällen, wo eine erhöhte Durchfluß-

---

[1]) HENDERSON, Y.: Americ. journ. of physiol. Bd. 73, S. 193. 1925.
[2]) HESS, R. W.: Ergebn. d. inn. Med. u. Kinderheilk. Bd. 23, S. 1. 1923.

geschwindigkeit besteht, eine größere Abnutzung des Gefäßapparates und des Herzens auftreten kann. Eine pathologische Auswertung des anderen Extrems ist zunächst unbekannt und dürfte sich eher in der Richtung dessen bewegen, was wir Protoplasmodynamik genannt haben. Es erscheint jedoch keinesfalls berechtigt, die physiologisch verlangsamte Blutströmung als unbedingt günstig aufzufassen, und spätere Untersuchungen werden wohl festzustellen haben, inwieweit physiologischen Schwankungen in dieser Richtung eine Bedeutung für die Disposition zu gewissen Erkrankungen zukommen kann.

Am Schlusse dieses einleitenden Abschnittes glauben wir wohl sagen zu können, daß das Studium des peripheren Kreislaufes von großer Bedeutung für die Aufhellung zahlreicher Fragen der Kreislaufpathologie zu sein scheint. Die Funktion des peripheren Kreislaufs dient vor allem der Regulation der Strömungsgeschwindigkeit. Durch ein geregeltes Funktionieren desselben kann der Blutstrom bald schneller, bald langsamer von der arteriellen zur venösen Seite gelangen. In dem gleichen Maße wird in einem Falle weniger, im anderen mehr Sauerstoff bei der Durchströmung des Capillargebietes aufgenommen.

In der modernen Klinik fällt häufig das Schlagwort vom peripheren Kreislauf. Insbesondere wird dieses für die Klärung unbekannter Symptome zur Verantwortung gezogen. Wenn man sich jedoch die Frage vorlegt, inwieweit der periphere Kreislauf an verschiedenen Kreislaufstörungen, insbesondere am Entstehen der Herzinsuffizienz, Anteil hat, so muß man sich wohl eingestehen, daß eine solche Betrachtungsweise noch sehr eine genaue Durcharbeitung einer ganzen Reihe von Problemen erfordert, soll sie für die Aufhellung pathologischer Fragen bedeutungsvoll sein.

Den ersten Anfang einer solchen peripheren Kreislaufpathologie erblicken wir in unseren Untersuchungen über das Asthma cardiale; wir verlegen die eigentliche Ursache des nächtlichen Lungenödems, das bald schwächer, bald stärker in Erscheinung tritt, und das mit zum Wesen des Anfalles gehört, in eine Änderung der Blutgeschwindigkeit; Vorbedingung ist erfahrungsgemäß stets eine Schädigung des linken Ventrikels, hinter dem noch ein relativ leistungsfähiger rechter in Aktion tritt; ist der Ansturm des Blutes, der von der Peripherie diktiert wird, ein geregelter, d. h. nicht sehr gesteigerter, so erweist sich der linke Ventrikel, wenn auch geschädigt, noch immer als leistungsfähig genug, um die ganze Blutquantität zu verarbeiten; überschreitet aber das Minutenvolumen ein bestimmtes Maß, so staut sich das Zuviel in der Lunge und kann so Anlaß zu jenen häßlichen Symptomen geben, unter denen manche Herzkranke allnächtlich zu leiden haben; als Beweis für diese von uns vertretene Ansicht möchten wir die Tatsache buchen, daß sich bei vielen dieser Patienten das Minutenvolumen in den Abendstunden erhebt; was als der eigentliche Grund der erhöhten Blutgeschwindigkeit anzusehen ist, darüber kann man sich nur in Vermutungen ergeben (cf. Kapitel VI); jedenfalls möchten wir an eine Mitbeteiligung der „Peripherie" denken; das Asthma cardiale stellt nach uns nicht nur eine Schädigung des Herzens allein dar; sicherlich ist die gegenseitige Fühlungsnahme zwischen Herz und Peripherie ebenso beteiligt, wie es gleichfalls nicht angeht, ausschließlich an eine alleinige Läsion der Peripherie zu denken. Wir werden im folgenden noch mehrfach Gelegenheit nehmen, darauf zurückzukommen.

Ein Gebiet, das so recht geeignet ist, die Schwierigkeiten des Studiums des Schaltens und Waltens des peripheren Kreislaufes, aber auch seine Bedeutsamkeit erkennen zu lassen, stellt die Muskeltätigkeit dar. Schon oft ist das Problem Kreislauf und Arbeit von klinischer Seite zur Diskussion gestanden.

In den folgenden Ausführungen wollen wir sehen, inwieweit die Anwendung der neuesten Errungenschaften der Physiologie auf klinisch-experimentelle Fragestellung zur Klärung des Herzinsuffizienzproblems beitragen kann.

Erledigt ein Gesunder eine physische Arbeit mäßigen Grades, wie etwa das Emporsteigen auf einer zwei Stock hohen Stiege, so kommt es ihm wohl kaum richtig zum Bewußtsein, daß sich sein Herz und seine Atmung dabei wesentlich anders verhalten wie im Zustand der Ruhe. Mancher Kreislaufkranke aber wird schon bei Bewältigung einer ganz geringen körperlichen Anstrengung durch die Beschwerlichkeit, die sie ihm verursacht, zur Beachtung seiner Leistungsunfähigkeit gedrängt. Der ganze Jammer eines solchen Zusammenbruches wird so recht sinnfällig, wenn man einen gesunden und einen kreislaufkranken Menschen zu Vergleichszwecken ein- und dasselbe mittelgradige Arbeitspensum erledigen läßt und dabei beobachtet, wie der Normale es gewissermaßen spielend ausführt, der sich da einstellenden Änderung seines Zirkulations- und Respirationsverhaltens kaum achtend, während es dem Kreislaufkranken oft unendlich schwer fällt, jene bei ihm da obwaltenden und behindernden Änderungen zu überwinden.

Wenn wir gelegentlich physiologischer Studien der Arbeitsbewältigung zuzusehen Gelegenheit hatten, wie vollkommen gesunde, überaus kräftige und wohltrainierte Männer gegen das Ende einer gewaltigen Sportleistung manchmal schwere Erschöpfungserscheinungen darboten, dann drängte sich uns die Frage auf, ob da nicht gewisse Analogien mit jenem traurigen Bilde bestünden, welches Herzkranke im Zustande der Inkompensation schon bei geringfügigster Anstrengung zeigen. Wir werden uns am Schlusse dieser Darlegungen davon überzeugen können, daß diese Annahme tatsächlich in vieler Beziehung zu Recht besteht.

II. Der Einfluß körperlicher Arbeit auf den Kreislauf und auf den Stoffwechsel gesunder sowie herzkranker Menschen.

Jegliche körperliche Arbeit geht mit einer Steigerung des Sauerstoffverbrauches einher; denn das bei der Arbeit zum Schwinden gebrachte Glykogen der Muskulatur muß oxydiert werden, weswegen der arbeitende Körper mehr Sauerstoff benötigt. Durch zahlenmäßig genaue Feststellung der effektiven Größe einer geleisteten Arbeit, z. B. am Fahrradergometer, und gleichzeitige exakte Ermittlung des hierbei vor sich gehenden Sauerstoffverbrauches lassen sich ganz bestimmte Beziehungen zwischen diesen beiden Größen konstatieren. Aus der beigefügten illustrativen Skizze, welche dem Buche von BAINBRIDGE[1]) entnommen wurde, ist zu ersehen, daß der Sauerstoffverbrauch proportional mit der Größe des Arbeitsausmaßes ansteigt; die gegenseitige Beziehung der beiden Werte wird durch eine gerade Linie versinnbildlicht. Dies entspricht dem physiologischen Verhalten bei sehr großen Arbeitsleistungen kräftiger Menschen, Leistungen, die wir — um es gleich vorwegzunehmen — unseren Herzkranken nie zumuten konnten; prinzipielle Unterschiede dürften aber

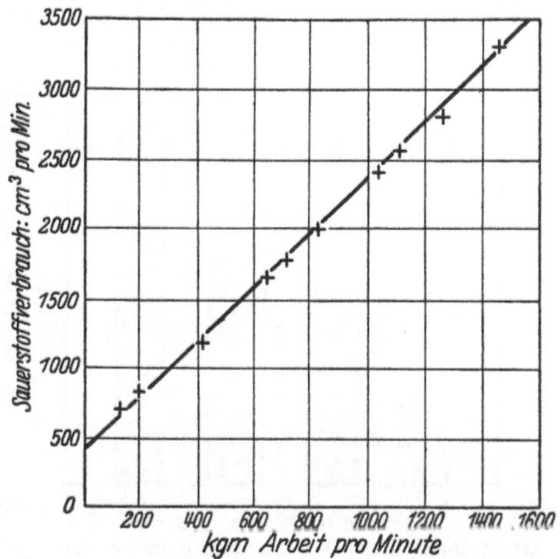

Abb. 3. Sauerstoffverbrauch während der Arbeit des normalen Menschen. Arbeitsleistung in Kilogrammmeter pro Minute. Nach BAINBRIDGE, II. Aufl., S. 25.

wohl kaum bestehen, ob nun größere oder kleinere Arbeitsleistungen zum Sauerstoffverbrauch in Relation gestellt werden. Auch macht sich offenbar kein besonderer Einfluß des Trainings auf die Größe des Sauerstoffverbrauches geltend; so fanden beispielsweise KROGH und LINDHARD[2]), daß der Sauerstoffverbrauch bei einer 458 kg/m betragenden und binnen eines gleichen Zeitraumes geleisteten Arbeit bei einem gut trainierten Menschen 1320, bei einem untrainierten Menschen 1350 ccm betrug, die Differenz also nur 30 ccm ausmachte. Diese Zahlen wurden so ermittelt, daß durch längere Zeit hindurch im Respirationsapparate genau dosierte Arbeit absolviert, während der ganzen Arbeitszeit der Sauerstoffverbrauch festgestellt und daraus

---

[1]) BAINBRIDGE: Physiologie of Muscular exercise II. Edit. 1923.
[2]) KROGH u. LINDHARD: Journ. of physiol. Bd. 51, S. 182. 1917.

dann das durchschnittliche Mittel pro Minute berechnet wurde. Die Abb. 4, die dem Buche von MEANS[1]) entnommen wurde, deckt sich im Prinzip vollkommen mit den Berechnungen von BAINBRIDGE; da man auf Grund dieses Schemas für die Einzelperson die gewünschten Werte leichter berechnen kann, haben wir die Abbildung hier aufgenommen. Wie wir im nächsten Kapitel noch ausführlich darlegen werden, begnügten wir uns bei der Prüfung des entsprechenden Verhaltens bei Herzkranken, deren Arbeitsleistung natürlich auf ein Minimum beschränkt werden mußte, nicht mit der Feststellung des Sauerstoffverbrauches innerhalb der wenige Minuten betragenden Arbeitsleistung selbst, sondern bestimmten den der Arbeit insgesamt entsprechenden Sauerstoffverbrauch im Sinne des „requirements", indem derselbe sowohl *während* der Arbeitsleistung als auch *nach* Beendigung der Arbeit bis zur Wiedererreichung der Ruhewerte exakt registriert wurde; nur so kann bei relativer kleiner Arbeitsleistung der, jeder beliebigen Quantität tatsächlich zukommende Sauerstoffverbrauch zuverlässig angegeben werden.

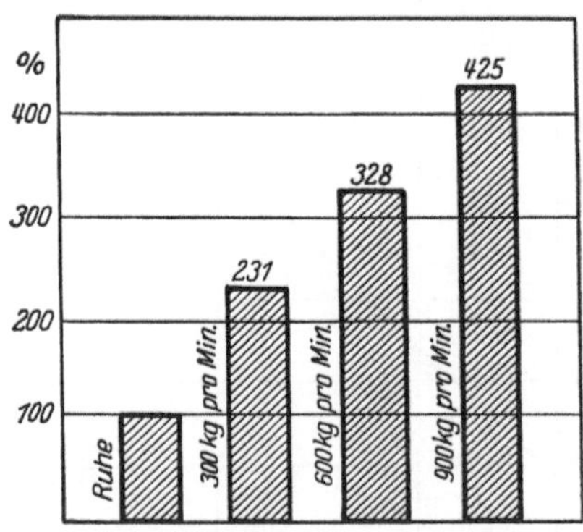

Abb. 4.   Sauerstoffverbrauch während der Arbeit (nach MEANS). Die Zahlen geben die Prozentsteigerung im O_2-Verbrauch.

Bevor daran gegangen werden soll, das Verhältnis zwischen Sauerstoffverbrauch und Arbeitsleistung beim Herzkranken zur Diskussion zu stellen, muß noch einiges über das Verhalten des Ruhewertes gesagt werden. *Daß viele mit Herzfehler behaftete Kranke hohe, oft weit über die Norm hinausragende Grundumsatzwerte aufweisen,* ist eine unbezweifelbare Tatsache, die schon von verschiedenen Seiten betont wurde. Doch auch Patienten, die nicht mit einem Herzklappenfehler behaftet sind, wohl aber eine Herzhypertrophie auf Basis einer Hypertonie akquirierten, zeigen gelegentlich einen beträchtlich gesteigerten Grundumsatz [cf. HÄNDEL[2])]; MANNABERG[3]) will diese recht auffällige Tatsache auf eine thyreogene Ursache bezogen wissen, ohne aber wirklich stichhaltige Momente für die Annahme eines hier bestehenden Hyperthyreoidismus ins Treffen führen zu können; von anderer Seite wurden die in solchen Fällen feststellbaren hohen Grundumsatzwerte auf eine gesteigerte

---

[1]) MEANS: Dyspnoe, Medic. Monographs V. 1924, S. 6.

[2]) HÄNNDEL: Zeitschr. f. klin. Med. Bd. 100, S. 725. 1924.

[3]) MANNABERG: Wien. klin. Wochenschr. 1922, Nr. 7 und Wien. Arch. f. inn. Med. Bd. 6, S. 147. 1923.

Aktion der Atemmuskulatur zurückgeführt, womit also gewissermaßen gesagt ist, daß darin keine Eigentümlichkeit der Hypertonie zu erblicken sei; doch fällt diese Behauptung eigentlich in sich zusammen, da erwiesenermaßen bei manchen hochgradig dyspnoischen Zuständen, wie z. B. besonders beim Asthma bronchiale, bei welchem die Atemmuskulatur sich zweifelsohne intensivst betätigt, von einer Grundumsatzsteigerung keine Rede ist, vielmehr diesbezüglich ganz normale Verhältnisse bestehen. Vielleicht erscheint es hier angebracht, auf die prinzipielle Trennung zwischen spontanen und absichtlich gewollten Tätigkeiten hinzuweisen; atmet ein Mensch sehr lebhaft, weil er *muß*, so bedingt das allem Anscheine nach keinen erhöhten Sauerstoffverbrauch; *zwingt* sich aber ein Mensch absichtlich eine erhöhte Atemtätigkeit auf, dann scheint der Grundumsatz in die Höhe zu gehen. Wieder von anderer Seite wurde der Vermutung Ausdruck gegeben, daß die hohen Zahlen für den Grundumsatz von Hypotonikern daraus resultieren könnten, daß sich die Untersuchung auf nur kurzdauernde Perioden erstreckten und daß die untersuchten Patienten vielleicht nicht entsprechend lange genug vor der Gasanalyse geruht hätten. Auch diesem Einwand vermögen wir zu begegnen, indem wir uns auf GRAFE[1]) berufen, welcher mit Hilfe seines hervorragend zuverlässigen Respirationsapparates solche Herzkranke über den Zeitraum von Stunden auf ihren Gasstoffwechsel hin untersuchte und bei ihnen Grundumsatzsteigerungen bis zu 35% nachzuweisen vermochte. *Wir glauben uns demnach berechtigt, irgendetwas Spezifisches im Organismus Herzkranker vermuten zu dürfen, was die manchmal sogar sehr wesentliche Erhöhung des Grundumsatzes bei ihnen zur Folge hat,* wenngleich dieser Befund auch nicht als durchaus typisch für Herzkranke bezeichnet werden darf, da wir auch solche Fälle kennen, die einen vollkommen normalen Grundumsatz aufweisen, obwohl sie sich im Stadium der Inkompensation befanden.

In der hier gebrachten Tab. 6, welche keineswegs eine Übersicht etwa über die Häufigkeit des Vorkommens hoher Grundumsatzwerte bei Herzkranken geben soll, ebensowenig bezüglich der Relation, ob kompensiert oder dekompensiert, sind nur jene Fälle zusammengestellt, auf die wir im Laufe unserer weiteren Besprechungen noch zurückkommen werden, und die eine besonders hohe Steigerung erkennen lassen.

Wir gehen nun an die Besprechung unseres Hauptthemas, des Verhaltens Herzkranker bei Bewältigung physischer Arbeit. Das Arbeitspensum, das wir von solchen Patienten quasi als Prüfstein ihrer Leistungsfähigkeit erledigen ließen, bestand *teils in Betätigung am Fahrradergometer* (das uns von der Firma Roessel & Schwarz in Wiesbaden zur Verfügung gestellt war), an welchem sich die Intensität der Arbeit

---

[1]) GRAFE: Ergebn. d. Physiol. Bd. 21 II, S. 450. 1923.

einerseits mittels entsprechenden Verstellens des Belastungsgewichtes, andererseits durch die genaue Feststellung der Zahl der Radumdrehungen in der Zeiteinheit bzw. während der Arbeitsdauer exakt bestimmen läßt, *teils im Emporsteigen auf* — uns der Höhe nach bekannten — Treppen; letztere Arbeitsbetätigung hat gegenüber derjenigen auf dem Fahrradergometer den Vorteil, daß sie keiner besonderen Übung, keiner evtl. erst zu erlernenden Technik bedarf und im allgemeinen auch mehr

Tabelle 6.

Krankheit	Alter	kg	Größe	O_2-Ver-brauch	Stei-gerung %	
Kocheı, Mitralstenose . . .	29	55	170	254	21	etwas inkompensiert
Schwarz, Mitralstenose . . .	54	64	157	298	55	stark ,,
Hauer, Hypertonie	56	85	184	356	41	inkompensiert
Groß, Hypertonie	45	75	162	260	14	,,
Wanek, Hypertonie	51	71	170	361	64	,,
H. M., Mitralvitium	57	73	168	371	71	,,
Schmittner, Aortenvitium .	46	67	164	312	47	,,
Pekarek, Myokarditis . . .	37	65	168	241	9,6	ödematös
Trenka, kombin. Vitium . .	54	83	178	305	24	inkompensiert
Möhler, Mitralvitium. . . .	20	68	177	270	10	kompensiert
Trieb, kongenit. Vitium . .	18	40	147	239	41	cyanotisch
Schubert, Hypertonie . · . .	43	61	174	313	49	inkompensiert
Künzel, Perikarditis	53	49	169	266	52	cyanotisch, Öd.
Borschke, komb. Vitium . .	57	57	172	297	58	inkompensiert
Reichl, Aort. + Mitr. vitium	31	62	168	235	7	kompensiert
Plementasch, luet. Aort. vit.	44	68	163	265	23	inkompensiert
Zettel, Aortenfehler	43	70	175	272	24	,,
Farkas, Mitralfehler	47	67	169	210	2	kompensiert
Fortler, Mitralfehler	50	70	163	283	29	inkompensiert
Hayek, Hypertonie	45	71	170	399	77	,,
Gruner, luet. Aortenfehler .	53	70	180	290	30	,,
Kasper, luet. Aortenfehler .	40	63	165	231	9	kompensiert
Kolerus, Mitralfehler. . . .	29	61	159	247	16	,,
Wiedersperger, Mitralfehler .	39	64	168	298	38	inkompensiert
Kanareck, Mitralstenose . .	28	70	169	247	4	kompensiert

Muskelgruppen in Aktion versetzt. Beim Treppensteigen wurde die Größe der geleisteten Arbeit aus dem Produkt von Stiegenhöhe und Körpergewicht ermittelt.

Der während und nach der Arbeit verbrauchte Sauerstoff wurde entweder mittels der KROGHschen Apparatur oder auf Grund der von DOUGLAS-HALDANE angegebenen Sack-Methode bestimmt. Unseres Erachtens bedeutet die von uns in letzter Zeit an Stelle des ZUNTZschen Mundstückes benützte dichtanliegende Gasmaske, die von der Firma Dreger in Lübeck geliefert wird, eine wesentliche Verbesserung der DOUGLAS-HALDANEschen Gummisackmethode. In jenen Fällen, bei welchen wir uns der KROGHschen Methode bedienten (in der beigegebenen Tabelle unserer Versuchsresultate mit „K“ vermerkt), wurde der Sauerstoffverbrauch nur *während* der eigentlichen Arbeitsdauer (am Fahrradergometer) bestimmt, die — entsprechend der auf Herzkranke bezüglich ihrer verminderten Leistungsfähigkeit gebotenen Rücksichtnahme — natürlich keine sehr intensive und keine langdauernde sein konnte; in jenen Fällen, bei welchen wir uns der DOUGLAS-HALDANEschen Sackmethode bedienten (in der hier angeführten Tabelle mit „R“ gekennzeichnet), wurde der Sauerstoffverbrauch nicht nur während der Arbeitsbewältigung, sondern auch noch in einer dem Arbeitsschluß nachfolgenden Periode festgestellt; es erfolgte hier also die Ermittlung des „Requirements“ im Sinne von HILL, d. h. die für die Arbeitsleistung insgesamt angeforderten Menge an Sauerstoff, sowohl jener in statu laborandi als auch jener unmittelbar post laborem, welche zur Verbrennung der im Muskel noch aufgestapelten Milchsäure benötigt wird.

BAINBRIDGE konstruierte unter Zugrundelegung der von LINDHARD erhobenen Untersuchungsbefunde eine Normallinie für die Beziehung zwischen kg/m Arbeit und entsprechendem Sauerstoffverbrauch (siehe Abb. 3). Wir bedienten uns des gleichen Schemas (s. Abb. 5) und trugen in dieses die Zahlenwerte unserer Untersuchungen ein. Zwei Normalfälle, bei welchen der Sauerstoffverbrauch — dies sei ausdrücklich betont — nur *während* der Arbeit selbst und am KROGHschen Apparat bestimmt wurde, fallen bezüglich der von uns erhobenen Resultate ganz aus dem Rahmen der von uns übernommenen BAIN-BRIDGEschen „Normallinie“ heraus, ebenso auch jene Herzkranke, deren Sauerstoffverbrauch gleichfalls nur *während* der Arbeit selbst und mittels des KROGHschen Apparates ermittelt wurde (in Abb. 5 sind dies Resultate zur Symbolisierung ihrer Zusammengehörigkeit umrahmt).

Diese unsere eben genannten Versuchsergebnisse würden hinsichtlich des Sauerstoffverbrauches während der Arbeit bedeuten, daß sowohl unsere beiden gesunden, wie die betreffenden herzkranken Personen zur Bewältigung der ihnen aufgetragenen Arbeit weniger Sauerstoff benötigen, als die Versuchspersonen LINDHARDS; diese auffällige Divergenz zwischen unseren und LINDHARDS Werten, auf welche wir noch des genaueren zurückkommen werden, legte es uns nahe, eben diese Werte außer Betracht zu lassen; bei kurzwährenden Arbeiten ist der nur während der Muskeltätigkeit verbrauchte Sauerstoff keinesfalls ein Maßstab des Energieverbrauches.

In jenen Fällen, in welchen wir aber den Grundumsatz und den Sauerstoffverbrauch im Sinne HILLS (Requirement) mittels des DOUGLAS-HALDANEschen Gummisackverfahrens ermittelten, kamen wir zu ganz anderen Resultaten: Zunächst war da bei zwei Normalpersonen (siehe

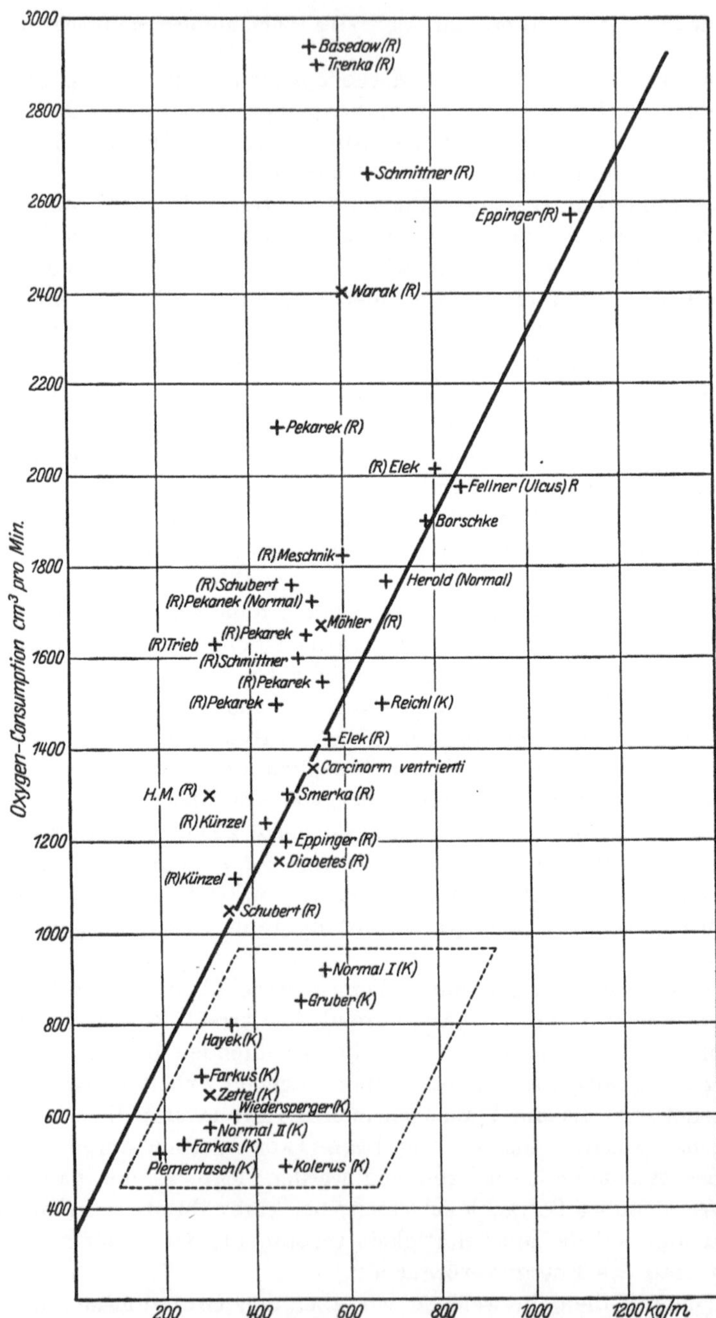

Abb. 5. Trenka, komb. Vitium; Schmittner, Aortenvitium; Wanek, Hypertonie; Pekarek, luet. Aortenfehler, inkomp, Myokarditis; Borschke, komb. Vitium, inkomp,; Meschnik, Mitralvitium; Schubert, Hypertonie, inkomp.; Möhler, Mitralvitium, inkomp.; Trieb, Pulm.-stenose (Cyanose); Smerta, Mitralstenose; Künzel, Perikarditis; H. M. Mitralvitium, inkomp.; Eppinger und Elek. Normalpersonen.

Abb. 5, ELEK u. EPPINGER) eine fast ideale Übereinstimmung mit den Arbeitswerten LINDHARDS bzw. BAINBRIDGES festzustellen, dann auch bei einer Reihe von Herzkranken, doch überwiegt unter letzteren die Zahl jener, welche bei einer Arbeitsbewältigung viel mehr Sauerstoff verbrauchten als es dem mittleren Durchschnitt entsprechen würde. Da es sich bei unseren Untersuchungen hier um eine große Zahl von Bestimmungen handelt, aus welchen nur einige demonstandi causa herausgegriffen wurde, möchten wir die Möglichkeit etwaiger Zufallsbefunde für so gut wie ausgeschlossen halten. Wir dürfen also annehmen, *daß manche Herzkranke zur Bewältigung einer gegebenen Arbeitsleistung nicht mit jener Sauerstoffmenge ihr Auslangen finden wie Gesunde. Solche Kranke arbeiten wie eine unökonomische Maschine, die mehr Feuerung verschlingt, als ihrer Leistung entspricht.* Wir interessierten uns auch für das gegenständliche Verhalten anderer Kranker und fanden z. B. bei einem schweren Diabetiker (2 Tage ante comam) und bei einem kachektischen Mann mit Magencarcinom bei Arbeitsleistung normale Sauerstoffverbrauchswerte, dagegen bei einem Basedowiker, der einen an und für sich außerordentlich hohen Ruhegrundumsatz aufwies (ca. 400 ccm Sauerstoffverbrauch pro Minute) exorbitant hohe Werte für den Arbeitssauerstoffverbrauch. Wir geben in der folgenden Tabelle die entsprechenden Zahlen:

Tabelle 7.

		Normalperson	Basedowiker
Ruhe	CO_2-Produktion pro Minute	217	440,5
	O_2-Verbrauch pro Minute	250	497,7
	Resp. Quotient	0,786	0,885
	berechneter Kalorienbedarf	1610	1662
	tatsächlich gefundener Kalorienbedarf	1764	3510
Arbeit	Arbeitsleistung in 2 Minuten	1422 Kgm.	1143 Kgm.
	Arbeitsverbrauch an C_2	1447	1769
	Requirement	2251	6163
	Debt	804	4394
	Für 100 Kgm. Arbeit werden an O_2 verbraucht	**268** cm³	**539** cm³

Resumieren wir unsere bisher angeführten Beobachtungen: *Es weisen viele Herzfehlerpatienten, insbesondere solche mit Zeichen einer Inkompensation, schon in der Ruhe Grundumsatzwerte auf, die weit über die Norm hinausgehen; die Ursache dieses hohen Grundumsatzes ist unklar, doch ist sie nicht etwa in einer beschleunigten oder angestrengten Atmung zu suchen. Viele Herzkranke benötigen zur Bewältigung einer physischen Arbeit mehr Sauerstoff als entsprechende gesunde Kontrollpersonen; mit einer etwaigen Kachexie scheint dies nichts zu tun zu haben.*

Soweit unsere gegenwärtigen Erfahrungen reichen, zeigt nur noch der Basedow-Kranke ein ähnliches Verhalten, wie es bei vielen speziell inkompensierten Herzkranken zu finden ist.

Konform mit der bei Arbeitsleistungen statthabenden Steigerung des Sauerstoffverbrauches, kommt es auch zu einer Erhöhung der Ventilationsgröße; die Atmung muß offenbar ergiebiger werden, um den Körper mit der nötigen Sauerstoffmenge versorgen zu können; das Entscheidende ist dabei nicht die Zahl der Atemzüge, sondern das gesamte Luftquantum, mit welchem die Alveolen durchspült werden. Die Wechselbeziehungen zwischen der Größe des Sauerstoffverbrauches und der Atemgröße sind von BOOTHBY[1]) u. LINDHARD[2]) studiert worden.

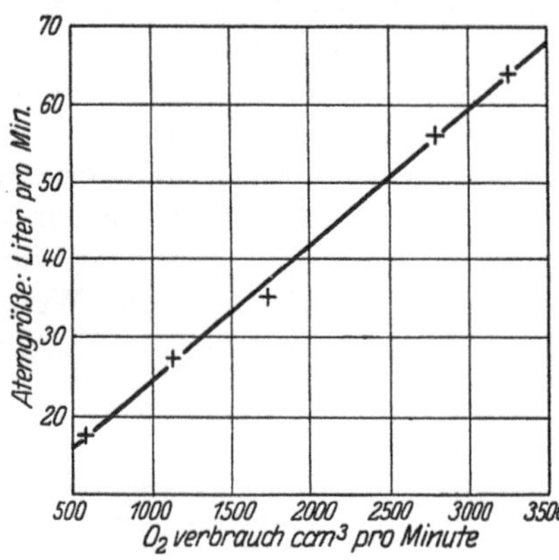

Abb. 6. Atemgröße bei der Arbeit normaler Menschen.

Abb. 6, dem Buche von BAIN-BRIDGE entnommen, illustriert dieses gegenseitige Verhalten. Wie zweckmäßig Sauerstoffverbrauch und Ventilationsgröße aufeinander abgestimmt sind, ergibt sich aus den Berechnungen des Sauerstoffgehaltes der Exspirationsluft; bekanntlich muß das Blut, auf daß es vollkommen arterialisiert werde, mindestens mit 15% Sauerstoff geschüttelt werden; für die Arterialisierung des venösen Blutes innerhalb der Lunge gilt mehr oder weniger das gleiche; da das Blut die Alveolen nicht nur während der inspiratorischen Phase durchströmt, in welcher der Sauerstoffgehalt der Alveolarluft über 20% beträgt, sondern auch während der exspiratorischen Phase, so würde der Sauerstoffgehalt in der letzteren Periode unter 15% herabsinken; dann bestünde die Gefahr, daß einzelne Partien des durchströmenden Blutes sich nicht vollkommen mit Sauerstoff sättigen könnten; Untersuchungen des Sauerstoffgehaltes der Exspirationsluft ergeben — wie aus der beifolgenden Tabelle ersichtlich —, daß nicht allein bei körperlicher Ruhe, sondern auch bei intensiver Arbeit derselbe nie unter 15% herabgeht (Tab. 8).

Auf diesen Beobachtungen aufbauend ließe sich für jedes Individuum, das eine bestimmte Arbeit zu erledigen hätte, die hierzu minimalste Atemgröße berechnen. In übertragenem Sinn könnte man solcherart

---

[1]) BOOTHBY, Determination of the Circulations Rate in Man at Rest and at Work. American. Journ. of Physiol., Bd. 37, S. 383. ·1915.

[2]) LINDHARD, Minutenvolumen des Herzens bei Ruhe und Muskelarbeit. Plügers Arch., Bd. 161, S. 233. 1915.

auch zu jenen Zuständen, welche mit Hyperventilation einhergehen (Dyspnöe, Polypnöe usw.) Stellung nehmen. Unter „Dyspnöe" in diesem Zusammenhange wäre vielleicht jene Atemgröße zu verstehen, bei welcher die Ventilationsgröße unter der Voraussetzung einer optimalen Diffusion eine solche Ausdehnung annimmt, daß jetzt der Sauerstoffgehalt der Exspirationsluft sich auf über 15,5% stellt. Da jede Körperarbeit mit einem großen Sauerstoffverbrauch einhergeht, so muß in statu laborandi die Ventilationsgröße zunehmen; wäre dies nicht der Fall, dann könnte eine vollständige Sättigung des Blutes mit Sauerstoff nicht gewährleistet werden.

Tabelle 8.

Ventilationsgröße pro Minute Lit.	Sauerstoffgehalt in der Exspir.-Luft %	Sauerstoffverbrauch cm³ pro Minute	CO_2-Gehalt der Alveolarluft bei O u. 760 mm Hg %
14,2	17,55	410	3,75
32,9	15,74	1441	5,43
46,8	16,07	1893	5,30
68,2	16,87	2250	4,78

Die meisten Herzkranken haben schon im Zustande der Ruhe ein größeres Atemvolumen; während einer physischen Arbeitsleistung geht sowohl die Zahl der Atemzüge, als auch ihre Intensität in die Höhe. Natürlich läßt sich dies auch zahlenmäßig zum Ausdruck bringen, wenn man z. B. eine am Fahrradergometer geleistete Arbeit in kg/m errechnet und mit der Respirationsgröße in Relation bringt; wir ziehen es vor, als Maß der absolvierten Arbeit an Stelle der kg/m-Werte den während der Muskeltätigkeit verbrauchten Sauerstoff zu berücksichtigen; in BAINBRIDGES schematische Darstellung (Abb. 6 veranschaulicht die normale Relation zwischen Sauerstoffverbrauch und Atemgröße) fügten wir die sich bei unseren Versuchspersonen ergebenden Zahlenwerte ein (Abb. 7). Es zeigt sich, daß unsere beiden Normalfälle (ELEK u. EPPINGER) während der gegebenen Arbeitsleistung etwas weniger ventilieren mußten, als dies den BAINBRIDGEschen Zahlen entsprechen würde; dieser Unterschied dürfte wohl zum Teil darauf beruhen, daß wir ebenso wie in den vorhergehenden Untersuchungen auch hier bei der Berechnung des Sauerstoffverbrauches das „Requirement" mitberücksichtigen. Die Zahlen, welche wir bei den meisten Herzfehlerkranken ermittelten, entsprachen ganz unseren Erwartungen; mit einer einzigen Ausnahme wiesen sie alle *eine mächtige Hyperventilation* auf. In einem und dem anderen Falle (KAMAREK, HAYEK) ließen wir die betreffenden Herzpatienten sogar reinen Sauerstoff während der Arbeitsleistung inhalieren, um uns davon zu überzeugen, ob etwa der Einwand eine Berechtigung haben könnte, daß bei Herzfehlerkranken eine verminterte Sauerstoffzufuhr an dem Zustandekommen der Hyperventilation mit im Spiele sein dürfte; doch zeigten sich gerade bei dieser Versuchsanordnung die größten Steigerungen der Ventilationsgröße.

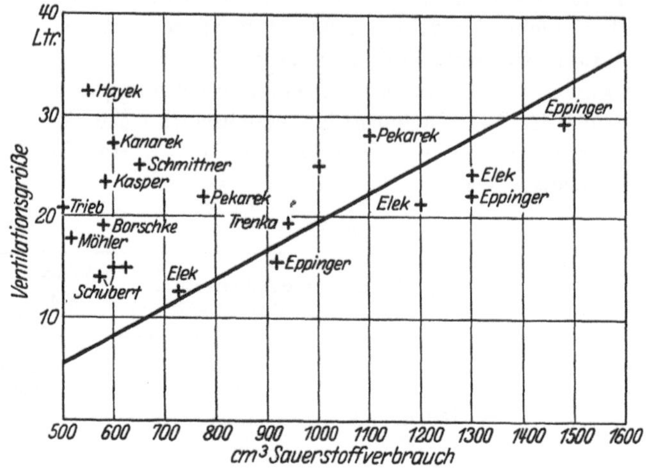

Abb. 7.   Ventilationsgröße bei der Arbeit von Herzkranken.

Daß es bei der Entstehung der Arbeitskurzatmigkeit, die ja auch häufig noch nach Arbeitsschluß deutlich bleibt, nicht allein auf den Sauerstoffgehalt der Exspirationsluft ankommt, zeigen folgende Be-

Tabelle 9.

Name	Krankheit	Kgm. pro Min.	Ventila. Größe	O_2 in der Exspir.	O_2-Verbrauch	Sauerstoffgehalt in der Arterie vor der Arbeit %	nach der Arbeit %
Eppinger .	Normal	840	16,65	15,59	914	—	—
Elek . . .	,,	804	21,1	15,14	1219	—	—
Fellner . .	,,	891	23,38	14,99	1405	98	99
Schubert .	Hypertonie	370	14,13	16,87	569	—	—
Pekaret. .	Myokarditis	455	27,95	16,69	1176	95	95
Schmittner	Aortenfehler	395	25,10	18,30	650	—	—
Künzel . .	Perikarditis	367	16,69	16,36	758	—	—
Trenka . .	Mitralvitium	552	17,25	15,42	945	90	93
Trieb . .	Kongenit. Vitium	302	21,67	18,72	472	—	—
Borschke .	Komb. Vitium	393	19,13	17,86	581	96	97
Möhler . .	Mitralvitium	565	18,81	18,01	543	94	98

rechnungen: wir untersuchten ebenso wie bei Gesunden auch bei Herzkranken den Sauerstoffgehalt der Exspirationsluft sowohl während des Ruhezustandes als auch während körperlicher Arbeit, um uns von

etwa hier statthabende Verschiebungen der Werte zu überzeugen; die
unseren Kranken zugemutete Arbeit bestand entweder im Ersteigen
von Stiegen oder in Radfahren (auf dem Fahrradergometer), die Exspirationsluft wurde in großen Gummisäcken während der ganzen Arbeitsdauer gesammelt, so daß auch die gesamte Menge der Exspirationsluft bestimmt werden konnte; das Ergebnis dieser Untersuchungen
läßt sich in ein Wort zusammenfassen: „Hyperventilation" (s. Tab. 9).

Überblickt man die obige tabellarische Übersicht unserer Untersuchungsergebnisse, so ist nirgends ein so niedriger Wert des Sauerstoffgehaltes in der Exspirationsluft zu finden, der eine ungünstigere Arterialisierung des Lungenblutes
bedingen würde.

Ein Moment, das evtl.
Anlaß zu einem Einwand
geben könnte, möchten wir
in diesem Zusammenhang
noch besprechen: die Dissoziationskurve des Sauer-
stoffs weist sowohl bei Gesunden, wie auch bei Herzkranken während und nach
einer physischen Arbeit
Änderungen gegenüber der
Ruhe auf; die beigefügte
Abb. 8 zeigt dieses Verhalten bei dem Patienten
Borschke; die Dissozia-
tionskurven sind aus sei-
nem arteriellen Blut be-
rechnet, das vor, während

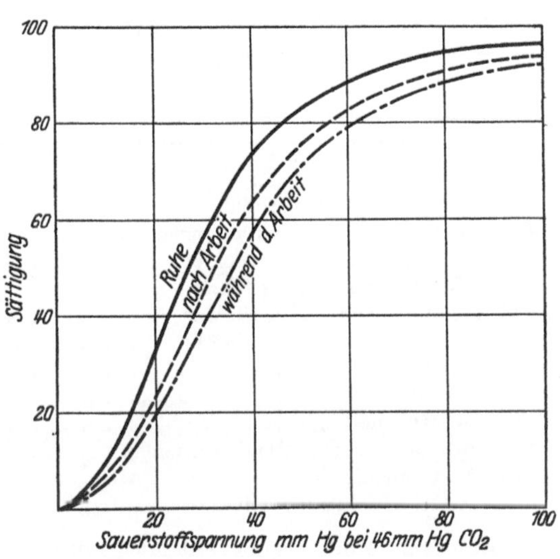

Abb. 8. Sauerstoffspannung des arteriellen Blutes im
Verlaufe der Arbeit (500 kgm pro Min.) beim normalen
Menschen.

und nach der Arbeit mittels Arterienpunktion gewonnen wurde.

Da die Sauerstoffsättigung der Exspirationsluft hier 17,8% betrug
(i. e. 125 mm Hg), so lag nicht der geringste Grund vor, in der Säuerung
des Blutes während der Arbeit eine mutmaßliche Ursache für eine
mangelhafte Arterialisierung des Blutes zu erblicken. Die vorgenommene
Analyse des arteriellen Blutes bewies in diesem Fall, der eine ausgesprochene Cyanose zeigte, auch die Richtigkeit unserer Annahme, denn
sie ergab eine außerordentlich günstige Sauerstoffsättigung des Arterienblutes. Daß es sich hier nicht etwa *nur* um einen Ausnahmefall handelt,
sondern daß gleiches für sehr viele Herzfehlerkranke gilt, veranschaulicht
die Tabelle 9, deren letzte Rubrik die Sauerstoffwerte des arteriellen
Blutes vor und nach einer Arbeitsleistung verschiedener Herzleidender
bringt, ebenso die folgende Tabelle 10, welche die Sauerstoffwerte einer

3*

Reihe anderer Herzkranker verzeichnet, und zwar ebenfalls vor, während und nach einer physischen Arbeit.

Als Symptom der Hyperventilation, fast könnte man sagen als Begleiterscheinung jeder forcierten Atmung, kann der erhöhte respiratorische Quotient betrachtet werden; durch die Hyperventilation wird aus den Kohlensäurebeständen des Organismus Kohlensäure herausgeholt, so daß durch die Lunge mehr Kohlensäure eliminiert wird, als den eigentlichen Verbrennungsverhältnissen entspricht; im Anfange jedes Stoffwechselversuches, besonders wenn der Patient aufgefordert wird, mit einem ihm ungewohnten Mundstücke zu atmen,

Tabelle 10.

	In der Ruhe	Während körperl. Arbeit	3 Minuten nach der Arbeit
Normalfall	98	98	96
Rei. Kompensiert. Mitralfehler	97	97	97
Rei. Im Stadium der Inkompensation	97	97	96
Far. Inkompensiert. Mitralfehler	97	96	97
Kan. Kompensiert. Mitralfehler	94	98	97
Kol. Inkompensiert. Mitralfehler	97	98	95
Wid. Inkompensiert. Mitralfehler	94	97	97
Zet. Aortitis luet.	96	96	96
Gru. Aortitis luet.	97	99,6	99,6
Ple. Aortitis luet.	99,6	99,6	99,6
Ple. Im Stadium der Herzinsuffizienz	95	99,6	98
Kas. Aorteninsuffizienz.	96	99,6	98
Hay. Arter. Hochdruck mit Herzinsuffizienz	95	97	96

kommt es zu einer Hyperventilation und dementsprechender vermehrter Kohlensäureausscheidung; insofern muß man einem erhöhten respiratorischen Quotienten die größte Skepsis entgegenbringen; wenn wir im folgenden auf erhöhte Werte bei unseren Herzfehlern aufmerksam machen können, so sei ausdrücklich betont, daß es sich hier nie um Einzelbeobachtungen handelt; die Werte, die wir hier anführen (Tabelle 11), sind nur dann berücksichtigt worden, wenn wir auf Grund vielfacher Untersuchungen zu stets wiederkehrenden Resultaten gekommen sind; bei der Anwendung des Douglasschen Sackverfahrens lassen sich im allgemeinen Fehler leichter vermeiden, so daß wir auf diese Methode in diesem Zusammenhange ganz besonderen Wert legen wollen. Aus der großen Reihe solcher Beobachtungen seien einige Daten hervorgehoben.

Bei vielen zum Teil inkompensierten Herzfehlern läßt sich ein erhöhter respiratorischer Quotient feststellen; meist finden sich die hohen Werte mit einem großen Atemvolumen vergesellschaftet; auf die Bedeutung des sich daraus ergebenden vermehrten Kohlensäureexports wollen wir später noch zurückkommen. Immerhin erscheint es beachtenswert, daß manche stark inkompensierte Herzfehler trotz größerem Atemvolumen niedrige RQ. haben. Da die respiratorischen Quotienten während und nach der Arbeit schwieriger zu beurteilen sind, so wollen wir darauf zunächst nicht zu sprechen kommen.

So ergibt sich aus diesen Untersuchungen, daß *Herzkranke, die sonst keine pulmonalen Komplikationen (Emphysem, Pleuritis) zeigen, ebenso wie in der Ruhe, auch während der Arbeit eine normale Sauerstoffsättigung des arteriellen Blutes haben, daß die von uns untersuchten Herzkranken niemals eine Verminderung des Sauerstoffgehaltes in der Alveolarluft aufwiesen und daß ihre Ventilation ausgiebig genug war, um ein Herabsinken des Sauerstoffgehaltes unter 15% auch in der Exspirationsluft hintanzuhalten.* Ja, es macht sogar den Eindruck, als würde der Herzkranke, speziell wenn er leicht inkompensiert ist, eher zu viel des Guten tun, indem es zu einer *Hyperventilation* kommt. Auf die sich daraus ergebende Gefahr eines vermehrten CO_2-Verlustes haben wir aufmerksam gemacht. Die Annahme, es könnte etwa ein Mangel an Sauerstoff im arteriellen Blut für die während einer Arbeitsleistung oder auch schon im Ruhezustand bestehende Kurzatmigkeit Herzkranker verantwortlich gemacht werden, besteht nicht zu Recht.

Tabelle II.

Name	O_2-Verbrauch	Respiratorischer Quotient	Atemgröße p. Min.	Diagnose
Widersberg	278	0,95 — 0,99	8,76	Inkompensiertes Mitralvitium
Trenka	305	0,82 — 0,88	11,66	Kombiniertes Vitium inkompensiert
Künzel	258	0,81 — 0,83	7,24	Perikarditis exsudative
Meschnik	254	0,90 — 0,95	7,38	Mitralvitium an der Grenze der Inkompensation
Fellner	{265 — 285}	1,03 — 1,06	8,80	Mitral-insuffizienz inkompensiert
Herold	336	0,83 — 0,89	8,87	Herz-insuffizienz bei Adiperitus
Möhler	270	0,95 — 0,98	6,99	Mitralvitium cyanotisch inkompensiert
Polde	239	0,74 — 0,75	6,18	Hochcyanotisch kongenitales Vitium (komp.)
Borschke	280	0,64 — 0,65	10,67	Kombiniertes Vitium inkompensiert
Schmittner	299	0,68 — 0,74	11,08	Aortenvitium an d. Grenze der Inkompensation
Pekarek	273	0,94 — 1,01	10,15	Myokarditis ödematös inkompensiert
Smerta	{256 — 244}	0,85 — 1,00	8,73	Mitralstenose
Schubert	289	0,82 — 0,88	6,10	Hypertonie inkompensiert
Teschner	248	0,98 — 1,14	11,85	Aortenvitium (lues) inkompensiert
Eppinger	228	0,74 — 0,73	5,42	Normal
Elek	224	0,78 — 0,73	5,48	Normal

Bei pulmonalen Erkrankungen jedoch liegen ganz andere Verhältnisse vor; hier ist tatsächlich eine Hypoxämie sehr oft festzustellen, insbesondere *bei Emphysematikern findet sich überaus häufig eine sogar ganz beträchtliche Verminderung des Sauerstoffgehaltes im arteriellen Blute.* So sahen wir beispielsweise in einem Fall eines chronisch-infiltrativen Prozesses in der Lunge mit Schwielen, Schwarten und Emphysem eine Herabsetzung des arteriellen Sauerstoffgehaltes auf unter 57%; trotzdem vermochte dieser Patient im Krankensaal herumzugehen und lebte noch wochenlang. — *Wenn sich bei Herzkranken doch hier und da einmal der Befund einer geringgradigen oder auch ausgesprochenen Hypoxämie ergibt, so ist derselbe meistens auf das Bestehen pulmonaler Komplikationen (Emphysem) zurückzuführen, soweit nicht atypische — auf congenitale Vitien zu beziehende — Kommunikationen zwischen arteriellem und venösen Systeme in Frage kommen.*

Alles in allem läßt sich füglich behaupten, daß auch im „herzkranken" Organismus die Beziehungen zwischen Arbeitsleistung und Sauerstoffangebot bzw. Ventilationsgröße aufeinander in idealer Weise abgestimmt erscheinen; über die wesentliche Ursächlichkeit dieses Zusammenspiels lassen sich nur Vermutungen aussprechen, doch liegt es nahe, jenen Faktoren die führende Rolle hierbei zuzuerkennen, welche schon die Regelung der normalen Atmung besorgen.

Als allem Anschein nach vielfach gültiges Fundament der Atemphysiologie ist der Einfluß der Wasserstoffzahl in den Atemzentren auf die Atmung zu betrachten [WINTERSTEIN[1]), HASSELBACH[2])]; jede Verschiebung der Reaktion des Blutes gegen die saure Seite hin, mag sie direkt oder indirekt erfolgen, führt zu einer Verstärkung der Atemaktion, also zu einer Zunahme des Atemvolumens. Das Auftreten der Polypnöe ist insofern als eine Abwehrerscheinung zu deuten, denn in dem Maße wie die Atmung größer wird, wird auch mehr Kohlensäure, abgeraucht, wodurch indirekt der p_H-Wert im Blute steigt. Die Säuretheorie der Atemregulation, wie sie hauptsächlich von WINTERSTEIN[1]) und HASSELBACH[2]) vertreten wurde, scheint in ihrer alleinigen Gültigkeit für den tierischen Organismus einiges eingebüßt zu haben; SCOTT[3]) fand, daß, wenn man bei Hunden durch intravenöse Injektion von Na_2CO_3 den p_H-Wert des Blutes steigert, entsprechend der erhöhten CO_2-Spannung, es einerseits doch zu einer Erhöhung der Alveolarspannung kommt, und anderseits die Atemgröße unter gleichzeitiger Erhöhung des Blutdrucks mächtig in die Höhe geht; er schließt, daß die nicht-dissoziierte CO_2 ein spezifisches Atmungshormon darstellt, und daß

[1]) WINTERSTEIN: Pflügers Arch. f. d. ges. Physiol. Bd. 138, S. 45. 1911 und Bd. 187, S. 293. 1921.

[2]) HASSELBALCH: Biochem. Zeitschr. Bd. 78, S. 112. 1917.

[3]) SCOTT: Americ. journ. of physiol. Bd. 47, S. 43. 1918.

der physiologische Effekt der Kohlensäure weniger seiner Säurewirkung, als vielmehr der Kohlensäure als solcher zuzuschreiben sei. Diese Beobachtung ist vielfach bestätigt worden, so daß an ihr nicht vorüberzugehen ist. Daß die Kohlensäure als solche auch in anderer Beziehung eine spezifische Wirksamkeit entfaltet, ergibt sich auch aus den vielen Beobachtungen, die sich mit der Lehre der Acapnie beschäftigen. Wenn man ein gesundes Tier hyperventiliert, so kommt es infolge der vermehrten Kohlensäureabgabe zu einer Alkalose; schon bei Experimenten an künstlich respirierten Tieren muß immer mit dieser Möglichkeit gerechnet werden. Wie sehr anderseits das *Fehlen der Kohlensäure* im Blute resp. in den Geweben Einfluß auf das Verhalten der Atmung haben kann, lehren ebenfalls Beobachtungen am akapnischen Tiere. Werden Tiere durch lange Zeit hindurch hyperventiliert, so folgt nunmehr eine Periode von lange währender Apnoe; in dieser Periode kann es evtl. zu einem völligen Verlust des Sauerstoffes im Blute kommen, ehe wieder der erste Atemzug einsetzt; erst nach allmählicher Anreicherung des Blutes an Kohlensäure, wie sich dies als die unmittelbare Folge des Verbrennungsprozesses ergibt, werden die natürlichen Atemreize überschwellig, worauf der normale Respirationsrhythmus wieder erfolgt. Beim oxydativen Abbau unserer Nahrung sowie bei der Oxydation ganz im allgemeinen handelt es sich um einen säurebildenden Vorgang; bei einem Plus an Säure wird ein entsprechendes Quantum Kohlensäure durch die Lungen herausgetrieben, umgekehrt wird bei einer vorübergehenden Alkalose Kohlensäure retiniert. Dieser Vorgang läßt sich auch in vitro demonstrieren: schüttelt man zwei Blutproben von verschiedener Acidität mit Luft von gleicher Kohlensäurespannung, so nimmt die stärker saure Blutprobe weniger Kohlensäure auf als die schwächer saure; je geringer also der Kohlensäuregehalt des Blutes bei gleicher Kohlensäurespannung der Schüttelluft, desto wahrscheinlicher ist das Vorhandensein einer Säuerung des Blutes.

Am lebenden Menschen kann man dies gleichfalls feststellen, indem man den Kohlensäuregehalt der Alveolarluft ermittelt; da sich die Alveolarluft mit dem Blute, das die Lunge durchströmt, tonometrisch ausgleicht, so ist dies tatsächlich möglich; um die praktische Verwertung und technische Ausarbeitung dieser Methode haben sich HALDANE u. PRISTLEY[1]) große Verdienste erworben; mittels ihrer Methode stellten sie Untersuchungen an Menschen vor und nach der Arbeit an und fanden jedesmal nach der Arbeit ein beträchtliches Absinken der Kohlensäurespannung, woraus sie eine *Säuerung des Organismus* folgerten; dementsprechend wollten sie jede Polypnoe, die im Anschluß an eine Arbeit auftritt, mit einer Säuerung

---

[1]) HALDANE u. PRISTLEY: The regulation of the Lung-ventilation. Journ. of physiol. Bd. 32, S. 225. 1905.

40 Der Einfluß körperlicher Arbeit auf den Kreislauf und auf den Stoffwechsel.

in Einklang bringen; in weiterer Konsequenz stellten sie die Lehre
auf, daß die Kohlensäurespannung des das Atemzentrum umspülenden
Blutes die Regulation der Atmung besorgt. Wie sehr sie von der
Richtigkeit ihrer Annahme überzeugt waren, lehrt folgende Schluß-
folgerung: Läßt man ein ruhendes Individuum kohlensäurehaltige Luft
atmen, so daß die Kohlensäurespannung der Alveolarluft um 1,6 mm Hg
in die Höhe steigt, so wird die Ventilation um 10 l größer; auf Grund
dieser Relation glaubten diese Autoren den umgekehrten Schluß ziehen
zu dürfen; man brauche nur die Größe der Lungenventilation zu bestimmen, um daraus auf die Reaktion des arteriellen Blutes Rück-
schlüsse ziehen zu können — selbstverständlich unter der Voraussetzung, daß es zu keiner Änderung in der Empfindlichkeit des Atemzentrums gekommen sei. Obwohl wir uns gewisser prinzipieller Fehler
bei der Ermittlung der Alveolarluft speziell bei Herzfehlern bewußt
sind, so haben wir doch in einer Reihe von uns geeignet erscheinenden
Fällen entsprechende Untersuchungen vor und nach Beendigung einer
bestimmten Arbeitsleistung vorgenommen und diese Zahlen mit jenen
bei normalen Menschen verglichen; die Arbeit bestand meist in Treten
am Radfahrerergometer; aus den tatsächlich innerhalb von 3 Minuten
erreichten Arbeitsleistungen ist die Beschaffenheit der einzelnen Vitien
abzuschätzen; jedenfalls waren alle unsere Patienten stets bemüht,
ihr bestes an Arbeit herzugeben, was sie eben leisten konnten; alle
brachten in diesen, sowie in allen unseren Versuchen großes Interesse
entgegen und verrichteten die geforderten Leistungen nie unter Zwang.

Tabelle 12.

	Normalfälle			Herzfehler								
	I	II	III	Tesch-ner	Bra-bitz	Reiche	Plemen-tasch	Widers-berger	Möhler	Gruber	Farkas	Smer-ta
Ante · · · {	39,06	41,0	39,4	43,47	36,34	35,30	32,73	30,60	31,70	32,32	31,20	28,70
	40,01	39,9	39,8	42,87	36,93	36,01	31,93	31,20	30,83	30,97	32,01	29,30
Geleist. Arbeit in 3 Min. mkg	1809	1537	1760	1188	1230	1760	804	398	720	1076	860	893
Nach der Arbeit 3 Min.	34,09	36,32	37,38	37,63	32,01	30,31	27,20	27,32	28,0	27,30	25,32	25,02
6 ,,	39,83	38,78	38,7	36,90	30,30	29,20	27,30	26,73	27,69	26,32	25,38	25,73
9 ,,	39,01	39,31	39,3	37,00	31,24	30,27	27,91	27,01	28,03	26,02	26,93	26,20
12 ,,	39,01	40,1	39,7	38,32	30,76	31,00	26,07	27,63	29,30	26,43	27,02	26,47
15 ,,	38,8	39,96	38,92	38,60	32,01	30,93	27,32	27,34	28,32	26,78	26,99	27,02
18 ,,	38,9	40,78	39,9	—	34,02	30,78	28,01	27,00	29,60	27,34	27,45	26,89
Klinische Diagnose	—	—	—	Komb. Vitium an d. Grenze der Kompensation	Inkompensierte Hypertonie	Mitralfehler fast kompensiert	Inkompensierte Aorten-insuffizienz	Cyanotische Mitralstenose mäßig inkomp.	Mitralfehler inkompensiert	Aortenfehler (luetisch) inkompensiert	Mitralfehler mäßig gut kompensiert	Mitralstenose inkompensiert

Überblicken wir die so ermittelten Werte, so läßt sich sagen: normale Menschen zeigen nur eine vorübergehende Erniedrigung der Kohlensäurespannung; meist hat sie nach 6 Minuten wieder den ursprünglichen Wert erreicht; ganz im Gegensatz dazu verhalten sich inkompensierte Herzfehler; obwohl sie alle nur viel weniger Arbeit leisten konnten, kam es zu bleibenden niedrigen Werten; kein Fall hat innerhalb 18 Minuten seinen ursprünglichen Wert wieder erreicht. Daß die Alveolarluft gleich von Anfang an niedrigere Werte zeigte, ist auf Grund der Untersuchungen von PORGES[1]) bekannt; sehen wir in dem niederen Kohlensäurewert ein Zeichen einer Blutsäuerung, so haben wir Grund, anzunehmen, daß es bei Herzfehlern, die dieselbe oder noch eine viel geringere Arbeit zu leisten haben, als entsprechende, gesunde Kontrollpersonen, zu einer viel länger anhaltenden Säuerung kommt; auf die absoluten Zahlen, die vielleicht im Sinne einer auch größeren Säuerung zu verwerten wären, wollen wir nicht eingehen.

Daß ein Parallelismus zwischen H-Ionenkonzentration des Blutes und der Größe der Atmung nicht immer unbedingt bestehen dürfte, darauf hat bereits BARCROFT[2]) aufmerksam gemacht; BARCROFT stieg innerhalb $^1/_2$ Stunde 1000 Fuß hoch; die CO_2-Spannung der Alveolarluft war im Beginne 40 mm Hg, unmittelbar nach Erreichen des Gipfels 35 mm Hg; berechnet man aus diesen Werten unter Berücksichtigung der entsprechenden Dissoziationskurven, die auch tatsächlich bestimmt wurden, die H-Ionenkonzentration, so ergibt sich für dieselbe ein Abfall von 7,29 auf 7,09; da BARCROFT ausdrücklich betont, daß seine Atmung dabei nicht die geringste Änderung erfahren habe, während nach den ursprünglichen Berechnungen von HALDANE eine Hyperventilation von fast 100 l hätte auftreten müssen, so ergibt sich ein Widerspruch, der kaum geeignet erscheint, die obigen Vorstellungen über die Wechselbeziehungen zwischen Blutalkalescenz, Lungenventilation und Zusammensetzung der Alveolarluft zu stützen. Offenbar hat man damals mit der Möglichkeit einer Akapnie noch nicht gerechnet; denn eine niedere Kohlensäurespannung in der Alveolarluft kommt nicht nur bei niederem Kohlensäuregehalte im Blute infolge sekundärer Austreibung derselben durch eine stärkere Säure, z. B. Milchsäure vor, sondern auch bei primärem Verlust der Kohlensäure, wie dies bei Hyperventilation zur Regel gehört.

Untersuchungen an gesunden Menschen über den Einfluß der Arbeit auf die Zusammensetzung des arteriellen Blutes sind unseres Wissens bis jetzt nur im kleinen Umfange durchgeführt worden. Wir haben, wie bereits erwähnt, keine Unterschiede hinsichtlich des Sauerstoff-

---

[1]) PORGES, Wien. med. Wochenschr. 1911. S. 786 u. Zeitschr. f. Klin. Med. Bd. 77, S. 446. 1913.

[2]) BARCROFT: Respiratory function of the blood 1914, S. 268.

gehaltes feststellen können; was die Acidität selbst anbelangt, so ergab sich uns zweimal (siehe Tabelle 13) die Gelegenheit, bei normalen Menschen vor und nach mäßiger Arbeit die H-Ionenkonzentration im Sinne der HASSELBACHschen Formel zu bestimmen; Änderungen ließen sich in diesen beiden Fällen ebenfalls *nicht* feststellen.

Tabelle 13.

	Vor der Arbeit					Geleistete Arbeit	2—3 Min. nach der Arbeit				Atemgröße	
	Sauerstoffkapazität	Sauerstoff %	Kohlensäure %	Kohlensäurespannung	p_H	kgm	Sauerstoff %	Kohlensäure %	Kohlensäurespannung	p_H	vor der Arbeit l	nach der Arbeit l
Normal I	18,25	97	43,71	31,69	7,36	508	97	40,89	29,64	7,358	5,8	8,76
Normal II	18,87	96	45,70	32,36	7,34	602	95,5	44,76	32,67	7,35	4,95	7,92

Die Arbeit, die wir sowohl den normalen als auch kranken Menschen zumuteten, bestand in Stiegensteigen; bevor sich die betreffenden Personen zur Arbeit anschickten, wurde die Arterie radialis in der von uns geübten Weise freigelegt[1]) und zum erstenmal punktiert; jetzt stiegen wir selbst die Treppe mit den Patienten hinauf, ließen die betreffenden, nachdem sie das .IV. Stockwerk erreicht hatten, sich rasch niederlegen, worauf die zweite Punktion erfolgte. Wenn z. B. Herzkranke die ganze, 18 m hohe Stiege nicht zu erklimmen vermochten, dann erfolgte die Blutentnahme bereits in einem tieferen Stockwerke. Nach weiteren 2—3 Minuten erfolgte noch eine dritte Punktion.

Ganz im Gegensatze zur Norm ergaben sich bei Herzkranken im Anschluß an die beschriebene Arbeitsleistung mächtige Veränderungen im Blute (siehe Tabelle 14).

Fassen wir die Gesamtergebnisse, die sich aus obigen zwei Tabellen ableiten lassen, zusammen, so läßt sich sagen: *bei jenen Fällen von Kreislaufschädigung, bei welchen die aktuelle Reaktion des Arterienblutes bereits im Zustande der Ruhe gegen die saure Seite liegt, besteht entweder eine geringere Kohlensäurekapazität, so daß hier bereits das Vorhandensein saurer Produkte im Blute anzunehmen ist, oder es liegt ein größerer Kohlensäuregehalt bei normaler Kohlensäurekapazität vor, was im Sinne einer pulmonalen Säuerung gedeutet werden könnte; in jenen Fällen, bei welchen schon im Zustande der Ruhe eine mehr alkalische Blutreaktion vorliegt, ist dies wohl auf eine bestehende Hyperpnoe zurückzuführen, bei welcher durch Abrauchung der Kohlensäure eine Alkalose in Erscheinung treten kann.*

Leisten gesunde Menschen eine mäßig schwere Arbeit, die aber immerhin zu einer beträchtlichen Steigerung des Atemvolums führt, so tritt keine Än-

---

[1]) EPPINGER u. SCHILLER, Wiener Archiv f. inn. Medizin. Bd. 2, S. 582. 1921.

Tabelle 14.

Nr.		Vor der Arbeit					2 bis 3 Minuten nach der Arbeit					Atemgröße	
		Sauer-stoff-totalka-pazität	Oxy-hämo-globin-gehalt	Kohlen-säure-gehalt	Kohlen-säure-span-nung	p_H	Sauer-stoff-totalka-pazität	Oxy-hämo-globin-gehalt	Kohlen-säure-gehalt	Kohlen-säure-span-nung	p_H	vor der Arbeit	nach der Arbeit
		des Arterienblutes					des Arterienblutes						
			%	%	mm-Hg			%	%	mm-Hg		l	l
1	FrauBer.: Herzinsuffizienz(Albuminurie,Hydrops)	16,68	98,78	45,75	30,5	7,37	16,68	98,78	39,82	28,5	7,35	6,2	12,80
2	Herr Dvor.: Herzinsuffizienz mit Hypertonie (Cyanose, Dyspnoe, Hydrops)	19,30	99,50	46,77	26,9	7,45	19,30	98,83	33,28	27,5	7,30	—	—
3	Herr Schwei.: Herzinsuffizienz bei Emphysema pulm. (Cyanose, Dyspnoe, Hydrops)	18,74	98,48	40,00	29,5	7,34	18,74	95,15	37,02	32,5	7,28	7,8	14,60
4	Herr Kohl.: Herzinsuffizienz (Cyanose, Dyspnoe, Hydrops; Cheyne-Stokes!)	17,91	99,60	44,82	33,5	7,34	17,91	90,39	46,92	43,0	7,26	—	—
5	Herr Kob.: Inkomp. Mitralstenose und -insuffi- zienz (Hydrothorax, Ödeme, Alb.)	19,17	96,29	43,73	31,1	7,34	19,17	98,67	30,24	19,0	7,40	7,6	14,10
6	Herr Nit.: Komb. Vitium cord. (Aorten-Mitral- vitium. Kein Ödem	24,32	94,62	45,55	35,2	7,32	24,32	92,78	38,48	23,2	7,42	9,7	16,90
7	Herr Skri.; Inkomp. Mitralstenose (Dyspnoe, Hydrothorax, Albumin)	16,20	96,89	47,95	40,0	7,29	16,20	93,05	36,43	26,9	7,33	—	—
8	Herr Luk.: Herzinsuffizienz (Cyanose, Dyspnoe, Ödeme)	11,90!	94,48	52,28	31,0	7,42	11,90!	85,39	48,56	34,5	7,34	10,72	18,70
9	Herr Pro.: Mitralvitium (Dyspnoe, Cyanose, keine Ödeme)	15,46	98,83	43,80	29,1	7,37	15,46	99,65	41,36	30,0	7,34	—	—
10	Herr Stur.: Mitralstenose; Concretio cord. c. peric. (Dyspnoe, zur Zeit Flimmern)	21,66	98,74	43,57	29,3	7,36	21,66	98,82	44,28	44,5	7,20	7,30	12,70
11	Herr Ma.: Kombin. Vitium cord. (Aorten-Mitral- vitium), zur Zeit Kompens.	17,29	99,60	58,04	37,0	7,38	17,29	98,54	53,78	37,9	7,35	—	—
12	Herr Czer.: Aorteninsuffizienz (Aort. luet.), keine Ödeme	17,79	99,60	59,19	40,8	7,37	17,79	99,60	54,36	43,9	7,30	—	—
13	Herr Kop.: Rekonvaleszent nach Pneumonie; keine Dyspnoe	22,39	99,60	55,37	37,0	7,37	22,39	95,26	52,85	36,6	7,35	8,40	10,70
14	Herr Rub.: Herzinsuffizienz (leichte Ödeme) . .	15,22	96,54	44,63	27,5	7,42	15,22	94,16	34,04	16,5	7,51	7,40	19,60
15	Herr Web.: Herzinsuffizienz mit hochgradigster Dyspnoe	15,24	99,60	42,98	31,0	7,34	15,24	99,60	37,78	22,0	7,42	14,00	22,70
16	Herr Schi.: Urämie (Cystenniere)	10,19!	93,12	21,92	17,5	7,31	10,19!	99,60	19,10	22,3	7,14	—	—

derung der Acidität im arteriellen Blute ein; bei Kreislaufkranken dagegen kommt es in der überwiegenden Mehrzahl der Fälle zu einer Verschiebung der aktuellen Reaktion des Arterienblutes gegen die saure Seite. Hier besteht gewöhnlich eine Verminderung der Kohlensäurekapazität (Abnahme der Pufferung) infolge der bei der Muskelarbeit gebildeten Säuren. Dort, wo aber eine große Kohlensäurekapazität vorhanden war, was hier und da ebenfalls festzustellen ist, dürfte die Verschiebung der aktuellen Reaktion des Arterienblutes nach der sauren Seite wenigstens zum Teil pulmonal bedingt sein. In einigen Fällen fand sich nach der Arbeit eine Verschiebung der aktuellen Reaktion des Arterienblutes gegen die alkalische Seite; hier kann wohl an eine im Anschluß an die Arbeit einsetzende Übererregbarkeit des Atemzentrums gedacht werden, durch welche infolge Steigerung der Atemgröße eine vermehrte Kohlensäureabgabe bewirkt wird; in diesen Fällen ließ sich auch tatsächlich eine geringe Kohlensäurespannung im Arterienblute nach der Arbeit feststellen. So vereinbar die Befunde bei Herzkranken mit den gangbaren Anschauungen über die Entstehung der großen Atmung nach der Arbeit sind, so schwer fällt uns die Deutung der großen Lungenventilation bei normalen Menschen; eine Abnahme der H-Ionenkonzentration im arteriellen Blute *allein* kann kaum die einzige Ursache sein. Es ist möglich, daß es auch bei gesunden Menschen *nach excessiver Arbeit* zu einer Änderung der Acidität kommt, bei der von uns gewährten Arbeitsleistung haben wir aber trotz beträchtlicher Hyperventilation dies nicht feststellen können. Von den englischen Autoren z. B. von Hill[1]) wird der Milchsäuregehalt in *den Geweben* als Regulator (governor) des Sauerstoffverbrauches angesprochen; ob man nicht auch mit einer analogen Beziehung zwischen Milchsäuregehalt in den Geweben, speziell den Muskeln, und der Atemtiefe, wird rechnen müssen?

Damit unser Körper während schwerer Arbeit entsprechend den größeren Anforderungen in genügender Weise mit Sauerstoff versorgt werde, ist nicht nur eine Steigerung des Atemvolumens notwendig, sondern auch eine ausreichende Blutversorgung; gesteigerte Zirkulation muß hier ungemein hoch gewertet werden, denn wenn sich dieselbe während der Arbeit nicht einstellen würde, so wären trotz noch so großer Hyperventilation niemals die Bedingungen gegeben, um dem arbeitenden Organismus in entsprechender Weise Sauerstoff zur Verfügung zu stellen. Die ersten Untersuchungen in dieser Richtung stammen von Zuntz u. Hagemann[2]), die die Blutgeschwindigkeit bei arbeitenden Pferden bestimmten; sie entnahmen, entsprechend dem Fickschen Prinzip, zur selben Zeit aus dem rechten Herzen und der

---

[1]) Hill, Muscular Actirity, London. 1926. S. 57.
[2]) Zuntz u. Hagemann: Untersuchungen über den Stoffwechsel des Pferdes, Berlin 1898.

Art. carotis Blutproben und ermittelten gleichzeitig den Sauerstoffverbrauch; der Sauerstoffgehalt des Blutes wurde mittels Auspumpen
bestimmt. Bei ruhig stehenden Pferden wurden Minutenvolumina von
ungefähr 29 l festgestellt; bei mäßiger Arbeit ging dieser Wert über 50 l
hinauf. Aus den Untersuchungen dieser Autoren ergibt sich auch die
Wahrscheinlichkeit, daß der Sauerstoff des arteriellen Blutes während
der Arbeit besser ausgenützt wird.

Untersuchungen am Menschen wurden erst möglich, als die Stick-
oxydulmethode zur Bestimmung des Herzminutenvolumens eingeführt
wurde; die ersten verläßlichen Resultate ergaben sich auf Grund der
Untersuchungen von KROGH u. LINDHARD[1]); auch mittels anderer
Methoden wurden noch Bestimmungen des Minutenvolumens vor und
während der Arbeit ausgeführt; alle Ergebnisse stimmen darin überein,
*daß es während der Muskeltätigkeit zu einer beträchtlichen Steigerung
der Blutgeschwindigkeit kommt*; nur betreffs des Ausmaßes der Zirkulationsgröße herrscht keine Einigkeit.

Würde an der Peripherie, speziell in der Muskulatur, der Sauerstoff
des arteriellen Blutes während der Arbeit nur in demselben Maße ausgenutzt werden wie während der Ruhe, so müßte die Blutgeschwindigkeit ganz gewaltige Dimensionen annehmen. Es muß daher als eine
von der Natur sehr weise getroffene Einrichtung angesehen werden,
daß sich die sog. „*Utilisation*", also die Ausnützung des Blutsauerstoffes
während der Passage durch das Capillargebiet zur Zeit der Arbeitsleistung viel intensiver gestaltet als während der Ruhe. Die Quantität
an reduziertem Hämoglobin, also das Maß der Ausnützung charakterisiert durch den Utilisationskoeffizienten im Sinne von KROGH u.
LINDHARD, kann sicher als das beste Kriterium für die Vorgänge in der
Peripherie angesehen werden.

Von ZUNTZ mit HAGEMANN wurde bereits auf die bessere Ausnützung
des arteriellen Blutes während der Arbeit des Pferdes aufmerksam gemacht; durch KROGH u. LINDHARD konnten diese Beobachtungen auf
den Menschen übertragen werden; ähnlich wie beim Tier kommt es
auch hier während der Muskeltätigkeit zu einem auffallenden Ansteigen
des Koeffizienten; bei passend gewählter Arbeit kann der Koeffizient
sogar auf das doppelte und noch höher emporschnellen. VERZAR[2])
hat am isolierten Gastrocnemius der Katze das aus dem Muskel heraus-
fließende Blut vor und während der Arbeit, die durch elektrische
Reizung des entsprechenden Nerven veranlaßt wurde, gemessen und

---

[1]) KROGH u. LINDHARD: Measurements of the blood-flow through the Lungs
of Man. Skandinav. Arch. f. Physiol. Bd. 27, S. 100. 1912 und Journ. of
physiol. Bd. 47, S. 112. 1913.

[2]) VERZAR: The gascous Metabolism of striatet Muscle in Warmblood Animals
Journ. of physiol. Bd. 44, S. 243. 1912.

durch direkte Gasanalyse den Sauerstoffgehalt in den verschiedenen Blutproben ermittelt; auch hier zeigte sich während der Muskelkontraktion eine bessere Ausnützung des aus dem Muskel herausfließenden Blutes; besonders wichtig erscheint uns seine Beobachtung, daß die bessere Ausnützung nicht so sehr während als vielmehr erst nach Abschluß der Muskelkontraktion erfolgte. Sowohl diese, als auch die Versuche von KROGH resp. ZUNTZ sind von vielen Seiten an Hand verschiedenster Methoden überprüft worden; im Prinzip war das Ergebnis immer dasselbe; man kann daher wohl mit Sicherheit an der Tatsache festhalten, *daß während der Muskeltätigkeit des gesunden Menschen ebenso wie beim Tiere das Blut in bezug auf den Sauerstoff besser verwertet wird als in der Ruhe.*

Wir wiesen im 1. Kapitel auf die Beziehungen und Zusammenhänge zwischen den Vorgängen in der Peripherie und der Utilisation des Blutes hin und konnten zeigen, daß darin eigentlich die beste Methode für die Prüfung der Schleußenfunktion an der Grenze zwischen arteriellem und venösem System gelegen ist; man kann wohl mit einiger Berechtigung sagen, daß jede stärkere Arbeit peripherer Muskeln die größten Anforderungen an die Kreislaufperipherie stellt; will man sich über die Güte des peripheren Zirkulationsfaktors überhaupt ein sicheres Urteil bilden, dann ist der größte Nachdruck auf das Verhalten bei Arbeitsbewältigung zu legen.

Vergleicht man die verschiedenen Menschen, wie sie sich bei Bewältigung ein und derselben Arbeit in bezug auf die Utilisation geben, so zeigen sich große Unterschiede; manche brauchen dazu ein viel größeres Blutquantum als andere; da diese Unterschiede ausschließlich als die Folgen einer differenten Ausnützung des Sauerstoffes an der Peripherie zu betrachten sind, so ergibt sich daraus der Schluß, *daß während der Passage des Blutes durch den arbeitenden Muskel der Sauerstoff von den einzelnen Personen bald mehr, bald weniger ausgiebig verwertet wird, d. h. daß die Kreislaufperipherie ihrer Aufgabe einmal besser, einmal schlechter nachkommt.* Sicherlich spielt dabei das „Training" eine große Rolle; dafür sprechen einige Beobachtungen von KROGH u. LINDHARD; die entsprechenden Zahlen finden sich in der beigefügten Tabelle.

Tabelle 15.

	Geleistete Arbeit	O$_2$-Verbrauch pro Minute	Minutenvolumen in Litern	Ausnützungskoeffizient
Trainierter Mensch . . .	458	1350	9,8	0,73
Untrainierter Mensch . .	446	1320	16,0	0,47

Diese Zahlen zeigen eine gewisse Analogie zum Verhalten der Peripherie während der Ruhe; auch dort bestehen Unterschiede, insofern z. B. ein Mensch von der Peripherie in anderer Weise Gebrauch macht wie ein zweiter und dritter. Wenn also schon während der Ruhe individuelle Unterschiede zu bestehen scheinen, so darf es nicht wundern, wenn die Ausnützung während einer Periode, in der an die Peripherie die höchsten Anforderungen gestellt werden, noch weit größere individuelle Schwankungen erkennen läßt.

Das dem rechten Herzen zuströmende Blut ist „Mischblut"; sicherlich setzt es sich aus sauerstoffreicheren Anteilen, die z. B. aus weniger aktiven Organen zum Herzen zurückkehren, und aus Anteilen zusammen, die sauerstoffärmer sind, und zwar deshalb, weil sie von mehr Sauerstoff benötigenden, z. B. in höchster Arbeitstätigkeit befindlichen Körperpartien stammen. Der während einer körperlichen Arbeit aus dem Gesamtblut sich ergebende höhere Ausnützungskoeffizient läßt also die Annahme zu, daß *das venöse Blut, welches direkt aus den in vollster Tätigkeit befindlichen Muskeln stammt, noch viel mehr an Sauerstoff verloren hat, als sich auf Grund der berechneten Utilisation ergibt.* Das Faktum der Anreicherung des venösen Blutes mit reduziertem Hämoglobin drängt die Frage auf, ob in Anbetracht der schnellen Passage des Blutes durch die Lungencapillaren die — allerdings bei Körperarbeit sehr gesteigerte — Lungenventilation auch wirklich imstande ist, eine vollständige Arterialisierung desselben herbeizuführen. Die große Differenz zwischen der Sauerstoffspannung des venösen Blutes und der Alveolarluft kann dem entsprechenden Austausche nur förderlich sein; es liegt gar kein Grund zu der Annahme vor, warum der Sauerstoff da schlechter diffundieren sollte, um so mehr als ja durch M. Krogh[1]) ein leichterer Übertritt des Sauerstoffes während der Arbeit festgestellt werden konnte. Jedenfalls kann rein theoretisch angenommen werden, daß sich aus der Kombination beider Faktoren (Unterschied der Spannungen und leichtere Diffusion) die besten Vorbedingungen für die optimale Arterialisierung eines noch so venösen Blutes ergeben. Tatsächlich zeigt sich ja auch, wie wir bereits betonten, während der Arbeit bei gesunden Menschen als auch bei vielen Herzkranken (s. Tab. 9 u. 10) durchaus keine Beeinträchtigung im Sauerstoffgehalte des arteriellen Blutes.

Damit das die Gefäße der arbeitenden Organe mit großer Geschwindigkeit durcheilende Blut die dem Bedarf entsprechende große Sauerstoffabgabe bewerkstelligen kann, ist das Eingreifen besonderer Regulationsmechanismen erforderlich; als derartige zweckdienliche Verrichtungen kommen in Betracht: Veränderungen der Sauerstoffdissoziation zum Zwecke einer leichteren Sauerstoffabgabe, Erhöhung der Körpertemperatur und Vergrößerung der sauerstoffabgebenden Oberfläche durch Erweiterung des Gesamtquerschnittes der im Arbeitsgebiete gelegenen Capillaren.

[1]) Krogh, M.: Journ. of physiol. Bd. 49, S. 271. 1915.

Um einen tieferen Einblick in die Bedeutung der Sauerstoffdissoziation für die Sauerstoffabgabe des Blutes bei der Durchströmung der Capillaren zu gewinnen, müssen folgende Momente in Betracht gezogen werden: die Geschwindigkeit, mit welcher sich das Blut beim Durchströmen der Lunge mit dem aus der Einatmungsluft stammenden Sauerstoff sättigt, hängt von der Strömungsgeschwindigkeit des Blutes, der Diffusionsgeschwindigkeit des Sauerstoffes, dem Sauerstoffdrucke in den Lungenalveolen und von der Affinität des Hämoglobins zum Sauerstoffe ab. Die Sauerstoffaufnahmefähigkeit des Hämoglobins ist — wie aus einer Reihe von Untersuchungen hervorgeht — von dem Verhalten der Elektrolyte in den Erythrocyten und insbesondere von der Wasserstoffzahl der Erythrocyten abhängig. — Die Verkleinerung der Affinität des Hämoglobins zum Sauerstoff bedingt — wie leicht einzusehen — eine Beschleunigung des Zerfalles des Oxyhämoglobinmoleküls; das Blut wird somit bei gleicher Sauerstoffsättigung um so rascher den Sauerstoff an die Gewebe abgeben können, je geringer das Sauerstoffbindungsvermögen des Blutes ist. BARCROFT[1]) machte als erster die Feststellung, daß bereits eine geringgradige Muskelarbeit, welche nur einen unwesentlichen Anstieg der Acidität hervorruft, einen deutlichen

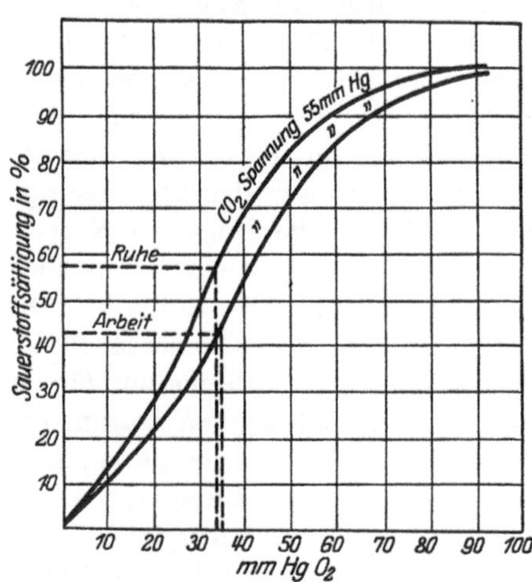

Abb. 9. Sauerstoffspannung in mmHg.

Einfluß auf das Sauerstoffbindungsvermögen des Blutes ausübt. Wir haben an einer größeren Zahl von Versuchspersonen den Einfluß der Arbeitsleistung auf das Sauerstoffbindungsvermögen des Blutes bestätigen können und fügen eine Kurve an, welche dieses Verhalten veranschaulicht (Abb. 9). Im vorliegenden Falle betrug bei fast gleicher Sauerstoffspannung in der Schüttelluft die Sättigung an Sauerstoff im Zustand der Ruhe 56%, bei der Arbeit sank dieselbe auf 42% herab, während der Arbeit gab das Blut hier seinen Sauerstoff um 14% leichter her, als in der Ruheperiode.

Ist auch die Sauerstoffdissoziation — wie aus den Spannungskurven ersichtlich — bei der Muskelarbeit derart verändert, daß eine erhöhte Sauerstoffabgabe an die umgebenden Gewebe erfolgen kann, so ist in Rücksicht auf die während der Arbeitsleistung eintretende erhebliche

---

[1]) BARCROFT: The respiratory function of the blood. Camb. Univ. Press 1914.

Steigerung der Blutströmungsgeschwindigkeit und die dadurch bedingte sehr verkürzte Dauer des Kontaktes zwischen den roten Blutkörperchen und dem Gewebe doch kaum anzunehmen, daß die Veränderung der Sauerstoffdissoziation als alleinige Ursache der erhöhten Ausnützung des Oxyhämoglobins bei der Muskelarbeit anzusehen sei. Es soll nicht außer acht gelassen werden, daß die dargestellten Spannungskurven des Oxyhämoglobins nur das Verhalten der Sauerstoffdissoziation im Blute selbst veranschaulichen, und daß sich im arbeitenden Muskel zweifellos eine bei weitem größere Steigerung der Acidität (Milchsäurebildung, Kohlensäureproduktion) geltend macht; dadurch kann selbst bei relativ geringer Muskelarbeit schon eine Erhöhung der Dissoziationsgeschwindigkeit des Oxyhämoglobins auf etwa das Doppelte, also eine ganz wesentlich intensivere Ausnützung bewirkt werden; trotzdem bei schwererer Arbeit noch bedeutendere Änderungen der Sauerstoffdissoziation Platz greifen, als bei leichter Arbeit, so ist dieses Moment allein für das Zustandekommen der Ausnützungserhöhung bei der Arbeit doch nicht ausreichend genug. Als ein in dieser Richtung wirksamer Faktor ist wohl der Umstand zu betrachten, daß die Milchsäurebildung und die Kohlensäureproduktion im gesunden Muskel parallel mit der geleisteten Arbeit gehen dürfte, und die solcherweise bedingte Steigerung der Acidität sicherlich einen erheblichen Anstieg der Dissoziationsgeschwindigkeit des Oxyhämoglobins hervorzurufen vermag, was seine Ausnützungserhöhung bei der Capillardurchströmung zur Folge hat. Doch auch eine Reihe anderer Einflüsse macht sich bezüglich der Dissoziation des Oxyhämoglobins noch geltend; so tritt während der Arbeit infolge der erhöhten Wärmeabgabe eine deutliche Temperatursteigerung ganz besonders in den Muskeln auf; nach BARCROFT nehmen aber selbst geringgradige Änderungen der Temperatur einen nennenswerten Einfluß auf die Dissoziationskurve des Oxyhämoglobins, weshalb dieses Moment auch berücksichtigt werden muß; ähnlich wie eine Säuerung bewirkt jede Temperatursteigerung des Blutes eine Verminderung des Sauerstoffbindungsvermögens des Blutes, somit auch eine bessere Ausnützung des zur Verfügung gestellten Sauerstoffes. Von mancher Seite wird auch die Anschauung vertreten, als würde während der Muskelarbeit eine Bildung von Katalasen statthaben, wodurch eine Erhöhung der Ausnützung zustande käme; ein stichhaltiger Beweis für die Richtigkeit dieser Annahme ist bis jetzt nicht erbracht worden; eigene Untersuchungen haben vielmehr ergeben, daß eine Änderung des Katalasengehaltes im arteriellen Blute selbst bei schwerer Arbeit nicht nachweisbar ist. Mögen die bei der Muskelarbeit vor sich gehenden Änderungen der Oxyhämoglobindissoziation auch eine noch so bedeutende Begünstigung der Sauerstoffabgabe bewirken, so müßte in Anbetracht der bei der Muskelarbeit einsetzenden gewaltigen Beschleunigung des

Blutstromes in den Capillaren und wegen des sich daraus ergebenden ungemein kurzdauernden Kontaktes zwischen den vorbeieilenden Erythrocyten und dem Gewebe die Ausnützung doch auf ein Minimum heruntergehen, wenn nicht noch ein anderer Faktor hier helfend eingreifen würde; als derartiges Hilfsmoment kommt die *Vergrößerung der sauerstoffabgebenden Oberfläche* in Betracht; nun besteht aber für die einzelnen doch recht engen Capillaren eigentlich nur eine geringe Möglichkeit, ihren Querschnitt umfangreicher zu gestalten, so daß das Zustandekommen einer Vergrößerung der sauerstoffabgebenden Oberfläche auf Grund von Erweiterungen der einzelnen Capillaren kaum erklärlich wäre; Untersuchungen von KROGH[1]), welche das größte Interesse beanspruchen, brachten den Schlüssel für diesen geheimnisvollen Vorgang, indem der Nachweis erbracht wurde, daß die Vergrößerung sauerstoffabgebende Oberfläche bei der Muskelarbeit nicht so sehr durch eine Erweiterung der Capillaren als vielmehr dadurch zustande kommt, daß eine größere Zahl von bis dahin scheinbar versteckten Capillaren bei der Muskelkontraktion geöffnet und so dem Kreislaufe zur Verfügung gestellt wird; die derart bedingte Vergrößerung des gesamten Capillarquerschnittes bedeutet natürlich eine Zunahme der sauerstoffabgebenden Oberfläche und bietet außerdem den Vorteil, daß die Blutströmung dadurch hier verlangsamt wird, was wiederum eine Verlängerung der Kontaktdauer zwischen Erythrocyten und dem Gewebe zur Folge hat. In analoger Weise wie bei der Muskelarbeit erfolgt auch bei anderen Stoffwechselvorgängen des Organismus unter normalen Verhältnissen eine zweckentsprechende Anpassung der Durchblutung der Gewebe. Der Sauerstoffhunger und die Kohlensäureansammlung scheinen vor allem die für die Durchblutungsänderung ausschlaggebenden Reize zu sein. So konnte z. B. HALDANE u. DAUREBAANDE[2]) feststellen, daß bei Erhöhung des Sauerstoffdruckes mittels Einatmung von reinem Sauerstoff (bei höherem Atmosphärendruck) eine Verlangsamung der Zirkulation eintritt und daß das Umgekehrte statthat, wenn die Atmung bei niederem Sauerstoffdrucke erfolgt; in Analogie dazu ist folgende Beobachtung von HENDERSON[3]) zu stellen: wird die Atmung beschleunigt und gleichzeitig auch vertieft, so führt das zu Alkalose, was eine Verlangsamung der Zirkulation zur Folge hat, während Atmung von kohlensäurehaltiger Luft den gegenteiligen Effekt, also Beschleunigung der Zirkulation nach sich zieht.

---

[1]) KROGH: Americ. journ. of physiol. Bd. 52, S. 391. 1919 und Bd. 53, S. 399. 1920.

[2]) HALDANE u. DAUREBAANDE: Effect of respiration of oxygen. Americ. journ. of physiol. Bd. 21, S. 345. 1909.

[3]) HENDERSON: Acapnia and Shock. Americ. journ. of Physiol. Bd. 55, S. 296. 1921.

Es dürfte daher wohl kein Zweifel darüber obwalten, *daß dem Gewebe als solchem ein wichtiger Einfluß auf den Antransport einer bedarfsweise mehr oder minder großen Blutmenge zugeschrieben werden muß*; ob und in welcher Weise und in welchem Ausmaße dabei noch andere Faktoren zu berücksichtigen sind, gehört zu den bisher einer Lösung noch nicht zugeführten Fragen.

Rein automatisch, also ausschließlich vom Gewebe abhängig, scheint sich aber das Spiel zwischen Utilisation und Öffnung der Capillaren denn doch nicht allein abzuspielen; in der Pathologie lernt man eine Reihe von Tatsachen kennen, die uns auch an eine zentrale Regulation denken lassen; wenn sich dies schon in der Pathologie bemerkbar macht, so muß Ähnliches auch unter normalen Bedingungen in Frage kommen.

Von uns ist bereits des öfteren auf den innigen Zusammenhang zwischen Ausnützung des arteriellen Blutes und Funktion der Peripherie verwiesen worden; wenn man sich fragt, was vielleicht das anatomische Substrat dieser Funktion abgeben dürfte, so ist wohl mit Nachdruck auf das Spiel der Capillaren in den Muskeln hinzuweisen: ob sich dieselben entsprechend öffnen, so daß genügend Sauerstoff abgegeben werden kann? weiter, ob nicht zu viel davon weggenommen wird, was dann leicht zu einer Säuerung Anlaß geben kann? ob die schon physiologisch in Betracht kommenden Säuren zweckmäßig neutralisiert oder anderweitig beseitigt werden? all das sind Fragen, die im konkreten Fall getrennt und einzeln zu beantworten sind; sicherlich hängen sie aber mit der Funktion der Muskeln zusammen, in denen die Hauptrepräsentanten zu sehen sind, und welche von mancher Seite sogar als die Träger des peripheren Kreislaufes bezeichnet werden. *Peripherie und Muskeldurchblutung scheinen in vieler Beziehung, wenn nicht unbedingt, wesensgleich zu sein, zum mindesten sind sie prozentuell sehr maßgebend.*

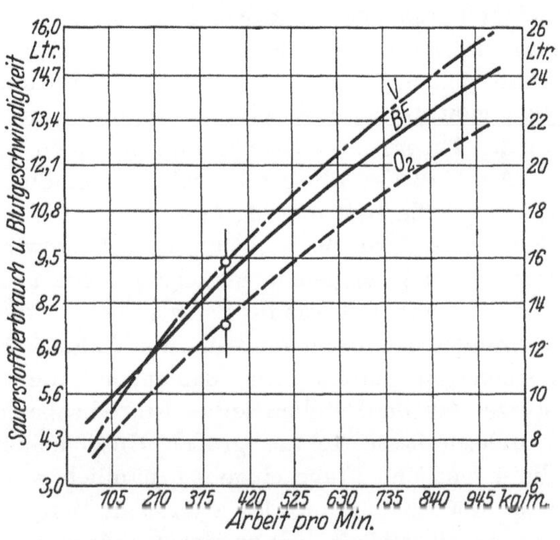

Abb. 10. Gegenseitiges Verhalten von Minutenvolumen, Atemgröße und Sauerstoffverbrauch während der Arbeit. BF = Blutgeschwindigkeit; V = Lungenventilation; O_2 = Sauerstoffverbrauch. Nach MEANS und NEWBURGH.

Auf die innigen Beziehungen zwischen Sauerstoffverbrauch und Ventilationsgröße ist bereits hingewiesen worden; verfolgt man die verschiedenen hierher gehörigen Untersuchungen, z. B. die von MEANS u. NEWBURGH[1]), deren Arbeit wir die Abb. 10 entnommen haben, so sieht man, daß Blutgeschwindigkeit, Atemgröße und Sauerstoffverbrauch bei zunehmender Arbeit gradatim und ziemlich gleichförmig größer werden; wenn man bedenkt, daß alle diese drei Faktoren gleichsam die Prämissen darstellen, auf denen aufbauend eine geregelte Arbeit geleistet werden kann, so wird man verstehen, daß BAINBRIDGE[2]) an ein Arbeitszentrum im Gehirn denkt, von wo aus vielleicht alle jene Geschehnisse unseres Körpers reguliert werden, die sich bei der Versorgung des arbeitenden Körpers als notwendig erweisen. Wenn wir früher gemeint haben, es müsse die Utilisation des Sauerstoffes vielleicht *auch* zentral bedingt sein, so könnten wir uns in mancher Hinsicht an die Theorie von BAINBRIDGE anlehnen.

Als Maß der Blutgeschwindigkeit kommt nur das Minutenvolumen in Frage; die Bestimmung desselben am Menschen ist nicht leicht; die Zahl der eigenen Beobachtungen, auf die wir uns im folgenden berufen werden, mag vielleicht manchem nicht groß erscheinen; wenn man aber bedenkt, mit was für Schwierigkeiten die Feststellung dieser Größe verbunden ist, dann muß unseren Zahlen doch eine große Bedeutung zugemessen werden. Alle Zahlen, auf die wir uns nun im folgenden stützen werden, stellen keine Einzelbeobachtungen dar, sondern sind Durchschnittswerte aus großen Untersuchungsreihen. Bevor wir auf die eigentliche Frage eingehen, nämlich wie sich das Minutenvolumen resp. die Ausnützung des arteriellen Blutes bei Herzkranken während der Arbeit verhält, soll zunächst einiges über die Ruhewerte bei Herzfehlern gesagt sein.

Die Zahl der Herzfehler, bei denen es gelingt, das Minutenvolumen in einwandfreier Weise festzustellen, ist nicht groß; die Möglichkeit der Untersuchung ist gebunden an die Erfüllung einiger Anforderungen bezüglich der Atemtechnik des Patienten; sie erfordert große Geduld von seiten der Untersucher und guten Willen der Patienten, damit entsprechende Resultate erzielt werden. Dementsprechend scheiden alle stärker inkompensierte Herzfehler a priori aus. Zuerst hat sich PLESCH[3]) damit beschäftigt; in seiner letzten Mitteilung (Handbuch von KRAUS-BRUGSCH), die sich im wesentlichen mit seinen ursprünglichen Angaben deckt, findet er bei kompensierten Vitien Minutenvolumina, die durch-

---

[1]) MEANS u. NEWBURGH: Journ. of pharmacol. a. exp. therapeut. Bd. 7, S. 449. 1915.

[2]) BAINBRIDGE: The physiology of muscular exercise S. 122, II. Edition 1923.

[3]) PLESCH: Hämodynamische Studien. Zeitschr. f. exp. Pathol. u. Therapie Bd. 6, S. 380. 1909.

Tabelle 16.

Name	Art.Sättigung %	Pulszahl	Venöse Sättigung %	O_2-Aufnahme %	Hbg	Ausnützung	Min.-Volum	Schlagvolum	Befund
Kolerus . . .	99	80	72	209	19,83	0,28	3,84	48	*Mitralstenose*, leicht inkompensiert
Gruber . . .	100	82	74	260	20,30	0,23	5,37	65	Mitralisiertes *Aortenvitium* (lues), inkompensiert
Reichl I . . .	100	89	79	235	24,50	0,18	5,35	60	*Mitralinsuffizienz*, kompensiert (I. Aufenthalt)
Farkas . . .	97	80	79,7	215	21,40	0,19	5,20	65	*Mitralinsuffizienz* und Stenose, leicht inkompensiert
Widersperg .	93	70	75	298	21,39	0,17	7,73	113	*Mitral-* und Aorteninsuffizienz, inkompensiert
Hayek	96	108	75	399	20,95	0,29	7,74	71	*Hypertonie*, 200 mmHg (lues), mäßig inkompensiert, wie Ödeme
Kasper . . .	96	97	80,6	231	18,57	0,19	6,43	66	*Aorteninsuffizienz* (lues), inkompensiert
Zettel	96	100	66,0	272	20,70	0,33	3,89	39	*Aorteninsuffizienz* (lues), 200 mm Hg. Anfälle von Asthma cordiale (sonst kompensiert)
Kanarek . . .	97	88	64	247	25,00	0,30	3,33	39	*Mitralstenose*, kompensiert.
Plementasch .	100	98	68,8	270	24,00	0,31	3,61	37	*Aorteninsuffizienz* (lues), inkompensiert und Mitralstenose (I. Aufenthalt)
Reichl II . .	97	92	85,0	229	20,50	0,11	10,13	110	*Mitralinsuffizienz*, leicht inkompensiert (II. Aufenthalt)
Plementasch II	91	86	42,0	239	19,38	0,31	4,40	51	*Aorteninsuffizienz* (lues), inkompensiert und Mitralstenose (II. Aufenthalt)
Fall 137 . . .	98	100	56,0	305	17,42	0,41	4,234	42	*Aorteninsuffizienz* (lues), vollkommen inkompensiert
Fall 143 . . .	93	74	59	242	17,36	0,34	4,095	55	*Mitral- und Aortenfehler*, vollkommen inkompensiert
Fall 144 . . .	95	72	49	238	17,56	0,46	2,95	41	*Mitral- und Aortenfehler*, vollkommen kompensiert
Fall 146 . . .	98	80	61,5	370	19,83	0,36	5,112	64	*Aortilis luetien* mit nächtlichen Anfällen von Astma cordiale
Fall 150 . . .	98	74	50,5	292	17,42	0,47	3,61	49	*Herzinsuffizienz*, im Anschluß an einen Anfall von akutem Lungenödem. Coronasaffektion
Fall 162 . . .	96	86	68	337	16,56	0,28	7,26	84	*Herzinsuffizienz*, im Anschluß an eine Coronasaffektion
Troffer . . .	95	109	79,1	368	17,27	0,16	13,296	121	*Aorteninsuffizienz* mit Dauerasthma cordiale
Fall 180 . . .	90	102	78,0	282	16,01	0,12	14,49	142	*Herzinsuffiz.*, im Anschluß an Anfall von akutem Lungenödem
Fall 185 . . .	100	95	69,5	319	20,32	0,28	5,606	58,8	*Aorteninsuffizienz*, 192 mm Hg (lues), kompensiert
Fall 191 . . .	98	100	67,0	304	19,62	0,31	5,00	49	*Mitral-Aortenfehler*, völlig inkompensiert
Fall 192 . . .	98	90	48,6	267	18,15	0,50	3,25	35	*Mitral-Aortenfehler*, inkompensiert
Fortler . . .	100	102	86,89	283	15,00	0,13	14,36	140	*Mitralinsuffizienz*, inkompensiert

schnittlich größer waren, als er sie bei Gesunden ermitteln konnte. Das drückt sich noch deutlicher aus, wenn er das Minutenvolumen auf das Kilogramm Körpergewicht bezieht. Auch KROGH[1]) und seine Schule haben einige Herzfehler untersucht; zu eindeutigen Resultaten sind auch sie nicht gekommen; im allgemeinen fanden sie bei Mitralfehlern eher eine Abnahme; das kommt auch zum Ausdruck, wenn man die neuesten Untersuchungen von HENDERSON[2]) berücksichtigt. Sowohl der Methode von PLESCH, als auch der von KROGH haften gewisse Mängel an; in vielleicht noch ausgedehnterem Maße gilt dieser Vorwurf für die Jodäthylmethode; wir selbst haben eine neue Methode zur Ermittlung des Minutenvolumens auf der Grundlage des FICKschen Prinzips ausgearbeitet, die geeignet erscheint, nach Tunlichkeit allen Einwänden zu begegnen, die gegen die älteren Methoden erhoben wurden. Auf die Details der Methode brauchen wir nicht näher einzugehen, nachdem sie an anderer Stelle ausführlich dargestellt wurde; sie bewährt sich, und scheint es nicht notwendig, irgendwelche Korrekturen vorzunehmen[3]).

Überblicken wir in großen Zügen die hier gebrachten Zahlen, so läßt sich schwer ein einheitliches Prinzip daraus ableiten; klarer scheinen die Verhältnisse, wenn wir statt dem Minutenvolumen unsere Aufmerksamkeit dem Ausnützungskoeffizienten zuwenden; wir sehen neben normalen Werten solche, die teils auf eine sehr ergiebige, teils auf eine sehr schlechte Ausnützung schließen lassen. Beziehungen zum allgemeinen Verhalten des Herzfehlers lassen sich nicht unbedingt erkennen; öfter ist jedenfalls bei inkompensierten Vitien eine schlechte Utilisation zu finden, wenn auch bei einem stark inkompensierten Kranken (Nr. 24) die höchste Utilisation, nämlich 0,50, nachweisbar war; auf jeden Fall zeigt es sich, daß bei derselben Art von Vitien oft die divergentesten Ausnützungen und insofern auch die verschiedensten Minutenvolumina gefunden wurden; immerhin kommt es unter pathologischen Bedingungen zu Überschreitungen der normalen Grenzen (0,23—0,43) sowohl nach oben als auch nach unten, denn wir finden bei unseren Fällen als Extremwerte 0,11—0,50. Von der Besprechung des Einzelschlagvolumens wollen wir zunächst absehen.

Da uns in diesem Zusammenhange die Peripherie in erster Linie interessiert, so ließe sich bezüglich der von uns untersuchten *Herzfehler während der Ruhe* folgendes sagen: in den meisten Fällen, in welchen der Ausnützungskoeffizient innerhalb der normalen Werte gelegen ist, muß die Funktion des peripheren Kreislaufes im Sinne der

---

[1]) KROGH u. LINDHARD: Skandinav. Arch. f. Physiol. Bd. 27, S. 100. 1912.
[2]) HENDERSON: The circulation and its measurement. Americ. journ. of physiol. Bd. 73, S. 193. 1925.
[3]) EPPINGER, PAP u. SCHWARZ, Asthma cardiale, Berlin 1924. S. 120.

Ausnützung als gut angesprochen werden; in nicht wenigen Fällen scheint das Blut den Sauerstoff kaum in entsprechender Weise zu verwerten; hier scheint tatsächlich schon während der Ruhe die „Peripherie" ihren Aufgaben nicht gewachsen zu sein, so daß man in diesen Fällen im Gesamtbilde der Kreislaufschädigung der Peripherie zum Teil die Schuld geben darf. Dort dagegen, wo man wieder umgekehrt hohe Ausnützungszahlen konstatieren kann, muß offenbar die Utilisation energisch am Werke sein, um vielleicht sogar in kompensatorischem Sinne dem anderweitig geschädigten Kreislaufe, vor allem dem Herzen, entlastend beizustehen.

Wir kommen nunmehr zur Besprechung des *Einflusses der Arbeit auf das Minutenvolumen bei Herzpatienten;* wir bedienten uns hierbei der Methodik, die wir bereits beschrieben haben, nur mit dem Unterschiede, daß die Patienten — entsprechend der großen Blutgeschwindigkeit — nicht wie in der Ruhe drei tiefe Atemzüge taten, um ihre Alveolarluft mit der inspirierten in Einklang zu bringen, sondern entsprechend der erhöhten Blutgeschwindigkeit bloß eine tiefe Inspiration machten, worauf während des Anfanges der Exspiration nach ungefähr 1 l Ausatmung die erste Luftprobe entnommen wurde; jetzt mußte der Patient, während er weiter seiner Arbeit nachging (Radfahren), 4—5 Sekunden den Atem anhalten, worauf er angewiesen wurde, den Rest an Atemluft auszublasen; der letzte Anteil der Exspiration wurde als zweite Probe durch den evakuierten Rezipienten aufgefangen. Wir haben bei der Darstellung unserer Methodik ausdrücklich betont, daß nur solche Versuche als gelungen angesehen werden konnten, bei denen die beiden entnommenen Luftproben mit einem Unterschied von höchstens 0,15% übereinstimmten. Um dem Einwande zu begegnen, als wäre vielleicht während des Respirationsversuches der Sauerstoffaustausch nicht entsprechend abgelaufen, sei auf die Sauerstoffanalysen im arteriellen Blute verwiesen, die niemals eine Benachteiligung der Diffusion erkennen ließ. Daß die Zahl der gelungenen Versuche trotz monatelanger Arbeit unter diesen Umständen kaum sehr groß sein konnte, ist wohl einzusehen. So wird man es verstehen, daß wir uns mit der Durcharbeitung bei 13 Herzfehlerpatienten begnügten. Diesen 13 pathologischen Fällen stellen wir zwei normale Fälle gegenüber; wir geben uns mit dieser Zahl zufrieden, da es sich hier doch nur um Wiederholungen resp. Bestätigungen der Versuche von LINDHARD handelt. Die eigentliche Versuchsanordnung war meist folgende: zuerst wurde die Blutgeschwindigkeit des vor dem Apparate sitzenden Patienten ermittelt; gelang es, verläßliche und übereinstimmende Werte zu erhalten, so begann der eigentliche Arbeitsversuch; der Patient, der mindestens 12 Stunden nüchtern war, saß am Radergometer und arbeitete in einem gewählten Tempo gleichmäßig fort; schon vorher hatte er das

Tabelle 17 (A).

	I Venöse Sättigung			II Arterielle Sättigung			III Sauerstoffverbrauch + geleistete Arbeit			IV Minutenvolumen			V Ausnützungskoeffizient			VI Ausnützung der arter. O_2			VII Schlagvolumen		
	Ruhe %	Arbeit %	3 Min. nach der Arbeit %	Ruhe	Arbeit	3 Min. nach der Arbeit	Ruhe	Arbeit	3 Min. nach der Arbeit	Ruhe	Arbeit	3 Min. nach der Arbeit	Ruhe	Arbeit	3 Min. nach der Arbei	Ruhe %	Arbeit %	3 Min. n. der Arbeit %	Ruhe	Arbeit	3 Min. nach der Arbeit
Normal I	74	56	79	96	100	96	216	918	225	5,01	11,41	7,21	0,22	0,44	0,22	22	44	17	61	95	80
Normal II	75	60	78	95	98	98	232	570	240	4,925	8,017	6,41	0,25	0,38	0,20	21	39	21	63	83	73
I Kolerus, leicht inkompensiert, Mitralstenose	72	66	70	96	98	95	209	490	490	3,84	7,58	6,83	0,28	0,34	0,30	25	32	26	48	54	57
II Gruber, inkompens. Aortenvitium	74	63,5	71,3	97	100	100	260	870	600	5,37	11,72	10,30	0,23	0,36	0,23	24,7	36,5	28,7	65	108	103
III Reichl I, Mitralvitium, kompensiert .	79	58	82,9	97	97	97	235	1239	378	5,35	13,15	9,59	0,18	0,38	0,16	18,7	40	14,5	60	99,6	99,6
IV Reichl II, Mitralvitium, inkompensiert	85	75	88	97	97,0	97	229	950	383	10,13	22,04	16,90	0,11	0,21	0,11	12,3	22,7	9	110	157	169
V Farkes, Mitralinsuffizienz, inkompensiert	71,7	66,8	84,5	97	96	97	215	680	306	5,20	9,87	9,85	0,19	0,32	0,14	18	30	12	65	83	68
VI Widersberger, Mitralvitium, inkompensiert	75	75	66	93	93	93	289	410	408	7,73	10,81	7,03	0,17	0,23	0,32	18	19,3	29	113	110	78
VII Hayek, Hypertonie, inkompensiert . . .	75	52	65	95	97	96	399	1167	529	7,74	11,67	8,15	0,29	0,48	0,34	21	46	33	71	84	66
VIII Kasper, Aorteninsuffizienz, inkompens.	80,6	65,7	81,5	96	100	100	231	759	301	6,43	12,64	9,80	0,19	0,32	0,16	16,6	35	19	66	98	84
IX Zettel, Aorteninsuffizienz, inkompensiert	66	64	82	96	96	96	272	793	400	3,89	10,56	13,78	0,33	0,36	0,18	31	33	14,5	39	85	118
X Kanarek, Mitralstenose, kompensiert . .	64	37	44,8	94	98	98	247	885	459	3,33	6,24	3,73	0,30	0,56	0,50	32	62	53	39	46	37
XI Plementasch I, Aorteninsuffiz., inkomp.	68,8	84	74	100	100	100	270	574	510	3,61	13,52	8,17	0,31	0,15	0,25	31	16	26	37	97	80
XII Plementasch II, Aorteninsuff.,inkomp.	62	70	60	91	91	91	239	460	440	4,40	12,25	7,33	0,31	0,21	0,25	31	23	34	51	115	70

Tabelle 17 (B) (Fortsetzung).

	VIII Sauerstoffzunahme			IX Änderung des Minutenvolumens			X Relation des Ausnützungskoeffizienten			XI Hämoglobin	XII Geleistete Arbeit	XIII Stromäquivalent			XIV Pulszahl			XV Sauerstoffaufnahme pro Liter Blut			XVI Änderung des Schlagvolumens		
	Ruhe %	Arbeit %	3 Min. n. der Arbeit %	Ruhe %	Arbeit %	3 Min.n. d.Arbeit %	Ruhe	Arbeit	3 Min. nach der Arbeit		kgm	Ruhe	Arbeit	3 Min. nach der Arbeit	Ruhe	Arbeit	3 Min. nach der Arbeit	Ruhe	Arbeit	3 Min. nach der Arbeit	Ruhe %	Arbeit %	3 Min.n. d.Arbeit %
Normal I	100	425	104	100	227	143	100	200	100	18,3	550	2,31	1,24	3,21	83	120	90	43,11	80,45	31,22	100	155	131
Normal II	100	245	103	100	162	130	100	152	80	18,7	250	2,12	1,40	2,89	78	96	88	47,05	71,07	34,53	100	131	115
I Kolerus, leicht inkompensiert, Mitralstenose	100	234	234	100	197	177	100	121	107	19,83	440	1,73	1,58	1,42	80	140	120	54,4	64,6	71,8	100	112	115
II Gruber, inkompens., Aortenvitium	100	334	191	100	218	191	100	156	100	20,30	396	1,84	1,24	1,61	83	108	100	48,4	74,2	58,2	100	166	158
III Reichl I, Mitralvitium, kompensiert .	100	527	160	100	245	179	100	211	88	24,5	587	2,20	1,06	2,54	89	132	97	43,9	94,2	39,4	100	160	160
IV Reichl II, Mitralvitium, inkompensiert .	100	415	167	100	218	166	100	190	100	20,50	550	4,42	2,32	4,42	92	140	100	22,6	43,1	22,6	100	141	152
V Farkes, Mitralinsuffizienz, inkompens. .	100	316	142	100	189	189	100	168	73	21,40	225	2,42	1,45	3,22	80	118	144	41,3	68,9	43,5	100	127	104
VI Widersberger, Mitralvitium inkompensiert	100	141	141	100	137	90	100	135	188	21,39	220	2,59	2,64	1,72	68	98	90	38,5	37,9	58,0	100	97	70
VII Hayek, Hypertonie, inkompensiert . . .	100	291	130	100	150	105	100	165	117	20,95	396	1,94	1,00	1,54	108	138	122	51,5	100	64,90	100	118	93
VIII Kasper, Aorteninsuffizienz, inkompens.	100	328	130	100	196	152	100	168	84	18,57	440	2,78	1,66	3,26	98	128	116	35,9	60	30,7	100	148	127
IX Zettel, Aorteninsuffizienz, inkompensiert	100	291	146	100	271	354	100	109	54	20,70	330	1,43	1,33	3,54	98	124	102	68,3	75,1	28,2	100	217	302
X Kanarek, Mitralstenose, kompensiert . .	100	358	185	100	187	112	100	186	166	25,00	528	1,35	0,70	0,81	85	136	102	74,1	141,8	123	100	118	95
XI Plementasch I, Aorteninsuffiz., inkomp.	100	212	188	100	346	226	100	48	80	24,00	242	1,34	2,18	1,63	97	129	102	74,8	45,8	61,1	100	262	216
XII Plementasch II, Aorteninsuff.,inkomp.	100	192	184	100	296	166	100	67	80	19,38	308	1,84	2,66	1,50	86	106	104	54,3	37,5	66,6	100	225	137

Mundstück genommen, um jederzeit bereit zu sein, den Atemversuch zu unternehmen; derselbe begann, nachdem der Patient meistens schon 3 Minuten lang getreten hatte; nach Beendigung des Arbeitsversuches blieb der Patient noch in derselben Stellung, damit 3 Minuten nach Beendigung der Arbeit der Atemversuch nochmals vorgenommen werden konnte; da alle drei Versuche in der besprochenen Reihenfolge erst im Laufe von Tagen, oft auch erst von Wochen zu dem gewünschten Resultate führten, so hatte der betreffende Patient sich schon eine gewisse Übung in der Atemtechnik erworben. Zwar zeitlich getrennt, doch sonst unter ganz denselben Versuchsbedingungen, ging die Bestimmung des Sauerstoffverbrauches, der Pulszahl und des Blutdruckes vor sich; wenn man schließlich noch berücksichtigt, daß in jedem Falle eine Arterienpunktion vorgenommen wurde, einerseits um die arterielle Sauerstoffsättigung zu erfahren und andererseits, um auch Blut (und zwar vor, während und nach der Arbeit) zur Bestimmung der Dissoziationskurve zu gewinnen, so wird es um so verständlicher, daß die Zahl der vollständig durchuntersuchten Fälle nur eine beschränkte blieb; und nur vollständig durchuntersuchte Fälle haben hier Aufnahme gefunden.

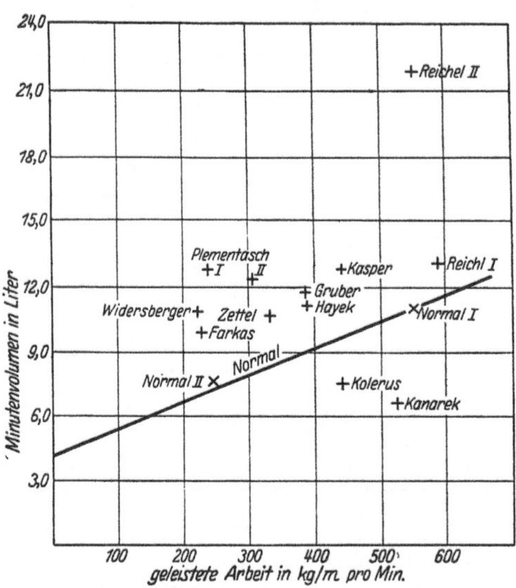

Abb. 11. Gegenseitiges Verhalten von Minutenvolumen und Arbeitsleistung beim Herzfehler.

Bei der Auswahl der Patienten mußten wir uns weitgehende Beschränkung auferlegen; schwerer inkompensierte Fälle waren physisch nicht in der Lage die Versuche durchzuführen; die Möglichkeit einer beträchtlichen Stauungslunge mußte stets berücksichtigt werden, denn sie setzte dem Gasaustausch größte Hemmnisse entgegen; wenn wir daher in unserer Tabelle von „inkompensierten" Vitien sprechen, so handelt es sich hier meist um die leichtesten Formen einer Kreislaufstörung; über schwer inkompensierte Herzfehler ist aus unserer Tabelle daher kaum etwas zu erfahren (s. Tab. 17).

Das hier zusammengestellte Zahlenmaterial läßt sich von den verschiedensten Gesichtspunkten prüfen; wir wollen zunächst unsere Zahlen

bezüglich des Verhältnisses „Minutenvolumen" zur tatsächlich geleisteten
„Arbeit" besprechen.

Die entsprechenden normalen Werte finden sich in der Abb. 10
von MEANS u. NEWBURGH[1]) zusammengestellt; in der nun folgenden
Kurve (Abb. 11), die das Verhältnis zwischen Minutenvolumen und
Arbeitsleistung beim Herzkranken veranschaulicht, dient uns ihre
Normalkurve als Ausgangslinie; interpolieren wir in dieses Schema
unsere Normalzahlen, so sehen wir eine weitgehende Übereinstimmung;

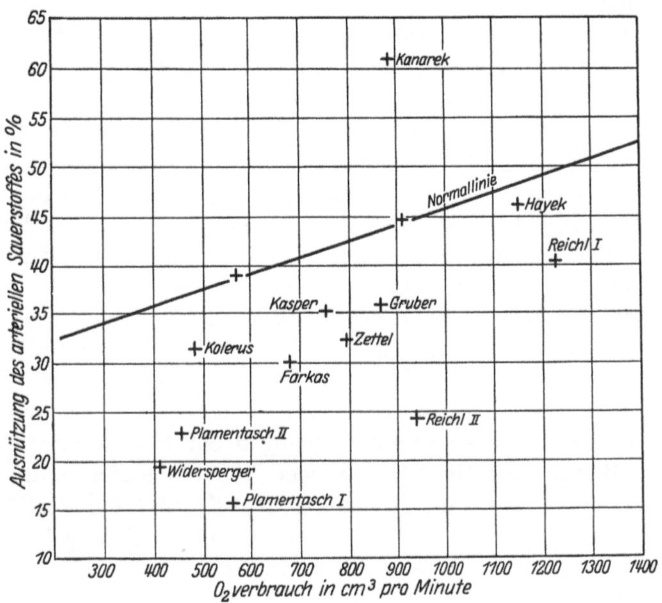

Abb. 12. Gegenseitige Beziehung von Ausnützung des Sauerstoffes und
Arbeitsleistung beim Herzfehler.

die so gewählte Normallinie scheint tatsächlich dem normalen Verhalten
sehr nahezukommen.

Tragen wir die geleistete Arbeit und das Minutenvolumen, wie wir
sie bei unseren Herzkranken gefunden haben, in obiges Schema ein,
so ergeben sich folgende Resultate: unter 12 Herzfehlern benötigen 10
im Verhältnis zu der tatsächlich geleisteten Arbeit ein größeres Minutenvolumen als die entsprechenden normalen Kontrollfälle; 2 kamen mit
kleineren Werten aus. Da das Minutenvolumen in erster Linie von der
Qualität der Peripherie abhängig ist, so würde dieses Ergebnis beinhalten, daß in 10 von uns untersuchten Fällen der Ausnützungs-
apparat weniger günstig funktioniert, als dies von einem normalen

---

1) MEANS u. NEWBURGH: Studies of the blood flow by the method of Krogh
and Lindhard. Transact. of the assoc. of Americ. physic. Bd. 30, S. 51. 1915.

Menschen angenommen werden kann. In 2 Fällen scheint sich dagegen die Peripherie ökonomischer als unter normalen Bedingungen zu geben. Dieses eigentümliche Verhalten kommt besonders klar zum Ausdruck, wenn man die prozentuelle Ausnützung des arteriellen Blutes oder den Ausnützungskoeffizienten selbst zur Arbeitsintensität, also zum Sauerstoffverbrauch pro Minute, in Relation stellt (Abb. 12); nur ein einziger Fall (Kanarek) nützt seinen arteriellen Sauerstoff besser aus als die beiden Kontrollfälle, während alle anderen Herzfehler ganz aus der Reihe fallen.

Die Schwäche der Peripherie speziell während der Arbeit äußert sich auch, wenn man die anderen Quotienten berücksichtigt, die ebenfalls die Verhältnisse der Peripherie zu beleuchten imstande sind; betrachtet man z. B. die verschiedenen Stromäquivalente, worunter man bekanntlich die Quantität Blut zu verstehen hat, die tatsächlich 100 ccm Sauerstoff transportiert, oder umgekehrt die pro Liter Blut zur Verfügung gestellten Sauerstoffmengen, so zeigt sich auch in dieser Hinsicht die Benachteiligung der Herzkranken; je kleiner diese Werte, desto ökonomischer die Zuleitung des Blutes an die Gewebszellen; unter normalen Bedingungen können 2,12—2,31 l Blut 100 ccm Sauerstoff transportieren; wie günstig sich die Verhältnisse während der Arbeit bei Normalen gestalten, zeigen die Zahlen in der Kolonne XIII; es können sogar 1,24—1,40 l Blut 100 ccm Sauerstoff zur Verfügung stellen. Wieviel unökonomischer arbeitet dagegen der Herzkranke! Wir verweisen z. B. auf die Fälle Widersperger oder Plementasch, die während der Arbeit mehr Blut zum Transport von 100 ccm Sauerstoff benötigen als während der Ruhe; die ungünstigen Verhältnisse geben sich bei dieser Betrachtung viel krasser, als wenn man nur auf den Ausnützungskoeffizienten achtet.

Vergleichen wir umgekehrt die pro Liter Blutstrom transportierten Sauerstoffmengen, so kommen wir zu ganz gleichartigen Vorstellungen: unter normalen Umständen kann in der Ruhe ein gesunder Mensch pro Liter Blut 43—47 ccm Sauerstoff transportieren, und bei einer gewählten Arbeit 71—80,4 ccm Sauerstoff an die Gewebe abgeben; bei den verschiedenen Herzfehlern sinken diese Zahlen wesentlich unter die Normalwerte herab; wohl am ungünstigsten gestalten sich hier die Verhältnisse wieder in den Fällen Plementasch und Widersperger.

Wir glauben somit als wichtige Beobachtung buchen zu können, daß bei vielen Herzfehlern — und wir möchten noch einmal darauf Wert legen, daß unsere Patienten nie schwer inkompensiert waren — der Strom des Blutes während der Muskelarbeit sich von der arteriellen zur venösen Seite viel schneller ergießt als bei einem normalen Menschen; da die Ausnützung des Sauerstoffes innerhalb der Gewebe nicht entsprechend stattfindet, muß das Blut, um den

Sauerstoff der Peripherie doch verfügbar zu machen, rascher das Capillargebiet passieren; dieses schnellere Rückfließen des Blutes zum Herzen bedeutet aber eine wesentliche Benachteiligung des Herzens, was für ein schon an und für sich geschädigtes Herz nicht gleichgültig sein kann. *Offenbar liegt jene Vorrichtung — nämlich die „Peripherie" —, die auch als mechanischer Schutz dem Herzen vorgelagert erscheint, im Beginne der Inkompensation funktionell darnieder; denn die Peripherie hat nicht nur für die Ernährung der Gewebe zu sorgen, sondern auch als Bremsvorrichtung zu dienen, damit das Herz mit einem kleineren Minutenvolumen ein zweckmäßiges Auskommen findet. Dieser somit doppelt ökonomische Mechanismus scheint nun bei einzelnen Herzkrankheiten — und zwar vielleicht gerade zur Zeit der beginnenden Inkompensation — darniederzuliegen, sicherlich zum Hauptnachteile des Herzens selbst.*

Man möchte erwarten, daß bei einem normalen Individuum 3 Minuten nach Beendigung einer Arbeit, die relativ gering ist (siehe frühere Angaben), das Minutenvolumen bereits auf seinen ursprünglichen Wert herabgesunken sei; immerhin war in den beiden Fällen, die wir als normale Kontrollpersonen zum Vergleich herangezogen haben, die Blutgeschwindigkeit nach 3 Minuten noch beträchtlich erhöht; nach den umgerechneten Zahlen, die sich in der Rubrik (Änderung des Minutenvolumens) IX finden, wäre 3 Minuten nach der Arbeit die Blutgeschwindigkeit noch immer um 30—43% erhöht. Bei Herzfehlern rollt in den meisten Fällen das Blut auch nach der Arbeit noch mit großer Geschwindigkeit weiter; mit Ausnahme von 3 Fällen (Fall VI, VII und X) ist die Blutgeschwindigkeit 3 Minuten post Arbeitsschluß noch immer höher als in den beiden Kontrollfällen; die Fälle, die sich den beiden Normalfällen angleichen, ja, sich zum Teil sogar besser gestalten als die beiden Kontrollfälle, zeigten auch während der Arbeit eine gute Ausnützung des Blutes; *danach würde also bei vielen Herzfehlern im Stadium der beginnenden Inkompensation das Blut im Anschluß an eine Muskelbewegung noch lange in erhöht schnellem Tempo strömen;* wir erinnern uns dabei der bekannten Tatsache, daß es bei vielen Herzkranken oft einer geraumen Zeit bedarf, bevor sie im Anschluß an eine — manchmal sogar nur ganz geringfügige — Muskelbewegung wieder ihre gewohnte Atemruhe finden.

Wir haben bei allen unseren Patienten 3 Minuten nach Beendigung der Arbeit auch den Sauerstoffverbrauch festgestellt. Lange Zeit hindurch machte es uns große Schwierigkeiten, eine befriedigende Erklärung dafür zu finden, warum der Sauerstoffverbrauch bei unseren Herzkranken auch noch 3—4 Minuten nach Beendigung der Arbeit stark gesteigert ist. Während bei den beiden Normalfällen (cf. Rubrik VIII) der Sauerstoffverbrauch 3 Minuten nach Beendigung der Arbeit nur mehr um

3—4% erhöht ist, sehen wir bei den Herzfehlern Steigerungen, die zwischen 30—134% schwanken. Mit der Analyse dieser Beobachtung wird sich das folgende Kapitel zu beschäftigen haben.

Bezüglich der Ausnützung des arteriellen Blutes ergaben sich für die Zeit nach Beendigung der Arbeit ganz ähnliche Verhältnisse wie während der Muskelanstrengung selbst; in den Normalfällen war die Ausnützung nach Arbeitsschluß teils wie vor dem Einsetzen der Arbeit, teils zeigte sich das Bestreben, das Blut zurückzuhalten, um die Geschwindigkeit im Interesse des Herzapparates etwas zu hemmen. Betrachtet man unter diesem Gesichtswinkel die pathologischen Fälle, so zeigt sich auch jetzt noch ein Versagen der Peripherie; wäre die Ausnützung besser, so fände das Herz schon bald nach Beendigung der Muskeltätigkeit Schonung; das ist aber nur ausnahmsweise der Fall; einmal ist die Ausnützung sogar um 50% schlechter als vor der Arbeit (Fall Zettel); dort, wo der Sauerstoffverbrauch allmählich wieder zur Norm herabsinkt, wie z. B. bei normalen Menschen, wäre die Abnahme der Ausnützung zu verstehen, nicht aber in den Fällen, wo noch immer Sauerstoff benötigt wird, wie dies bei den meisten Herzfehlern zu sein pflegt; diese Diskrepanz ist auch zu erkennen, wenn man für diese Zeit das Stromäquivalent berücksichtigt oder die Sauerstoffmenge festlegt, die im herzkranken Organismus innerhalb einer Minute von 1 l Blut weitertransportiert wird. Um 100 ccm Sauerstoff beim normalen Menschen 3 Minuten nach Beendigung einer allerdings nicht sehr intensiven und auch nicht sehr lange anhaltenden Arbeit innerhalb des Kreislaufes zur Verfügung zu stellen, sind sehr verschieden große Blutmengen notwendig; sie geben sich zumeist größer als unter normalen Bedingungen, selten geringer. Fast hat man den Eindruck, als würde das Blut nach Beendigung der Arbeit im Körper des gesunden Menschen langsamer fließen als bei manchen Herzkranken; sicherlich muß man hier mit der Komplikation eines hohen Sauerstoffverbrauches rechnen, welcher bei Herzkranken 3—4 Minuten nach Beendigung der Arbeit noch immer besteht; Ähnliches gilt auch bezüglich der Sauerstoffquantität, die von 100 ccm Blut nach der Arbeit transportiert wird; bei Herzkranken ist dieses Sauerstoffquantum nach der Arbeit durchschnittlich größer als bei gesunden Menschen; vergleicht man diese Zahlen mit jenen vor der Arbeit, so kommt man zu gleichsinnigen Resultaten.

Wenn man sich fragt, was der Grund dieses eigentümlichen Verhaltens sein könnte, so hat man zwei Möglichkeiten in Betracht zu ziehen, entweder befindet sich der periphere Schleusenapparat nach der Arbeit gleichsam ermüdet von derselben, in einem Stadium der Erschlaffung, oder es finden sich an der Peripherie noch immer Substanzen vor, die während der Arbeit z. B. in den Muskeln entstanden sind, erst jetzt aber der Oxydation verfallen und erst verspätet wegtransportiert werden können. Für die letztere Möglichkeit scheint der 3 Minuten nach Beendigung der Arbeit noch immer hohe Sauerstoffverbrauch zu sprechen.

Faßt man das Gesamtergebnis unserer Zahlen zusammen, so drängt sich wohl folgende Anschauung auf: *Die Muskelarbeit, die schon an dem Kreislauf des normalen Menschen so enorme Ansprüche stellt, wirkt sich im Körper des nicht hochgradig inkompensierten Herzkranken in mannigfacher Weise aus; zunächst scheint der Körper vieler kreislaufkranker Menschen unökonomisch zu arbeiten; er braucht mehr Sauerstoff als ein entsprechendes gesundes Individuum, wenn es dieselbe Arbeit bewältigen soll. In vielen Fällen zeigt sich diese Unökonomie auch in der Größe des Minutenvolumens. Da dieses hauptsächlich von den Sperrvorrichtungen an der Grenze zwischen arteriellem und venösem Systeme abhängig ist, so muß dieser Anteil der Peripherie bei vielen Kreislaufkranken anders reagieren, wie dies vom gesunden Menschen her bekannt ist. Da die Peripherie des gesunden Menschen das Blut während der Arbeit besser ausnützt, solchermaßen das Herz vor erhöhter Inanspruchnahme als Pumpe zu schützen, als die des Kreislaufkranken, so ist eben diese schlechte Ausnützung, wie sie vielen Kreislaufkranken eigen sein dürfte, geeignet, das ohnehin geschädigte Herz infolge der gesteigerten Inanspruchnahme nur noch mehr zu belasten.*

Es wäre natürlich sehr erwünscht gewesen, ähnliche Betrachtungen auch bei *schwer inkompensierten* Herzfehlern anzustellen; aus erwähnten prinzipiellen Gründen mußte — um unsere Methode nicht zu disqualifizieren — davon Abstand genommen werden; vereinzelte Beobachtungen legen aber die Vermutung nahe, daß von einem gewissen Stadium der Kreislaufstörung an das gerade Gegenteil in Erscheinung treten dürfte; dieses Problem wird uns im letzten Kapitel noch zu beschäftigen haben.

Wir wollen uns nun die Frage vorlegen, wie das Herz, besonders wenn es schon primär geschädigt ist, auf dieses Plus an Blutangebot reagiert: Um speziell das Verhalten des Einzelschlagvolumens, welches sich aus unseren Zahlen von selbst ergibt (man braucht nur das Minutenvolumen durch die Pulszahl zu dividieren), diskutieren zu können, müssen wir einige Ergebnisse der modernen Herzphysiologie heranziehen. Eine Übertragung dieser Probleme auf das Gebiet des Kranken stößt vielfach noch auf große Schwierigkeiten.

Dem Herzen stehen zwei Möglichkeiten zur Verfügung, um des Anpralls des während der Arbeit ihm zuströmenden Blutquantum Herr zu werden: entweder geschieht dies durch eine Vergrößerung des Einzelschlagvolumens oder unter Zuhilfenahme einer beschleunigten Herztätigkeit; auf beiderlei Weise kann das Herz sich der gesteigerten Ansprüche entledigen, ohne daß es zu einer bleibenden Erweiterung des Ventrikels kommt; mit der Frage, welche von diesen beiden Möglichkeiten die zweckmäßigere resp. ökonomischere ist, haben sich sowohl Physiologen als auch Pathologen beschäftigt; BOOTHBY[1]) und anderseits HENDERSON[2]) sehen in der beträchtlichen Steigerung der Herzfrequenz bei möglichster Erhaltung des ursprünglichen Einzelschlagvolumens das Normale; nach ihnen soll eine lineare Relation zwischen Sauerstoffverbrauch, Pulsgeschwindigkeit und Minutenvolumen bestehen; gleichgültig ob das Minutenvolumen groß oder klein ist, soll das Einzelschlagvolumen stets nur innerhalb geringer Unterschiede schwanken.

Im Gegensatz zu dieser Meinung befinden sich LINDHARD u. KROGH; als Beweis dafür, daß eine selbst beträchtliche Zunahme des Einzelschlagvolumens als das Physiologische anzusehen wäre, beziehen sie sich auf Beobachtungen an Athleten sowie an Menschen, die sich einem Training unterziehen; wir fügen die Tabellen 18—20 bei, welche Publikationen

Tabelle 18.

	Sauerstoff-verbrauch pro Min.	Blutgeschwindig-keit pro Minute l	Pulszahl pro Minute	Einzelschlag-volumen
Ruhe	330	4,90	72	68
Arbeit	606	6,30	86	73
,, ...	1171	14,75	92	150
,, ...	1759	16,65	128	130
,, ...	1880	18,50	130	142
,, ...	2407	22,60	148	152

Tabelle 19.

	Sauerstoff-verbrauch ccm pro Minute	Minutenvolumen in l	Einzelschlag-volumen in ccm	Puls
Trainiert				
I. Ruhe . . .	219	3,9	59	66
Arbeit . .	782	9,0	100	90
II. Ruhe . . .	330	4,9	72	68
Arbeit . .	797	11,0	127,5	86
Untrainiert				
III. Ruhe . . .	185	3,57	61,5	58
Arbeit . .	912	9,31	70	133
IV. Ruhe . . .	195	4,2	69,5	61
Arbeit . .	927	9,75	81,0	120
Arbeit . .	1070	10,7	71,0	150

[1]) BOOTHBY: A determination of the circulation rats in man. Americ. journ. of physiol. Bd. 37, S. 383. 1915.

[2]) HENDERSON: Volumen Changes of the heart. Phyhsiol. review Bd. 3, S. 165 1923.

von LINDHARD[1]) entstammen und aus denen der Einfluß der Arbeit auf die Pulszahl und das Schlagvolumen zu entnehmen ist.

Die Tabelle 21 fügen wir deshalb hinzu, weil sich hier ein eigentümlicher Antagonismus zwischen Ausnützung und Schlagvolumen ergibt; der muskulär Schwache hat während der Arbeit eine bessere Ausnützung als der Athlet; sollte dies nicht dafür ein Hinweis sein, daß

Tabelle 20.

	Minuten-volumen	Einzelschlag-volumen	Pulszahl	Utilisation
Vor dem Training . . .	4800	62 ccm	77	0,30
Nach dem Training . . .	5600	103 ccm	55	0,26

in den Fällen, in welchen sich das Herz der großen Arbeitsleistung im Sinne eines großen Schlagvolumens nicht entledigen kann, die Peripherie gewissermaßen bremsend eingreift, und sich so schützend dem Ventrikel vorschaltet?

Das Prinzip der Ermittlung des Minutenvolumens wird von verschiedenen Autoren verschieden beurteilt; so mancher könnte daher sagen, daß die abgeleiteten Schlüsse eben deswegen wenig beweiskräftig

Tabelle 21.

	Kein Athlet		Athlet	
	In der Ruhe	Während der Arbeit	In der Ruhe	Während der Arbeit
Sauerstoffverbrauch. . .	195	1051	330	1171
Pulszahl	72	144	68	92
Minutenvolumen	3900	11,400	4900	14,750
Einzelschlagvolumen . .	54,5	79	72	160,5
Utilisation.	0,31	0,50	0,36	0,43
Körpergewicht	50 kg		75 kg	

wären; von diesem Gesichtspunkte aus ist es sehr interessant zu sehen, wie sich „trainierte" Menschen bezüglich der Pulsfrequenz „untrainierten" gegenüber verhalten (Abb. 13). Diese Zahlen scheinen doch sehr gegen die Anschauung von HENDERSON zu sprechen und mehr zugunsten der Theorie, daß der gesunde und kräftige Mensch bei der Arbeitsleistung das große Minutenvolumen viel eher durch große Einzelschlagvolumen aufbringt als durch viele kleine. *Jedenfalls scheinen diese Beobachtungen jenen recht zu geben, die in der Vergrößerung des Einzelschlagvolumens den ausgleichenden Faktor erblicken und nicht so sehr in der Beschleunigung der Herztätigkeit.* Auch folgende beiden Tatsachen sind in gleichem Sinne zu deuten: Bewältigen zwei

---

[1]) LINDHARD, Pflügers Arch. f. d. ges. Physiologie. Bd. 161, S. 233. 1915.

Menschen, von denen der eine ein Athlet, der andere ein Schwächling ist, dieselbe Arbeit, so kommt es beim Athleten nie zu einer Tachykardie, wohl aber bei dem nicht an Arbeit Gewöhnten; das zweite Moment, das in diesem Zusammenhange erwähnt werden soll, ist das Verhalten des Pulses vor und nach einem Training; übt sich ein gesunder Mensch systematisch in einer Arbeitsleistung bis zur Gewöhnung an dieselbe, so nimmt allmählich die anfänglich unter dieser Arbeit auftretende hohe Pulsfrequenz niedrigere Werte an. Auch dafür ließen sich aus der Literatur Beispiele anführen.

Daß die Arbeitsreaktion des Herzens im Sinne eines größeren Schlagvolumens ist und nicht die Tachykardie das Physiologischere und Ökonomischere — eine immerhin prinzipiell wichtige Erkenntnis —, ergibt sich auch aus Beobachtungen am isolierten Herzen. Dem STARLINGschen Gesetze gemäß ist es für das Herz gleichgültig, ob die Blutzufuhr groß oder klein ist, auf jeden Fall wird das Angebot in regulärer Weise weiterbefördert; da während der Diastole kein Tonus der Herzwandungen dem Einflusse hemmend entgegensteht, so ergeben sich daraus die besten Vorbedingungen für die Herzfüllung.

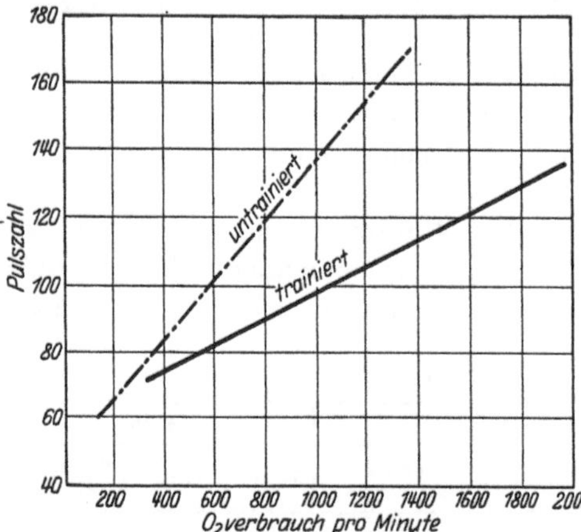

Abb. 13. Pulsfrequenz während der Arbeit bei trainierten und untrainierten Menschen.

Das Herz zeigt große Verwandtschaft mit dem peripheren Muskel, insofern als die Kraft, mit der es sich kontrahiert, direkt proportional der initialen Länge seiner Fasern ist; so bestimmt das diastolische Volumen die freiwerdende Energie oder die Kraft, mit der sich das Herz während der Systole kontrahiert. Ob es angeht, diese Lehre ohne weiteres auf die menschlichen Verhältnisse zu übertragen, wäre noch zu diskutieren, jedenfalls verdient dieses Gesetz bei der Beurteilung des Herzens als Arbeitsmaschine fundamentale Beachtung; denn wenn dem tatsächlich so wäre, so müßte es dem gesunden Herzen ziemlich gleichgültig sein, ob das von der Peripherie kommende Blutquantum groß oder klein ist; die tägliche Erfahrung, daß das gesunde Herz tatsächlich fast jedes beliebige Blutquantum bewältigt, spricht in indirekter Form für die Anwendbarkeit der STARLINGschen[1]) Lehre auch für die menschliche Physiologie.

---

[1]) STARLING: The Law of the Heart. Longmans, Green & Co. 1915.

Ebenso wie die mechanische Leistungsfähigkeit des Herzens zum diastolischen Volumen in Relation steht, wäre eigentlich auch ein ähnliches Verhalten in bezug auf den Sauerstoffverbrauch zu erwarten; auf Grund der Experimente von Evans[1]) besteht dies aber nicht! Der energetische Verbrauch des Herzens pro Minute ist das Produkt aus der pro Herzschlag produzierten Energie und der Pulszahl; jede Zunahme der Pulszahl steigert somit den totalen energetischen Verbrauch des Herzens; wenn der venöse Zufluß gering ist, so vermindert zwar eine größere Frequenz das diastolische Volumen des Herzens und dementsprechend ist auch der Energieaufwand pro Herzschlag gering; bei der Analyse des Sauerstoffverbrauchs des Herzens zeigt es sich aber, daß der geringere Verbrauch infolge kleineren Schlagvolumens doch durch das Ansteigen der Pulsgeschwindigkeit wieder ausgeglichen wird; dies führt zu einem Sauerstoffverbrauch, der höher ist, als wenn dieselbe Leistung bei geringer Pulszahl bewerkstelligt wird. *Pulsbeschleunigung ist daher, wenn sie nicht mit einem entsprechend großen Zufluß an Blut und größerem Schlagvolumen vergesellschaftet ist, unökonomisch und insofern eine nutzlose Vergeudung an Energie*; das Herz macht bei geringem venösen Zufluß mehr Energie frei, als nötig ist und dementsprechend ist auch die Leistungsfähigkeit eines solchen Herzens als Maschine gering. Als Ergebnis dieser rein physiologischen Betrachtung wäre somit zu buchen, daß *die Bewältigung eines großen Minutenvolumens, wie z. B. während der Arbeit, unter Zugrundelegung einer Tachykardie unökonomisch wäre und also kaum physiologisch sein dürfte*; die Analogie dieser experimentellen Befunde zu den Beobachtungen am trainierten Menschen liegt auf der Hand.

Es gibt auch noch andere experimentelle Beobachtungen, die im selben Sinne zu verwerten sind; das automatische Reagieren des Herzens gegenüber einer selbst sehr großen Blutzufuhr ist von einer ausgiebigen Ernährung der Muskelfasern abhängig; es läßt sich dies sehr schön am bekannten Herzlungenpräparate nach Starling demonstrieren; engt man den Zufluß zu den Coronargefäßen ein, so kommt es bei jeder Überanstrengung, die sich durch Änderung des venösen Zuflusses in beliebiger Weise modifizieren läßt, leicht zu einer Dilatation, die weit über das physiologische Maß hinausgeht; Ähnliches ist auch zu beobachten, wenn der Versuch bereits längere Zeit gewährt hatte; ein Moment, das von Starling in diesem Zusammenhange ebenfalls ins Kalkül gezogen wird, ist die Beschaffenheit der Muskeln selbst; handelt es sich um ein Tier, dessen Herz muskelstark ist, so erweist es sich viel leistungsfähiger als wenn die Muskulatur dünnwandig ist (cf. die Erfahrung beim trainierten und nicht trainierten Menschen z. B. Ta-

---

[1]) Evans: The gaseous Metabolismen of the Heart. Americ. Journ. of physiol. Bd. 45, S. 213. 1912; Bd. 47, S. 407. 1914.

belle 18—20). *Die Ernährung und die Qualität der Muskulatur ganz im allgemeinen ist dafür ausschlaggebend, wie der venöse Blutzustrom beantwortet wird.*

Die Herzfüllung und die Reaktion desselben auf die Zufuhr ist noch von anderen Faktoren abhängig, so z. B. auch von dem Drucke, mit welchem das Blut aus den großen Venen gegen das Herz strömt; bis zu einem gewissen Grade bestimmt also die Länge der Diastole das Herzvolumen und insofern auch das Schlagvolumen; ist der venöse Zufluß gering, dabei aber die Dauer der Diastole dieselbe, so wird sich das Herz kaum wesentlich erweitern; umgekehrt, wenn der venöse Zufluß größer wird, so wird bei ebenfalls gleicher Diastolendauer, sich das Herz rascher füllen; da nach der Annahme STARLINGS das Herz keinen Tonus besitzt, so gibt die Herzwand nach; demzufolge kann sich das Herz bis zu den Grenzen füllen, die ihm am Ende der Diastole durch das Perikard gesetzt sind; auf diese Weise kann es bei sehr reichlichem Blutzuflusse schließlich dazu kommen, daß maximalste Herzfüllung schon vor dem Ende der Diastole erreicht wurde; dieser Moment entspricht nach KROGH der „adäquaten" Herzfüllung; strömt dann noch mehr Blut von der Peripherie während derselben Diastole zu dem Herzen, so bedingt dies eine Stauung resp. Drucksteigerung im Bereiche der Cava; jetzt ist der Moment gekommen, wo durch Einsetzen einer Tachykardie Abhilfe geschaffen und wieder ein normaler Kreislauf ermöglicht werden kann; ebenso wie die Tachykardie bei gleichzeitig großer Blutzufuhr zwar das Einzelschlagvolumen herabsetzen kann, dafür aber das Gesamtminutenvolumen in die Höhe treibt, kann umgekehrt bei geringer venöser Zufuhr die einsetzende Tachykardie unter Verminderung des Einzelschlagvolumens auch das Gesamtminutenvolumen wesentlich beeinträchtigen; hier handelt es sich nicht um theoretische Überlegungen, da sich all das Gesagte am STARLINGschen Herzlungenpräparate demonstrieren läßt!

Der Druck im venösen System steigt nicht nur an, wenn das Herz ein Plus an Blut, das sich herandrängt, nicht entsprechend verarbeiten kann, sondern auch dann, wenn das Herz bei verminderter Leistungsfähigkeit nicht mehr in der Lage ist, das normale Angebot in gewöhnlicher Weise zu bewältigen. Im Experiment läßt sich dies gut nachweisen, wenn man demonstrandi causa den Zufluß zu den Coronargefäßen einschränkt. Auch unter diesen Umständen wird das Einsetzen einer Tachykardie imstande sein können, die Leistungsfähigkeit des geschädigten Herzens zu erhöhen und dementsprechend auf diesem Umwege doch ein entsprechendes Minutenvolumen zu gewährleisten. Auf diese Weise kann eine Tachykardie eine geringere Leistungsfähigkeit des Herzens eventuell kompensieren und doch noch das Zustandekommen des erforderlichen Minutenvolumens ermöglichen, während es bei demselben Herzen unter normaler Schlagfolge ohne Auftreten einer Stauung kaum möglich wäre.

Beschleunigung der Herztätigkeit steigert das Minutenvolumen, vermindert dadurch den venösen Druck und die Geschwindigkeit der Herzfüllung und insofern auch das diastolische Volumen; wenn der Puls entsprechend frequent ist, so kann ein verhältnismäßig schwaches Herz ein beträchtliches Minutenvolumen aufbringen, ohne sofort mit einer Erweiterung des Herzvolumens reagieren zu müssen. Das Minutenvolumen ist das Produkt aus Schlagvolumen und Pulsgeschwindigkeit, und das Schlagvolumen wieder die Resultierende aus venösem Zufluß, Kontraktionskraft des Herzmuskels und Dauer der Diastole. Um die bestmögliche Leistungsfähigkeit des Herzens zu erzielen, ist somit eine innige Beziehung zwischen Kontraktionskraft des Herzens, venösem Zufluß und Pulsgeschwindigkeit notwendig. In dieser Wechselbeziehung ist sicher auch der Schlüssel zu suchen für das differente Verhalten des Herzens bei verschiedenen Menschen; hier regulierend einzugreifen, ist sicher auch Aufgabe des Trainings. Da das Einsetzen einer Tachykardie im richtigen Moment auf Grund unserer Auseinandersetzungen für das Verhalten des Herzens sowie des ganzen Kreislaufes von großer Bedeutung ist, so erscheint es zweckmäßig, die physiologischen Erfahrungen zu Rate zu ziehen, unter welchen es speziell bei der Arbeit zu einer Pulsbeschleunigung kommen kann; wir bringen im folgenden eine Tabelle, die einer Arbeit von Mis Buchanan[1]) entstammt, aus der man ersieht, wie frühzeitig nach Beginn einer Muskeltätigkeit schon Pulsbeschleunigungen zu beobachten sind.

Tabelle 22.

Person	Ruhe	Nach $\frac{1}{2}$ Sek.	Nach 2 Sek.	Nach 10 Sek.	Nach 20 Sek.	Nach 1—2 Minuten	5—7 Minuten nach Beginn
I	43	74	84	90	105	120	120—127
II	55	67	80	96	100	100	116
III	58	78	85—90	100	100	140	150
IV	60	72	75	84	88	96—108	100
V	64	72	80	90	90	100	100—103
VI	68	100	106	120	124	135—140	135—140
VII	72	90	96	105	108	110	120

Die englischen Autoren beziehen diese initiale Pulsbeschleunigung bei der Arbeit auf eine Verminderung im Vagustonus und auf eine gleichzeitige Zunahme der Acceleranstätigkeit; da passive Bewegungen der Muskeln weder anfangs noch später Tachykardie auslösen, so besteht die Möglichkeit einer Beeinflussung des Vagus- resp. Accelerans-

---

[1]) Mis Buchanan: The physiological significance of the pulse rate. Trans. Oxford University Scientific Club 1909, Nr. 34, S. 351.

zentrums von der Gehirnoberfläche her; in dem Momente, wo vom Cortex Impulse zu den peripheren Muskeln geleitet werden, soll eine analoge Einflußnahme hinsichtlich der beiden vegetativen Zentren erfolgen; es steht noch zur Diskussion, ob während der ganzen Arbeitsperiode Accelerans- und Vaguszentrum für eine entsprechende Tachykardie sorgen, oder ob nicht im späteren Verlaufe der Muskeltätigkeit, also auf der Höhe der Arbeit, auch automatische Regulationen am Herzen selbst einsetzen, um die Tachykardie im Laufenden zu erhalten, was sehr gut möglich erscheint; man kann an ein solches Eingreifen wohl denken, da von BAINBRIDGE[1]) auf eigentümliche Reflexe hingewiesen wurde; kommt es nämlich zu einer Steigerung des venösen Druckes, z. B. bei Nachlassen der Herzkraft, so setzt ganz automatisch Tachykardie ein; dieser reflektorische Vorgang läßt sich sowohl von den beiden Ventrikeln als auch von den Einmündungsstellen der beiden großen Venen auslösen; möglicherweise kommt als dritter Faktor noch die Temperatursteigerung des arbeitenden Körpers in Betracht: das zweite Moment dürfte jedenfalls für die Entstehung der verschiedensten Tachykardieformen von entscheidender Bedeutung sein.

Wollte man die Ausbeute aller dieser experimentellen Erkenntnisse glatt auf die Arbeitsverhältnisse beim Menschen übertragen, so würde das bedeuten, *daß sowohl das Herzschlagvolumen wie auch die Herzschlagfolge durch die Größe der geleisteten Arbeit — vielleicht automatisch — reguliert werden*; von einem gesunden Herzen wird auch ein infolge sehr beträchtlicher Arbeit mächtig gesteigerter venöser Zufluß kraft der diastolischen Ausdehnungsmöglichkeit anstandslos verarbeitet; wo aber das einzelne Herzschlagvolumen nicht mehr weiter in die Höhe gehen kann, da kommt es auf dem Umwege über eine momentane Stauung in den herzwärts gelegenen Enden des venösen Systems zu einer erwünschten Tachykardie. Das eigentümliche Verhalten „trainierter" Menschen, eine gegebene Arbeit meist mittels Vergrößerung des Herzschlagvolumens zu bewältigen, worauf wir bereits zu sprechen kamen, und nicht mittels einer beschleunigten Herzaktion wie „untrainierte" es zu tun pflegen, wird solchermaßen verständlich. Durch solch eine Betrachtung wird auch das Auftreten einer Arbeitstachykardie von dem ihn anhaftenden bösen Omen im Sinne einer mutmaßlichen Herzschädigung befreit. — Man kann — allgemein ausgedrückt — nur sagen, daß *die Größe der Tachykardie bei einer gewissen Arbeitsintensität sich im umgekehrten Verhältnis zur Kontraktionskraft des Herzens verhält*. Es mag vielleicht verlockend erscheinen, auf Grund der STARLINGschen Lehre eine Gruppierung der verschiedenen Herzzustände bzw. -krankheiten zu versuchen; so weit dürfte man aber nicht gehen, etwa aus dem

---

[1]) BAINBRIDGE: The influence of venous filling upon the rate of the heart. Americ. journ. of physiol. Bd. 50, S. 65. 1915.

Ausbleiben einer Tachykardie bei einer Arbeitsleistung auf ein gesundes
Herz zu schließen oder umgekehrt aus dem Auftreten einer sinnfälligen
Arbeitstachykardie einen nicht ganz normal reagierenden Herzmechanis-
mus vermuten zu wollen, da der komplexe Begriff der Tachykardie
von sehr vielen Umständen abhängig erscheint. Wir wissen z. B., daß
bei psychischen Erregungen Herzjagen einsetzen kann, ohne daß das
Herzminutenvolumen dabei in die Höhe zu gehen braucht. So ohne
weiteres sind die Erfahrungen am entnervten Herzen des Experiments
denn doch nicht auf die menschliche Pathologie anzuwenden; aber die
Wege, die sie weisen, gaben doch — sagen wir: in gewissen Grenzen —
die Möglichkeit einer Funktionsprüfung bei vielen „Herzfällen"; im
folgenden sei versucht, auf Grund unserer Untersuchungen ein metho-
disches System hierfür aufzubauen.

Zunächst einige Worte über unsere Erfahrungen hinsichtlich der
Pulsfrequenzsteigerung während der Arbeit. Da das Herzschlagvolumen
von der Herzschlagfolge mehr oder weniger abhängig ist, so müssen
sich aus dieser Beziehung schon irgendwelche Schlüsse ableiten lassen;
es schien uns zur deutlicheren Veranschaulichung angebracht, unsere
gegenständlichen Befunde in ähnlicher Weise schematisch zur Darstellung zu bringen, wie dies z. B. von Pembrey und Todt[1]) hinsichtlich normaler Menschen geschah.

Da sich die Arbeitsleistungen, welche Herzkranken zumutbar sind,
in niedrigen Grenzen halten müssen, so kommen hier auch nur relativ
geringe Werte für den Sauerstoffverbrauch während der Arbeit in
Betracht; sie liegen gewöhnlich unter 1200 ccm per Minute; wir
müssen daher unseren Übersichtsskizzen nur einen Teil des von
Bainbridge gebrachten Schemas zugrunde legen. In der Abb. 14,
welche die Relation zwischen Sauerstoffverbrauch per Minute und
Pulsfrequenz demonstriert, bedeutet die punktierte Linie das Arbeits-
verhalten eines untrainierten Menschen, die ausgezogene Linie jenes
eines trainierten Menschen. Die von uns untersuchten Normalfälle verhalten sich annähernd so wie die untrainierten Gesunden Bainbridges.
Die bei unseren Kreislaufkranken erhobenen Werte zeigen, daß diese
meistens auf die gleiche Arbeit mit — manchmal sogar beträchtlicher — Tachykardie reagieren; nur in 3 Fällen bewegten sich die
betreffenden Werte innerhalb jener Grenzen, die dem normalen Menschen zu entsprechen scheinen; zwei von den letzteren (Reichl und
Gruber) brachten zur Bewältigung der angeforderten Arbeit auch ein
größeres Herzschlagvolumen auf (s. Abb. 14); der Fall „Reichl" verdient besondere Beachtung, weil wir bei diesem nachweisen konnten,
wie sich die Leistungsfähigkeit bei ihm zu einer Zeit, da sich eine

---

[1]) Pembrey u. Todt: The refluence of exercise upon the pulse and bloodpressure
Americ. journ. of physiol. Bd. 37, S. 66. 1908.

Inkompensation etablierte, wesentlich verschlechtert (im Schema als Reichl II bezeichnet).

Auch die Relation zwischen dem Arbeits-Sauerstoffverbrauch per Minute als Maß der Arbeitsleistung und dem Herzschlagvolumen bei Kreislaufkranken sei in Form einer schematischen Übersichtsdarstellung gebracht (Abb. 15). Die ausgezogene Linie veranschaulicht das Verhalten Gesunder; die von uns bei Normalen gefundenen Werte fallen in eben diese Linie; ihr Herzschlagvolumen steigt während der Arbeit im Verhältnis von 100 zu 130 bzw. 150 an, cf. Tabelle 17 (B) XVI. Kreislaufkranke verhalten sich in dieser Beziehung recht verschieden;

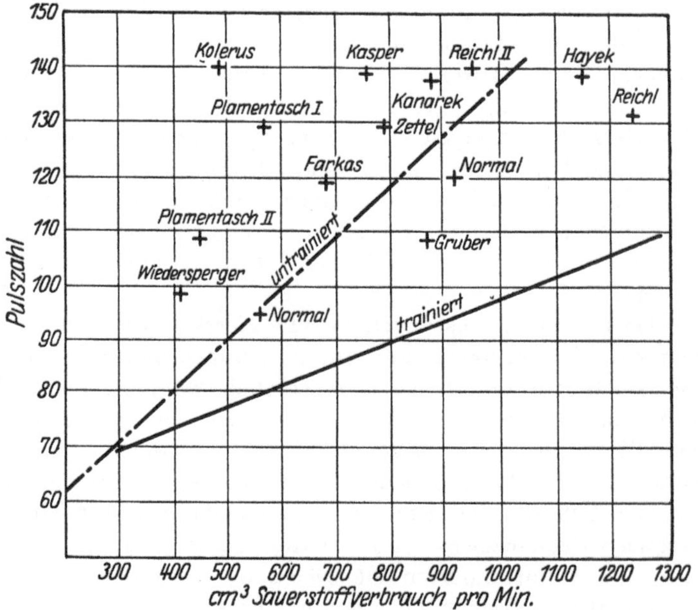

Abb. 14. Verhalten der Pulszahl während der Arbeit des Herzfehlers.

in einigen Fällen kommt es zu recht beträchtlichen Steigerungen des Herzschlagvolumens, sogar im Verhältnis von 100 zu 262, in anderen Fällen nur zu geringen Erhöhungen, etwa im Verhältnis von 100 zu 112, nur in einem Falle kam es zu einer Verringerung des Herzschlagvolumens.

Noch sinnfälliger wird dieses Verhalten im Einzelfall, wenn der Ruhewert des Herzschlagvolumens (in Abb. 15 mit dem Kennzeichen ⊕ versehen) in das Schema eingetragen und die bei einer gewissen Arbeitsleistung, ausgedrückt durch den entsprechenden Sauerstoffverbrauchswert per Minute, ermittelte Größe des Herzschlagvolumens ebenfalls eingezeichnet wird (in Abb. 15 mit dem Kennzeichen + versehen), und dann diese beiden Punkte durch eine (punktierte) Linie miteinander verbunden werden. Hält man sich die STARLINGschen Darlegungen vor Augen, so muß man zu der Erkenntnis kommen, daß Fälle, wie sie z. B. durch die Patienten Kolerus, Widersperger, Kanarek repräsentiert werden, doch ganz anders beurteilt werden müssen wie etwa jene Fälle,

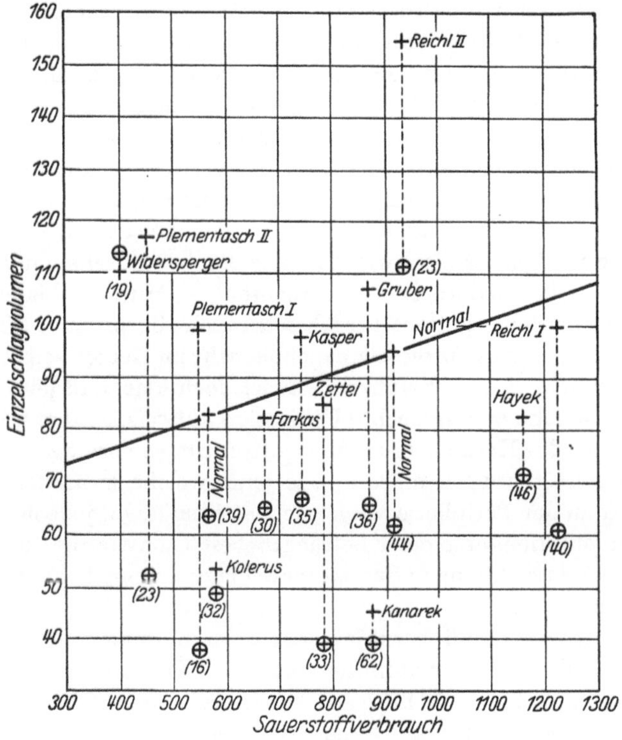

Abb. 15. Verhalten des Einzelschlagvolumens bei der Arbeit des Herzfehlers.

welche durch die Patienten Plementasch, Reichl, Zettel vertreten erscheinen. In den Fällen, in welchen das Herzschlagvolumen nachweislich groß und sich während der Arbeit noch erheblich zu vergrößern imstande ist, muß noch ein gewisses Vertrauen in die hier bestehende Herzleistungsfähigkeit gesetzt werden; damit soll aber nicht gesagt sein, daß die Herzen mit einem kleinen Herzschlagvolumen funktionell schlechter zu beurteilen sind, denn während der Arbeit kann die Ausnützung in der Peripherie derartig günstig vonstatten gehen, daß sich das Herz gar nicht besonders anzustrengen braucht. Auch dieser Faktor der „Ausnützung" wurde bei unseren Betrachtungen nicht außer acht gelassen; in Abb. 15 fügten wir jedem einzelnen Fall auch den Ausnützungswert während der Arbeit (in Klammer) bei. — Bei der einen Gruppe von Kreislaufkranken besteht trotz der Zeichen des Krankheitsbildes, das als Inkompensation des Herzens bekannt ist, ein großes Schlagvolumen, welches sogar ansteigt, wenn der betreffende sich anschickt, Arbeit zu leisten; daneben existieren auch solche, bei denen das Schlagvolumen während der Arbeit nicht ansteigt. Das kleine Schlagvolumen braucht aber nicht so sehr auf eine mutmaßliche Schwäche des Herzmuskels bezogen zu werden, da derselbe Erfolg bei entsprechend großer Ausnützung bestehen kann; so sehen wir z. B. bei unseren Patienten Kanarek und Widersperger eine nur geringe Vergrößerung des Herzschlagvolumens während der Arbeit, aber ersterer verfügt über eine ausgezeichnete Ausnützung, letzterer dagegen über eine schlechte. Es wäre verlockend, diese Erfahrungen in bezug auf die Beurteilung der verschiedenen Formen der Herzinsuffizienz zu verallgemeinern, doch wollen wir davon zunächst absehen und uns mit dem — bereits wiederholt vorgebrachten — Hinweis begnügen, daß bei vielen Herzfehlerpatienten wahrscheinlich die primäre Ursache des Versagens ihrer Kreislauffunktion nicht so sehr im Herzen selbst zu suchen sei wie vielmehr in der Peripherie. Es ist doch klar, daß jene Kreislaufpatienten, welche eine schlechte Utilisation aufweisen, aber während der Arbeit ein großes Herzschlagvolumen aufzubringen vermögen, funktionell anders bewertet werden müssen, wie jene, welche zwar den arteriellen Sauerstoff an der Peripherie ausgezeichnet ausnützen, jedoch eine Arbeit nur unter Zuhilfenahme einer beträchtlichen Tachykardie zu bewältigen imstande sind; sie können offenbar ihr Schlagvolumen nicht entsprechend vergrößern.

Nach Arbeitsschluß beruhigt sich beim normalen Menschen rasch Atmung, Puls und Herzminutenvolumen; Kreislaufkranke verhalten sich diesbezüglich — wie übrigens bereits seit langem bekannt — ganz anders. Bevor wir unsere Fälle von diesem Gesichtspunkt aus des näheren betrachten wollen, sei auf Erfahrungen hingewiesen, die man in England bei Sportsleuten in ähnlicher Richtung sammelte; junge kräftige Menschen vermögen im allgemeinen auch schwerste körperliche Überanstrengungen durchzumachen, ohne daß dem Herzen dabei ein dauernder Schaden erwachsen würde; gelegentlich können sich aber doch Folgen bemerkbar machen, die manchmal auch stundenlang anhalten, ja in seltenen Fällen kann sich auf eine derartige Überanstrengung hin sogar ein kardiales Siechtum entwickeln, das selbst auf monatelang währende Ruhe hin kaum besser wird; die markantesten Symptome eines solchen nun stationär gewordenen Zustandes sind die Unfähigkeit, physische Arbeit zu leisten und weiters eine geradezu übermäßige Reaktion des Respirations- und Zirkulationsapparates gegenüber einer Körperarbeit; vergleicht man z. B. die respiratorische und zirkulatorische Reaktion solcher Menschen mit der von gesunden Personen bei bestimmter, dosierter Arbeit, so findet man bei ersteren eine stärkere Dyspnöe, eine stärkere Zunahme der Herzfrequenz, die auch nach Arbeitsschluß viel länger vorhält, und einen wesentlich gesteigerten Blutdruck; in leichteren Fällen solch einer Überanstrengungsschädigung geben sich die angeführten Erscheinungen erst bei der Erledigung eines schwereren Arbeitspensums kund, in Fällen höhergradiger Schädigung aber schon bei sehr geringen Arbeitsleistungen; ja, manche von ihnen verlieren die Kurzatmigkeit und die Tachykardie nicht einmal bei Bettruhe. MEAKINS u. GUNSON[1]) untersuchten systematisch den Einfluß einer geringen Körperarbeit auf die Pulsfrequenz bei Versuchspersonen, die sich nach größeren sportlichen Übungen nicht mehr ganz wohl fühlten; die Resultate ihrer Untersuchungen ergeben sich aus der folgenden Zusammenstellung.

Tabelle 22 a.

	Pulszahl		Wieder normale Pulszahl innerhalb
	Während Ruhe	Bei Arbeitsschluß	
bei 10 gesunden Menschen.	75	109	1 Minute
bei 18 nicht schweren Kranken . . .	79	120	1 Minute
bei 21 schweren Patienten.	99	150	5 Minuten

Die Arbeit bestand im raschen Hinaufsteigen auf einer 27 Stufen hohen Treppe.

LEWIS[2]), welcher das Krankheitsbild der Überanstrengungsschädigung ebenfalls gut kennt, ist geneigt, als Ursache derselben teils bakterielle Schädigungen, teils Störungen im Stoffwechsel speziell des Herzens verantwortlich zu machen.

Ähnliche Unterschiede wie zwischen gesunden und kranken Menschen bestehen auch bei „trainierten" und „nichttrainierten" Individuen, wie aus der folgenden Übersichtstabelle hervorgeht:

Tabelle 23.

	Pulszahl			
	In der Ruhe	Unmittelbar nach der Arbeit	In der 1. Minute nach der Arbeit	Nach je 15 Sekunden in der 1. Minute
Trainierte . .	76	160	135	140 135 131 129
Untrainierte .	80	180	165	145 141 140 139

[1]) MEAKINS u. GUNSON: cf. BAINBRIDGE S. 201.
[2]) LEWIS: Breathlessnes in soldiers suffering from irritable heart. Brit. med. journ. Bd. 2, S. 516. 1916.

Die von LEWIS und von MEAKINS angestellten Beobachtungen, welche den Unterschied im Kreislaufverhalten gesunder und „über-anstrengter" Menschen klarlegen, und die sie mit einer Läsion des Herzens in Zusammenhang gebracht haben, erinnern uns außerordentlich an unsere Kreislaufpatienten, bei denen wir die Strömungsgeschwindig-keit des Blutes, das Herzschlagvolumen und die Pulsfrequenz vor und nach einer Arbeitsleistung kontrolliert haben. Überblicken wir unsere große Tabelle (s. S. 56 u. 57), so finden wir bei einer beträchtlichen Zahl von Kranken, daß 3 Minuten nach Arbeitsschluß ihre Pulsfrequenz noch keineswegs zum ursprünglichen Wert abgeklungen ist und ebenso-wenig auch ihr Herzschlagvolumen; ja, in einzelnen Fällen sehen wir sogar nach Einstellung der Arbeit noch eine weitere Steigerung der Pulsfrequenz und des Herzschlagvolumens auftreten. Die Konsequenzen, welche LEWIS aus dem Verhalten seiner „Überanstrengungspatienten" zieht, können wir mit einiger Berechtigung wohl auch hinsichtlich unserer Herzkranken übernehmen; wir wollen das Urteil, das LEWIS über seine Pa-tienten fällt, anführen: „ähnlich wie der trainierte Mensch besitzt auch der untrainierte und ebenso auch der Patient, welcher an den Folgen einer kardialen Überanstrengung zu leiden hat, nur zwei Möglichkeiten, die großen Blutmengen, welche während einer physischen Arbeit dem Herzen zuströmen, zu bewältigen; entweder kommt eine Ausdehnung des Her-zens mit einer damit zusammenhängenden Verstärkung der Kontrak-tionskraft zustande oder aber eine Vergrößerung der Pulsgeschwindig-keit. Bei normaler Ernährung des Herzens und gleicher diastolischer Länge der Fasern zieht sich das Herz des trainierten Menschen bei jedem Schlage kräftiger zusammen, als das des untrainierten; die starke Zu-sammenziehung befähigt das Herz, sich besser zu entleeren und ein gegebenes Minutenvolumen mit einer geringeren Pulszahl zu bewältigen; die Kontraktionskraft des Herzens der Menschen mit Überanstrengungs-symptomen ist entweder infolge unzureichender Muskulatur oder in-folge einer Ernährungsstörung geringer. Wenn man den venösen Zu-fluß zu einem gesunden und zu einem leicht geschädigten Herzen ganz gleich gestaltet, so wird der schwächere Herzmuskel weniger Blut in die Aorta treiben können, als der gesunde; damit aber das geschädigte Herz dasselbe Herzminutenvolumen aufbringe wie das gesunde, muß ersteres entweder schneller schlagen oder sich mehr ausdehnen, als letz-teres. Je geringer die Kontraktionskraft eines Herzens ist, desto mehr muß sich das Herzvolumen und dementsprechend auch die Pulszahl er-höhen, um ein gegebenes Angebot überhaupt bewältigen zu können. Wenn ein Herz sehr schwach ist, muß es sich bei selbst geringen Anstrengungen fast bis zu seinen physiologischen Grenzen ausdehnen und das Maximum seiner Kontraktionskraft aufbieten und außerdem sehr frequent schlagen". LEWIS schließt mit folgendem Satz: „*Könnte man jeglichen psychischen*

Einfluß mit Sicherheit ausschließen, so wäre in der tachykardischen Reaktion des Herzens bei einer gegebenen Arbeit der sicherste Maßstab geboten, um die Kontraktionskraft des Herzens in jedem beliebigen Fall zu bestimmen."

Wir haben diese Bemerkungen eines der bedeutendsten Herzpathologen Englands deshalb besonders unterstrichen erwähnt, einerseits weil sie von der starken Beeinflussung durch STARLING zeugen, andererseits weil sie sich auch für Erwägungen bezüglich unserer Beobachtungen an Herzkranken verwertbar erweisen, wenn auch die Schwierigkeiten hierbei recht große sind. Dem STARLINGschen Gesetz gemäß muß das Herz imstande sein, jede beliebige Blutmenge während der Diastole aufzunehmen, um sie in der folgenden Systole wieder auszutreiben; die „Herzerweiterung", welche sich bei jeder Überlastung, z. B. im Gefolge einer gesteigerten Blutzufuhr einstellen muß, ist keine unbegrenzte; über ein gewisses Maximum geht das Herzschlagvolumen offenbar nicht in die Höhe; daß die Ausdehnungsmöglichkeit des Herzens nur bis zu einer bestimmten Grenze geht, ist durch das Perikard bedingt; die Funktion des Herzbeutels wäre somit auch die, dem Herzschlagvolumen eine gewisse einschränkende Grenze zu setzen.

Wir wiesen bereits des öfteren daraufhin, daß „trainierte" Menschen während der Arbeit sehr große Schlagvolumina haben; nach HILL[1]) sollen da (wie in seinen neueren Arbeiten angegeben ist) Werte bis zu 300 ccm für das Herzschlagvolumen vorkommen. In Anbetracht derart beträchtlicher Volumsvergrößerungen wäre doch eigentlich anzunehmen, daß diese Arbeitserweiterung des Herzens auch röntgenologisch nachweisbar sein müßte; die in dieser Richtung unternommenen Untersuchungen — Messung des Orthodiagramms *nach* schwerer Körperarbeit, wie z. B. Wettrennen, Ringkämpfe usw. — ließen niemals eine Herzerweiterung feststellen, selbst wenn die geleistete Arbeit bis zur Erschöpfung geführt hatte; ja, es ließ sich sogar eher eine Herzverkleinerung konstatieren. Gegen die bisher mancherseits vorgenommenen Beobachtungen dieser Art ist der — sicherlich berechtigte — Einwand zu erheben, daß die Herzgröße *nach* und *nicht während* der Arbeitsleistung selbst geprüft wurde; da aber bekanntlich das Herzminutenvolum unmittelbar nach Beendigung einer auch schweren körperlichen Anstrengung abzusinken pflegt, so ist das negative Ergebnis dieser Untersuchungen nicht weiter verwunderlich, auch wenn das Intervall zwischen Arbeitsschluß und Vornahme der röntgenologischen Nachschau nur wenige Sekunden beträgt. ZUNTZ u. NIKOLAI[2]), welche als

---

[1]) HILL: The recovery process. Lancet 1924, 16. u. 23. August und Muscular Activity-Bailliere, Tintall & Co. 1926.

[2]) NICOLAI u. ZUNTZ: Füllung und Entleerung des Herzens bei Ruhe und Arbeit. Berl. klin. Wochenschr. S. 821.

erste das Verhalten der Herzgröße *während* der Arbeit röntgenologisch verfolgten, konnten denn auch tatsächlich hierbei Erweiterungen von durchschnittlich 4 mm ermitteln und stellten fest, daß dieser Erweiterung bereits 3 Sekunden nach Arbeitsbeendigung einer beträchtlichen Abnahme Platz macht. Nach den Berechnungen dieser Autoren ließe sich aus der Arbeitserweiterung des Herzens auf Grund der von ihnen ermittelten Zahlen auf eine Zunahme des Herzschlagvolumens um etwa 150 ccm schließen. Die Abnahme des Herzvolumens nach Arbeitsschluß läßt sich eindeutig erklären: unmittelbar nach Beendigung einer Arbeitsleistung der Muskulatur hört auch die Pumpwirkung derselben auf, so daß die venöse Zufuhr zum Herzen verringert wird; da sich aber die Herzschlagfolge innerhalb der ersten 30 Sekunden nach Arbeitsschluß kaum ändert, so muß das Herzvolumen eben kleiner werden. Auch im Experiment läßt sich dies demonstrieren: verkleinert man am STARLINGschen Herz-Lungenpräparat plötzlich den Zustrom zum Herzen, so kommt es erwartungsgemäß zu einer Verkleinerung des Herzvolumens, die aber nicht sofort, sondern gleichfalls erst nach einigen Sekunden, nämlich 6—7 Kontraktionen manifest wird.

Es ist gar nicht einzusehen, warum sich das Herz während einer Arbeitsleistung nicht erweitern, das Herzschlagvolumen also nicht um gut 150 ccm zunehmen sollte; jedenfalls ist bisher wenigstens kein Gegenbeweis erbracht worden; ja man kommt sogar rein rechnerisch zu einem gleichen Ergebnis: der Sauerstoffverbrauch eines schwer arbeitenden Menschen kann auf den Wert von 2500 ccm per Minute ansteigen, seine Pulsfrequenz auf 140 per Minute; selbst wenn man annimmt, daß das arterielle Blut mit der Totalkapazität von 18 ccm Sauerstoff während der Arbeit vollkommen reduziert werden würde, so kommt man auf Grund der FICKschen Formel

$$\left(H = \frac{2500 \cdot 100}{18} = 13\,800 \quad \text{und} \quad \frac{13\,800}{140} = \text{ca. } 100 \right)$$

auf ein Einzelschlagvolumen von fast 100 ccm; da aber die Ausnützung physiologischerweise nicht 100% des arteriellen Sauerstoffes — wie es dieser Berechnung zugrundegelegt wurde —, sondern nur 50% umfaßt, so macht das Herzschlagvolumen hier de facto 200 ccm aus. Weil das normale Schlagvolumen ca. 60 ccm beträgt, so kommt es unter diesen Umständen immer zu Erhöhungen auf etwa das dreifache. Obwohl wir uns a priori sagen mußten, daß bei der von uns gewählten Arbeit, die pro Minute selten über einen Sauerstoffverbrauch von 1200 ccm hinausging, das Schlagvolumen wohl höchstens auf das Doppelte in die Höhe gehen (unser höchster Wert war ja tatsächlich nur 157 ccm), und dementsprechend das Herz auch kaum nennenswerte Erweiterungen erfahren dürfte, zumal die uns besonders interessierenden Herzen Kreislaufkranker schon zufolge des bestehenden

Grundleidens beträchtliche Vergrößerungen aufzuweisen pflegen, so versuchten wir doch auch bei unseren Patienten die Herzgröße während der Arbeit röntgenologisch zu verfolgen; wir bauten in den Röntgenbeobachtungsapparat unser Fahrradergometer ein und bemühten uns — womöglich in derselben Atemstellung und bei unveränderter Körperhaltung —, die Herzgröße mittels Momentaufnahme (bei einer Lampenentfernung von der Platte von 2 m) festzuhalten; die Unterschiede, die wir so erhielten, waren minimal; die angeführte orthodiagraphische Skizze (Abb. 16) betrifft jenen unserer Fälle, welcher bei der Arbeit die relativ größte Zunahme des Einzelschlagvolumens (gasanalytisch bestimmt) aufwies; es handelt sich um den Patienten Plementasch, bei dem das Einzelschlagvolumen während der Arbeit von 37 auf 97 ccm emporschnellte. Röntgenologisch ergaben sich hier geringe Unterschiede im Sinne einer Erweiterung, denn sie betrugen nur wenige Millimeter; das einzige, was wir bei unseren Herzfehlern sonst noch röntgenologisch im Arbeitsversuch gesehen haben, war das Hervortreten einer stärkeren Ausbuchtung in der Gegend des linken Vorhofes. Analoge Untersuchungen an normalen Menschen, denen dieselbe Arbeitsleistung wie den Kreislaufkranken zugemutet wurde, ergaben meist gar keine Unterschiede. Die im vorangehenden Kapitel bereits angeschnittene Frage, ob das Perikard, dessen physiologische Bedeutung

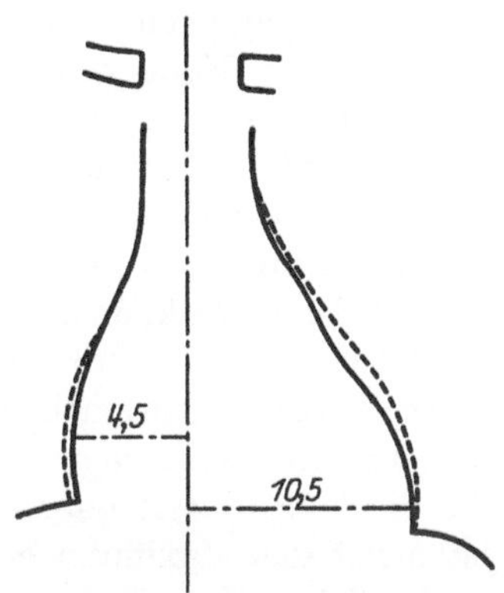

Abb. 16. Orthodiagramm vor und während der Arbeit eines Herzfehlers.

darin bestehen dürfte, jeder übertriebenen Erweiterung des Herzens einen Riegel vorzuschieben, nicht auch die Erweiterung des pathologischen Herzens hemmt und so einen kompensationsbedürftigen Kreislauf ungünstig beeinflußt, wäre sehr zu überlegen! Unwillkürlich drängt sich uns bei dieser Gelegenheit der Gedanke auf, ob es nicht zweckmäßig ist, in Fällen mit relativ kleinen Herzen und sicher inkompensiertem Vitium das Perikard zu schlitzen; die Erfahrungen, die wir in manchen Fällen von chronischer schwieliger Perikarditis machen konnten, bei welchen sich nach der Entfernung des umschließenden Perikards der Kreislauf binnen kürzester Zeit regulieren konnte, lassen diese Idee erwägenswert erscheinen.

Aus der großen Zahl von Problemen, die sich im Rahmen des Studiums der Blutgeschwindigkeit bei der Analyse Kreislaufkranker ergeben, möchten wir schließlich noch folgendes zur Diskussion stellen: in unserem Körper existieren Organe, die keine Vasomotoren haben und funktionell vollkommen von dem Bestehen eines entsprechenden Blutdruckes abhängig sind; hierher gehört vor allem das Gehirn und auch das Herz selbst: Bei einer Muskelarbeit, die ein großes Minutenvolumen notwendig erheischt, muß es zur Öffnung der zwischen arteriellem und venösem System eingebauten Schleusen kommen; dadurch würde eine Herabsetzung des Blutdruckes eintreten, was aber eine Gefahr für das Herz und selbstverständlich auch für das Gehirn bedeuten würde. Gleich zu Beginn einer intensiveren Arbeit müssen den Muskeln entsprechend größere Blutmengen zur Verfügung gestellt werden, denn wäre dies nicht der Fall, so könnten die Muskeln in ihrer Pumpwirkung auch nur wenig Blut herzwärts drängen, was seinerseits wieder eine mangelhafte Versorgung der Muskeln mit arteriellem Blute zur Folge hätte. Aus diesen Gründen muß es als eine sehr zweckmäßige Einrichtung angesehen werden, daß gleich zu Beginn der Arbeit der Blutdruck in die Höhe geht; wahrscheinlich ist dafür der Splanchnicus verantwortlich zu machen, dem ja große Blutmengen unterstellt sind, die er leicht in entscheidenden Momenten für die Herbeiführung einer Blutdrucksteigerung heranziehen kann. Die neuesten Beobachtungen von BARCROFT[1]) an der Milz, bei der sich zur Zeit einer Arbeit eine beträchtliche Verkleinerung feststellen läßt, sprechen ganz eindeutig im selben Sinne. Läßt man gesunde Menschen an einem Fahrradenergometer intensiv arbeiten, so kommt es unmittelbar nach Beginn der Muskelbewegungen zu einer beträchtlichen Blutdrucksteigerung, die die längste Zeit anhalten kann; ca. 5 Minuten nach Arbeitsbeginn ist meist das Maximum erreicht, das bis zu 70 mm Hg über dem ursprünglichen Wert liegen kann. Aus diesen Beobachtungen muß daher der Schluß gezogen werden, daß die Gefahr einer aus Zirkulationsverhältnissen heraus sich ergebenden Blutdrucksenkung, wie sie entsprechend der Capillarerweiterung bei jeder anstrengenden Muskelarbeit eigentlich erwartet werden sollte, durch das Eintreten der Splanchnicustätigkeit paralysiert wird; die Splanchnicusaktion muß als eine besonders wirksame Hilfe gewertet werden, da durch sie nicht nur eine Senkung des Blutdruckes hintangehalten, sondern sogar eine Blutdrucksteigerung herbeigeführt wird.

Die Arbeit wirkt sich nicht nur in einem Einfluß auf den arteriellen Blutdruck, sondern auch auf die Druckverhältnisse in den Venen aus; die Steigerung des venösen Druckes dürfte nicht bloß von der Muskelpumpe, wie wir bereits erwähnt haben, abhängig sein, sondern sicherlich spielt dabei auch die Weite der Capillaren eine Rolle; öffnen sich nämlich die Schleusen an der Grenze von arteriellem und venösen System, so kann sich der in den Arterien herrschende Druck auch auf die venöse Seite hin übertragen; daß dies unter gewissen Umständen sogar zu einem

---

[1]) BARCROFT: Journ. of physiol. Bd. 58, S. 138. 1924 und Bd. 60, S. 79 u. 443. 1925.

Durchschlagen der arteriellen Pulse führen kann, ist von uns bereits
an anderer Stelle erwiesen worden[1]). Die Arbeitsdrucksteigerung im venösen Systeme ist aber nicht nur in dem betreffenden Abschnitte nachweisbar, in welchem gerade Arbeit geleistet wird, sondern mehr oder
weniger im ganzen Körper; jedenfalls ist dies ein Faktor, der hinsichtlich
des Herzens während der Diastole auch in Betracht kommt.

Wir schenkten dem Verhalten des Blutdruckes während der Arbeit
auch bei unseren Herzfehlern Beachtung und registrierten, während
die betreffenden Patienten am Fahrradenergometer Arbeit leisteten, von

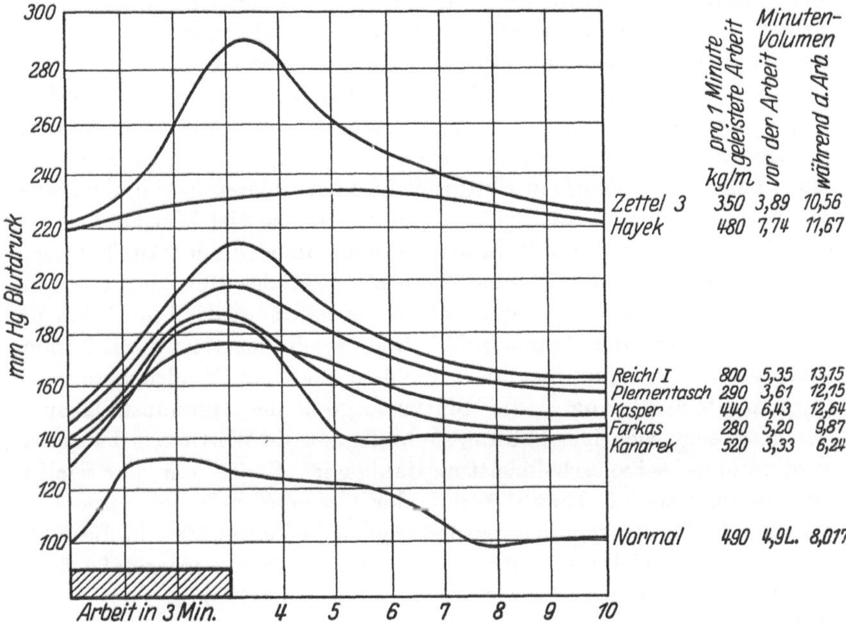

Abb. 17. Verhalten des Blutdruckes im Verlaufe der Arbeit bei verschiedenen Herzfehlern.

$^1/_2$ zu $^1/_2$ Minute den Blutdruck und die Pulszahl. Prinzipielle Unterschiede gegenüber der Norm scheinen bei unseren Herzfehlern nicht zu
existieren; hier wie dort steigt der Blutdruck relativ bald nach Einsetzen
der Muskelbewegungen an; sehr auffällig dagegen erscheint uns die
absolute Größe der Blutdrucksteigerung selbst; bei einem normalen
Individuum erhebt sich unter jenem Arbeitspensum, das wir auch
unseren Herzfehlern zugemutet haben, der Blutdruck nie so hoch
wie bei letzteren (s. Abb. 17).

Man könnte sich gut vorstellen, daß das allzustarke Reagieren
des Blutdruckes hier als kompensatorischer Faktor für die erlahmende
Herzkraft eintritt; sobald sich das Herz infolge fortschreitender Er-

---

[1]) EPPINGER, PAP u. SCHWARZ, Asthma cardiale. 1924. S. 92.

schlaffung seiner Muskulatur erweitert, wäre es infolge des durch die Arbeit bewirkten großen Blutzustromes und infolge der somit stärkeren Belastung kaum mehr imstande, alle Partien des Körpers entsprechend mit Blut zu versorgen; um dies doch zu ermöglichen, kommt es zu einer spontanen Blutdrucksteigerung; man könnte daran denken, daß ein gewisses Abhängigkeitsverhältnis zwischen mangelhafter Herzkraft und Blutdrucksteigerung besteht; diese Möglichkeit scheint aber mit unseren Erfahrungen in bezug auf das Minutenvolumen nicht vollkommen in Einklang zu stehen, denn wir haben doch kaum wesentliche Abnahmen des Gesamtminutenvolumens bei unseren Herzfehlern während der Arbeit gesehen; im Gegenteil, meist war das Minutenvolumen größer als bei den betreffenden gesunden Kontrollpersonen.

Die Blutdrucksteigerung während der Arbeit ist auch für das Herz von großer Bedeutung; nach dem ersten STARLINGschen Gesetz soll es eigentlich für das Herz ziemlich gleichgültig sein, ob es sich gegen einen hohen oder niedrigen Blutdruck zu kontrahieren hat; in dem einen wie in dem anderen Falle treibt das Herz stets so viel Blut aus, als ihm jeweils geliefert wird; die Zuflußmenge soll daher von der Ausflußmenge fast unabhängig sein. Offenbar kann ein gesundes Herz dies auch tatsächlich leisten, wenn es entsprechend ernährt wird. Die Ernährung wird aber mittels der Coronargefäße besorgt; demnach ist die Leistungsfähigkeit des Herzens fast ausschließlich von der Durchströmung der Coronargefäße abhängig; die Blutversorgung der Herzmuskulatur ist daher ein sehr wichtiger Faktor; sie bestimmt die Wertigkeit des ganzen Individuums, seine Arbeitsleistungsfähigkeit. Es ist nun sehr wichtig, zu wissen, daß die Durchblutung der Coronargefäße in erster Linie vom Aortendrucke reguliert wird; steigt derselbe um 50% in die Höhe, so verdreifacht sich die Blutmenge, die durch die Coronargefäße fließt; da bei jeder Arbeit, und zwar — wie wir gesehen haben — sofort nach Arbeitsbeginn, der Druck bei Herzkranken um 40—60 mm Hg in die Höhe gehen kann, so ist schon dieses Moment allein imstande, eine bessere Vascularisierung des Herzens zu bedingen. Vielleicht könnte man sogar noch weiter gehen und sagen, daß je ungünstiger die Ernährungsbedingungen des Herzens an und für sich sind, desto stärker geht bei relativ geringer Arbeitsleistung der Blutdruck in der Aorta in die Höhe, um eben die Vascularisierung des Herzens nach Tunlichkeit zu verbessern.

Von mancher Seite wurde hinsichtlich der Blutdrucksteigerung bei der Arbeit auch an ein Ausströmen von Adrenalin aus den Nebennieren gedacht; die an der herausgeschnittenen Coronaria festgelegte Tatsache, daß das Adrenalin die Coronargefäße im Gegensatze zu den peripheren Gefäßen erweitert, wurde durch die STARLINGschen Versuche am Herz-Lungenpräparate bestätigt; setzt man der Durchblutungsflüssigkeit Adrenalin in der Menge von 1:3 Mil. zu, so verdoppelt sich die Coronardurchströmung. Ob man berechtigt ist, diese experimentelle Erfahrung auf die menschliche Pathologie und Physiologie zu übertragen, soll nicht weiter diskutiert werden, jedenfalls ist es bis jetzt kaum gelungen, sich hier von einer Steigerung des Gehaltes an Adrenalin im strömenden Blute zu überzeugen. Wohl den stärksten Einfluß auf die Coronardurchblutung bedingt jede Änderung in der H-Ionenkonzentration; erzeugt man im Tierexperimente eine vorübergehende Asphyxie, so steigt der Strom durch die Coronargefäße auf das 5 fache. Mit letzterem Faktor können wir eher rechnen, denn auf Grund der Erfahrungen, die wir mittels Punktion des Arterienblutes gewonnen haben, geht bei Herzfehlern die p_H nach Arbeit herunter.

Es wäre uns ein leichtes gewesen, noch vieles zusammenzutragen, was auf die Arbeitsleistung des herzkranken Menschen Bezug hat; vorläufig wollen wir uns damit begnügen, *unsere eigenen* Erfahrungen anzuführen: wir sind ausgegangen von den hohen Grundumsatzwerten, die gelegentlich bei Herzfehlern, im Stadium der Inkompensation zu finden sind; dieser Mangel an Ökonomie äußert sich im Verhalten bei Arbeitsleistungen der betreffenden Herzfehlerpatienten noch ausgeprägter; für den normalen Menschen besteht eine ziemlich charakteristische Beziehung zwischen Arbeit und Sauerstoffverbrauch; das gilt aber für viele Herzfehlerkranke nicht; die Ursache hierfür ist dabei wohl kaum im Bestehen eines allgemeinen Darniederliegens oder einer Kachexie gelegen, denn wir haben z. B. Ähnliches beim hochgradig kachektischen Magenkrebs oder bei einem fast comatösen Diabetiker *nicht* gesehen; eine Ausnahme macht dagegen der Basedow. Daß Herzfehler bei der geringsten Arbeitsanstrengung hochgradige Tachykardie bekommen und dabei hyperventilieren, muß als bekannt gelten. Dadurch, daß sich uns Gelegenheit bot, bei Herzfehlern die Art. radialis zu punktieren, kamen wir in die Lage, den Sauerstoffgehalt sowie die Acidität des Blutes während der Arbeit zu studieren; im Sauerstoffgehalt ändert sich auch bei Herzfehlern nichts, wohl aber kommt es hier ganz im Gegensatze zum normalen Menschen oft zu einer ganz beträchtlichen Steigerung der Acidität. Ein Teil der Arbeitsdyspnöe hängt damit ganz sicher zusammen.

Unsere Methode zur Ermittlung des Minutenvolumens bewährte sich mit einigen Modifikationen auch zum Studium dieser Frage bei der Arbeitsleistung Herzkranker; beim normalen Menschen existiert ein Abhängigkeitsverhältnis zwischen Arbeitsleistung und Minutenvolumen; dieses Verhältnis wird beim Herzkranken insofern durchbrochen, als der Organismus in den Fällen, die wir zu untersuchen Gelegenheit hatten, sehr häufig auch in dieser Richtung unökonomisch zu Werke geht; die Ursache dafür müssen wir in einer mangelhaften Ausnützung des Blutes in den Muskeln erblicken; das große Blutangebot, das dadurch dem Herzen erwächst, bemühen sich die meisten Herzfehler durch Tachykardie zu bewältigen, was sich wieder in einem kleinen Einzelschlagvolumen äußert; wenn wir von einer peripheren Schädigung bei Herzfehlern sprechen, so meinen wir damit vor allem die mangelhafte Utilisation des Sauerstoffes. Einzelne Herzfehler aber utilisieren in ausgezeichneter Weise, sie vermindern dadurch das Minutenvolumen und erleichtern dadurch die Arbeit des Herzens.

Es wurde von uns der Versuch unternommen, das Herzgesetz von STARLING mit unseren Beobachtungen in Zusammenhang zu bringen; vor allem interessierte uns die Reaktion des untrainierten und kranken Herzens auf Arbeitsbewältigung im Sinne einer Tachykardie; soweit psychische Einflüsse hier auszuschließen sind, müssen wir in einem kleinen Schlagvolumen bei Arbeitsleistungen den Ausdruck einer schwachen Herzfunktion erblicken. An der Tatsache, daß scheinbar inkompensierte Herzfehler während der Arbeit oft beträchtlich große Einzelschlagvolumina aufbringen, kann man nicht vorübergehen. Am Schlusse wurde die Bedeutung der Blutdrucksteigerung für den arbeitenden Organismus hervorgehoben; die Versorgung der Muskeln, vor allem des Herzens, wird durch dieselbe weitgehend gewährleistet. Die ausreichende Ernährung des Herzens selbst durch eine entsprechend gute Durchblutung ist die Vorbedingung für die Bewältigung jeder Arbeitsleistung.

Wir haben uns bemüht, in diesem Kapitel die *hämodynamischen* Veränderungen zu beleuchten, welche bei Kreislaufkranken in Erscheinung treten, wenn sie eine physische Arbeit leisten; vor allem ging unser Streben aber dahin, den *eigentlichen Ursachen* einer beginnenden Herzinsuffizienz auf die Spur zu kommen; wir wollen offen zugestehen, daß — soviel des Interessanten wir auch in physiologischer wie in pathologischer Hinsicht dabei zu sehen vermochten — das Studium der hämodynamischen Faktoren allein uns da zu keinem befriedigenden Ziele zu führen imstande war. Mit diesem Eingeständnis sei dieser Abschnitt abgeschlossen; im nächsten Kapitel werden wir über unsere Versuche berichten, das Verhalten Kreislaufkranker vom *protoplasmo-dynamischen* Standpunkt aus zu betrachten.

III. Der Einfluß körperlicher Arbeit auf den Milchsäurestoffwechsel gesunder sowie herzkranker Menschen.

Bei der Analyse der gesamten Krankheitserscheinungen Kreislaufgeschädigter drängten sich uns drei Fragen auf, deren Beantwortung zunächst auf nicht geringe Schwierigkeiten stieß:

1. Warum finden Herzkranke bei Ruhe nicht ihr Auskommen mit jenem Sauerstoffverbrauch, welcher ihrer Größe, ihrem Alter, Gewicht und Geschlecht nach entsprechend wäre?

2. Weshalb müssen so viele Herzkranke zur Bewältigung einer be-

*stimmten Körperarbeit einen größeren Energieaufwand treiben, als Normale,
sich also wie eine unökonomisch arbeitende Maschine verhalten?* und

3. *warum erreichen Herzkranke — insbesondere solche mit Zeichen
einer Inkompensation — nach Beendigung einer physischen Arbeit den
ursprünglich bestehenden Wert ihres Sauerstoffverbrauches nicht binnen derselben Frist wie Kreislaufgesunde, sondern erst in einem späteren Zeitraum?*

Um der Ursächlichkeit dieser Tatsachen auf den Grund zu kommen,
erscheint es unumgänglich, auf das schwierige Problem der „*Energie-
umwandlung im Muskel*" einzugehen, ein Problem, das erst in jüngster
Zeit durch die aufschlußreichen Arbeiten von EMBDEN[1]), von MEYER-
HOF[2]) und von HILL[3]) einer Klärung zugeführt wurde. Da wir es unternehmen, dieses bislang nur der Physiologie zugängliche Problem nun
auch auf die *Pathologie* auszudehnen, obliegt es uns, zunächst die Grundlagen dieses Forschungsgebietes kurz zu erörtern.

Ein in atmosphärischer Luft oder in Ringerlösung befindlicher
Froschmuskel ermüdet relativ bald, wenn er durch rasch einander-
folgende Einzelinduktionsschläge gereizt wird, bleibt aber verhältnismäßig lange „am Leben", wenn die Reizung weniger häufig erfolgt;
unter Sauerstoffabschluß tritt jedoch sehr schnell Ermüdung ein; wird
der Muskel dann wieder in Sauerstoff gebracht, so erholt es sich und
reagiert neuerdings auf elektrische Reize. Stuft man die Reizdosis entsprechend ab, so kann sich der Muskel unter Umständen eine sehr lange Zeit
hindurch erregbar erweisen (HILL spricht da von einem „steady state").

FLETSCHER u. HOPKINS[4]) interessierten sich für das gleichzeitige Verhalten der Milchsäure im Muskel; bleibt der Muskel — ohne gereizt
zu werden — in Sauerstoff, so ändert sich an seinem Milchsäuregehalt
gar nichts; dagegen kommt es zu einer Milchsäureanhäufung, wenn
der Muskel unter Sauerstoffabschluß gehalten wird. Wird der Muskel
mechanisch lädiert oder mit Alkohol, Chloroform, Kohlenoxydgas in
Berührung gebracht, so nimmt sein Milchsäuregehalt rapid zu. Während
der anaeroben Milchsäureanhäufung steigert sich die Temperatur im
Muskel, und wenn die Außentemperatur auf über 35° erhöht wird,
so geht der Froschmuskel unter maximalster Milchsäurebildung in
Totenstarre über. Wird ein Froschmuskel erst bis zur Ermüdung
gereizt und nun in Sauerstoff gebracht, so nimmt dann sein Milchsäuregehalt kontinuierlich ab, und sobald sich sein Milchsäuregehalt
dem ursprünglichen Wert nähert, reagiert er wieder auf Einzelreizungen.

---

[1]) EMBDEN: Chemismus der Muskelkontraktion. Handb. d. norm. u. path.
Physiol. Bd. 8/1, S. 369. 1925.

[2]) MEYERHOF: Vorgänge in der Muskelkontraktion. Ergebn. d. Physiol.
Bd. 22, S. 301. 1923.

[3]) HILL: Muscular activity, London 1926 und Lancet, August 1924.

[4]) FLETSCHER u. HOPKINS: The lactia acid in Amphibian muscle. Americ.
journ. of physiol. Bd. 35. S. 247. 1907.

Aus diesen Untersuchungsergebnissen lassen sich vier wichtige Erkenntnisse ableiten: 1. Der Muskel vermag auch ohne Sauerstoff eine Zeitlang Arbeit zu leisten, 2. bei Abwesenheit von Sauerstoff tritt während der Arbeit eine Anreicherung von Milchsäure im Muskel auf und 3. die so gebildete Milchsäure kann bei Gegenwart von Sauerstoff wieder verschwinden. 4. Der Sauerstoff greift offenbar nicht während der Arbeit an, sondern erst in der Erholungsperiode.

Die Substanz, aus welcher der Muskel seine Energie für die Kontraktionen schöpft, ist wohl sicherlich ein Kohlenhydrat; wahrscheinlich kommt da nicht so sehr das Glykogen in Betracht wie das Lactacidogen, eine Verbindung von Phosphorsäure und Traubenzucker. Untersuchungen über das gleichzeitige Verhalten der Milchsäurebildung, des Sauerstoffverbrauches und des Glykogengehaltes im Muskel lassen bestimmte Korrelationen erkennen; bei Sauerstoffmangel nimmt das Glykogen ab, die Milchsäure zu, doch ist die Milchsäurebildung ungefähr dreimal so groß wie sie dem Sauerstoffverbrauch nach zu errechnen wäre; bringt man dann den Muskel in Sauerstoff zurück, so mindert sich die Milchsäureanhäufung, während die Glykogenmenge ansteigt; der angeforderte „Erholungssauerstoff" ist aber dreimal so groß wie zur Verbrennung der tatsächlich verschwundenen Milchsäuremenge erforderlich wäre. Bei Reizung des Muskeln — also bei der „Arbeit" — zeigt sich ein gleichsinniges Verhalten, nur in größerer Intensität. Ähnlich dem Ruheverhalten lassen sich da zwei Phasen unterscheiden, eine anaerobe, in welcher der Milchsäuregehalt in dem Maße zunimmt, wie das Glykogen sich mindert, und eine aerobe, die „Erholungsphase", in welcher der Milchsäuregehalt abnimmt und das Glykogen sich mehrt. Die Resynthese der Milchsäure zu Glykogen erfolgt aber — wie entsprechende Gasanalysen zeigen — nicht quantitativ; ein Teil der Milchsäure (etwa $^1/_5$—$^1/_6$) wird gewissermaßen „geopfert", in dem er zu Wasser und Kohlensäure verbrannt wird. Bei schlecht sich erholenden Muskeln wird sogar ein noch größerer Teil der gebildeten Milchsäure (evtl. ein Drittel) der Glykogenresynthese entzogen.

Unter Berücksichtigung der EMBDENschen Hypothese, der zufolge das Lactacidogen eine Vorstufe der Milchsäure bildet, versuchte MEYERHOF, diesen Umwandlungsprozeß in Form einer Gleichung zu bringen:

A. Anaerobe Phase
$$\frac{5}{n}\,(C_6H_{10}O_5)_n \text{ Glykogen} + 5\,H_2O + 8\,H_3PO_4 \rightarrow$$
$$4\,C_6H_{10}O_4(H_2PO_4)_2 \text{ Lactacidogen} + C_6H_{12}O_6 + 8\,H_2O \rightarrow$$
$$8\,C_3H_6O_3 + 8\,H_3PO_4 + C_6H_{12}O_6\,.$$

B. Oxydative Phase
$$8\,C_3H_6O_3 + 8\,H_3PO_4 + C_6H_{12}O_6 + 6\,O_2 \rightarrow$$
$$4\,C_6H_{10}O_4(H_2PO_4)_2 + 6\,CO_2 + 14\,H_2O \rightarrow$$
$$\frac{4}{n}\,(C_6H_{10}O_5)_n + 8\,H_3PO_4 + 6\,CO_2 + 10\,H_2O\,.$$

Nach dieser Gleichung zerfallen 5 Zucker- bzw. Glykogenmoleküle in 8 Moleküle Milchsäure, von welchen in der oxydativen Phase 6 im Sinne einer Glykogensynthese verschwinden, während 2 Milchsäuremoleküle zu Wasser und Kohlensäure oxydiert werden. Ob die Ansicht MEYERHOFS, welcher die Milchsäurebildung in unmittelbaren Zusammenhang mit der Muskelkontraktion bringt, oder die EMBDENS, der das Schwergewicht auf das Freiwerden des Phosphorsäureions legt, zurecht besteht, ist für unsere Fragestellung weniger von Bedeutung. Die gebildete Milchsäure wird abgepuffert, wobei das Vorhandensein von Alkalialbuminaten die Hauptrolle spielt; die p_H im Muskel selbst ändert sich während der Kontraktion nicht, außer bei sehr lange dauernder Reizung des Muskels, wo es dann doch zu einer Säuerung kommen kann. Mit der Ansammlung von Säure im Muskel dürfte auch die „Ermüdung" in Zusammenhang stehen; entzieht man dem Muskel mittels Suspension

desselben in einer Ringerlösung Milchsäure, so diffundiert Milchsäure; und in dem Maße, wie dies vor sich geht, kehrt die bereits verlorengegangene Reizbarkeit des Muskels wieder zurück. Durch Zusatz verschiedener Puffergemische zum Muskel wird die

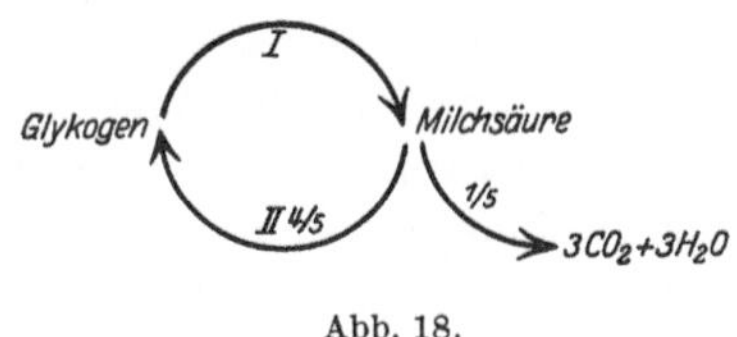

Abb. 18.

Arbeitsleistung erhöht, und zwar parallel dem Prozentsatz an Milchsäure, die aus dem Muskel — in sehr großer Menge — diffundiert.

Betrachtet man die ganze Frage vom energetischen Standpunkt aus, so ergeben sich komforme Vorstellungen: so sollen von 1 g Milchsäure während des ganzen Zyklus der Kontraktion, Erschlaffung und Erholung 0,188 g zu Wasser und Kohlensäure oxydiert, der Rest, also 0,812 g zu Glykogen rückverwandelt werden. MEYERHOF nimmt auf Grund seiner chemischen Untersuchungen an, daß $^4/_5$ der gebildeten Milchsäure zu Glykogen resynthetisiert werden; nach obiger Berechnung gelangt sogar etwas mehr als $^4/_5$ zur Resynthese. Sehr wichtig erscheint uns die Angabe, daß dieser Quotient in dem Maße wie Ermüdung oder eine Schädigung des Muskels erfolgt, kleiner wird, ja bis auf $^1/_3$ herabgehen kann. Die Muskelmaschine scheint um so ökonomischer zu arbeiten, je mehr Milchsäure zu Glykogen resynthetisiert wird. Bis zu einem bestimmten Grade kann dieser Quotient gewissermaßen den „Nutzeffekt des Erholungsvorganges" darstellen. Vom energetischen Standpunkt aus wäre es als Ideal zu betrachten, wenn sich die gebildete Milchsäure restlos zu Glykogen umwandeln würde, wodurch der Muskel allerdings so eine Art „Perpetuum mobile" darstellen würde; die chemischen resp. energetischen Vorgänge könnten sich in Form eines Kreislaufes abspielen (Abb. 18). (I entspricht der anaeroben Phase: die Kohlenhydrate werden in Milchsäure gespalten; II entspricht der aeroben Phase: Rückwandlung der Milchsäure zu Glykogen; III bezeichnet den Weg, welchen $^1/_5$ der Milchsäure nimmt, d. i. die nicht zu Glykogen resynthetisierte, sondern zu Wasser und Kohlensäure verbrannte Milchsäuremenge.)

Ohne auf die Frage einzugehen, ob Muskelkontraktion und Milchsäurebildung in einem ursächlichen Zusammenhang stehen, läßt sich doch zumindest sagen, daß sich im isolierten Muskel in dem Maße wie er — rein mechanisch betrachtet — den Vorgang der Kontraktion, Relaxation und Wiederholung durchmacht, chemische Veränderungen abspielen; in der initialen Periode bildet sich aus Glykogen Milchsäure, die auch neutralisiert werden muß, wobei Sauerstoff nicht erforderlich ist; HILL formuliert diesen Vorgang folgendermaßen:

$$\underbrace{Na^+ + P^-}_{\text{Natriumproteinat}} + \underbrace{H^+ + L^-}_{\text{Milchsäure}} \rightarrow \underbrace{Na^+ + L^-}_{\text{Natriumlactat}} + \underbrace{HP}_{\substack{\text{Undissoziiertes} \\ \text{Protein.}}}$$

Gibt man dem Blut eine Säure zu, so kommt es zu einem ähnlichen Vorgang, wobei hauptsächlich das Hämoglobin als Proteinat in Frage kommt; überdies kommen sowohl im Blut wie auch im Muskel Puffersalze (Na_2HPO_4, $NaHCO_3$) in Betracht. Diese beiden Salze sind aber ebenso wie im Blut auch im Muskel nur in so geringer Menge vorhanden, daß sehr bald nach Einsetzen einer Arbeit eine Zunahme der H-Ionen auftreten müßte; daß dem nicht so ist, ist vornehmlich der neutralisierenden Wirkung der Alkaliproteinate (Muskelhämoglobin?) zuzuschreiben, im Blut also zuvörderst dem Hämoglobin.

In der Erholungsperiode wird Kohlensäure produziert, und zwar in einer dem Sauerstoffverbrauch ungefähr äquivalenten Menge; dabei wird wieder Glykogen gebildet, doch nicht in jenem Ausmaß wie die Milchsäure verschwindet, da ein Teil letzterer der Oxydation zu Kohlensäure und Wasser verfällt. Die endothermische Reaktion erfolgt hier wahrscheinlich nach folgender Gleichung:

$$\text{Natriumlactat} + \text{Protein} \rightarrow \text{Natriumproteinat} + \text{Glykogen.}$$

Will man die Erfahrungen der experimentellen Muskelphysiologie auf die Arbeit des lebenden Muskels übertragen, so läßt sich sagen, daß alle Oxydation nur einen Erholungsprozeß bedeutet; da hier nur Kohlenhydrate verbrannt werden, ist es ganz verständlich, daß der respiratorische Quotient da um 1 herum schwankt. Wenn auch betreff der Puffer im Muskel noch wenig bekannt ist, so ist an ihrer Existenz doch nicht zu zweifeln, denn nach den Berechnungen von HILL müssen bei anstrengender Arbeit gelegentlich sogar 100 g Milchsäure neutralisiert werden.

Die Erholung des Muskels ist abhängig von seiner Sauerstoffversorgung, der Blutzirkulation innerhalb des Muskels, von der Wasserstoffionenkonzentration innerhalb des Muskels und wahrscheinlich auch von der Anwesenheit gewisser Katalasen. Alle diese Faktoren zu einem idealen Zusammenspiel zu vereinigen, dürfte Aufgabe des „Trainings" sein!

Als ein Beweis dafür, daß die Milchsäure ebenso wie beim isolierten Muskel auch in vivo bei der Arbeit eine bedeutsame Rolle spielt, muß die Tatsache gelten, daß unmittelbar nach einer — allerdings sehr anstrengenden — Arbeit Milchsäure in das Blut diffundiert und aus demselben in der Erholungsperiode allmählich wieder verschwindet; auf welche Weise sich das Blut dieser Milchsäure entledigt, ist schwer zu sagen, mag sein, daß sie wieder in die Muskeln gelangt, mag sein, daß sie eine Beute der Leber wird.

Damit die Milchsäurebildung nicht bis zu einem derartig hohen Ausmaß im Muskel vor sich gehe, daß es sogar zu einem Schwinden des ganzen Glykogens kommt, scheint ein regulatorisch eingreifender Steuerungsvorgang gegeben zu sein; schon vor der Aufzehrung des Glykogens tritt ein Ermüdungsstadium ein, das jede weitere Muskelkontraktion unmöglich macht.

Nach FLETSCHER u. HOPKINS befindet sich der Muskel im „steady state", wenn seine Reizung nur in solcher Intensität erfolgt, daß er mit der Sauerstoffzufuhr sein Auskommen findet, ohne dabei ermüdet zu werden; Kontraktion und Ermüdung halten sich da das Gleichgewicht. Ähnliches muß sich wohl auch in vivo bei der Muskelarbeit abspielen; wird während einer Arbeit nur soviel Milchsäure gebildet, daß sie rasch wieder schwinden kann, wobei die Kohlensäureausscheidung per pulmonem konstant bleibt und die Milchsäure — theoretisch gesprochen — sich nie anhäuft, dann tritt auch nur ganz allmählich Ermüdung ein. Geht die Arbeit jedoch über dieses Maß hinaus, ist sie also schwer, dann kommt der Organismus mit der Sauerstoffversorgung, die ihm das Herz und die Lungen zu bieten imstande ist, nicht aus; ein „steady state" ist da unmöglich. Die Folge davon ist, daß die Arbeit dann zum Teil unter anaeroben Bedingungen vor sich geht, und daß mehr oder weniger schnell eine Anhäufung von Milchsäure zustandekommt; diese Milchsäuremenge kann aber erst *nach* der Arbeitsbedingung, wenn die zur Verfügung stehende Sauerstoffversorgung wieder ausreicht, allmählich wegoxydiert werden. Ein Mensch, der solche Arbeit leiste, begibt sich — was die Sauerstoffversorgung anbelangt — dabei sozusagen in „Schulden", weshalb HILL dieses Sauerstoffquantum als „*Debt*" bezeichnet. Dieser Zustand charakterisiert sich einerseits durch Schwankungen im respiratorischen Quotienten, andererseits durch eintretende Erschöpfung des Arbeitenden (was vielleicht durch die Milchsäureansammlung in der Muskulatur bedingt ist). Leistet ein Mensch größere Arbeit, so hat er also gewissermaßen zweierlei Mengen von Sauerstoff aufzubringen: die eine Quantität bezieht sich auf die Arbeitsdauer selbst, die andere hat für die Oxydation jener Milchsäuremenge zu sorgen, welche noch nach der Arbeitsbeendigung in den Muskeln aufgestapelt ist; die beiden Sauerstoffmengen zusammen werden von HILL als „*Requirement*" bezeichnet.

Ob auch der *Herzmuskel* so wie die periphere Muskulatur mit Sauerstoffschulden arbeiten kann, ist fraglich; da jede — selbst die leichteste — Arbeit von der Beschaffenheit des Herzens abhängig ist, erscheint es ja a priori unwahrscheinlich, daß sich das gesunde Herz in irgendwelche größere Schulden stürzen würde, denn das wäre gefahrvoll; wir glauben in den außerordentlich günstigen Zirkulationsverhältnissen des Herzmuskels sozusagen eine Sicherung gegen das Schuldenmachen an Sauerstoff erblicken zu dürfen. Die Möglichkeit, ein Säugetierherz noch viele Stunden post mortem schlagend zu erhalten, sowie die Tatsache des geringen Sauerstoffverbrauches der Herzmuskulatur sind Momente, welche in obigem Sinne gedeutet werden können. Vielleicht arbeitet das Herz — gleichgültig, ob es viel oder wenig zu pumpen hat — stets in einem „steady state".

HILL untersuchte zunächst an ganz gesunden und ausgezeichnet *trainierten* Menschen den Einfluß einer relativ „mäßigen" Arbeit (die allerdings für *nicht* trainierte Menschen schon eine ganz anstrengende Arbeit bedeuten würde) auf den Milchsäuregehalt des Blutes und auf den respiratorischen Quotienten. Er fand da z. B. nach einer 18 Minuten (!) dauernden Arbeit, welche per Minute einer Sauerstoffaufnahme von 2360 ccm entsprach, eine nur geringe Steigerung der Milchsäure im Blut, von 20 auf 58 mg-%. Da bei dieser Versuchsperson keine wesentliche Erhöhung des respiratorischen Quotienten eintrat (was auch für keine beträchtlichere Säuerung des Blutes spricht), und da außerdem am Schluß der Arbeit kaum eine Ermüdung bestand, so wird hier noch ein „steady state" angenommen. — Wir möchten da die Intensität der geleisteten Arbeit ganz besonders hervorgehoben wissen, da wir uns bei der Analyse der verschiedenen Herzfehler noch darauf berufen wollen!

Solange ein „steady state" besteht, ist der Milchsäuregehalt der Muskeln konstant, Milchsäurebildung und Milchsäurezerstörung halten sich das Gleichgewicht, auch die Sauerstoffzufuhr muß konstant bleiben, sie kann nicht höher werden als es ihr entsprechend dem Verhalten der Zirkulation und Ventilation ermöglicht ist. Wird dagegen die Arbeit fortgesetzt, dann muß die Milchsäure, welche sich momentan in den Muskeln befindet, in das Blut diffundieren und von hier in andere Körperpartien gelangen. Bei noch größerer Arbeitsbeanspruchung der Muskulatur wird die Sauerstoffversorgung derselben zu gering, was zu einer Anhäufung von Milchsäure innerhalb der Muskeln führt. Wenn auch die in den Muskeln angehäufte Milchsäure, welche Hill den „governor of oxydation" nennt, auf die Atmung intensiv beschleunigend wirkt, so kann doch nicht mehr Sauerstoff herangeschafft werden, als von dem Herzen und den Lungen aus maximalst geliefert zu werden vermag; so ist dann der Augenblick gekommen, von welchem an der Körper in bezug auf die Sauerstoffzufuhr in Schulden geraten muß. Jetzt steigt der Milchsäuregehalt in den Muskeln beträchtlich an, wenn auch ein Teil der Milchsäure durch Diffusion gegen das Blut hin abgeleitet wird. Die Milchsäure, welche in das Blut diffundiert, verschwindet aus demselben entweder durch Aufnahme von seiten der Leber (für

welche bezeichnenderweise von Barr und Himwich[1]) der Ausdruck „lactate — ion — vacuum" angewendet wird) oder von seiten der Muskulatur selbst. Sobald die Arbeit beendet wird, hört die weitere Ansammlung von Milchsäure in den Muskeln auf, sie wird nun nach und nach wegoxydiert, die Muskulatur erholt sich. Sicherlich muß die Erholungsperiode im Sinne der Milchsäureoxydation, bis also be-

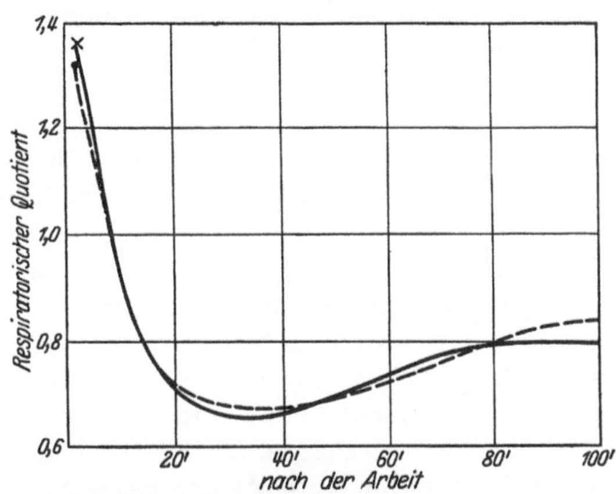

Abb. 19. Verhalten des respir. Quotienten nach der Arbeit. × vor der Arbeit war der $R. Q. = 0,81$; ● vor der Arbeit war der $R. Q. = 0,64$.

züglich des Milchsäuregehalts der status quo erreicht wird, bei anstrengender und ermüdender Arbeit im Gegensatz zu jener bei geringer Arbeit lange währen.

Durch fortlaufende Milchsäurebestimmungen im Blut von Menschen, welche sich schwerster Arbeit unterzogen, konnte Hill dabei Steigerungen von 20 auf 100 und mehr mg-% feststellen; daß sich prozentual mehr Milchsäure in den roten Blutkörperchen als im Serum findet, sei nebenbei vermerkt.

Die Zunahme der Milchsäure, welche wiederum zu einer stärkeren Bindung mit Alkaliproteinat führt, bedingt eine Säuerung des Blutes, zu deren Kompensation der Körper mehr Kohlensäure abzurauchen bestrebt ist, was eine beträchtliche Steigerung des respiratorischen Quotienten bewirken muß. So sahen Hill und seine Mitarbeiter — allerdings bei sehr schwerer Arbeit — den respiratorischen Quotienten bis

---

[1]) Barr u. Himwich, Comparison of arterial and venous blood following vigorous exercise. Journ. of biol. chem. Bd. 55, S. 525. 1923.

auf „2,0" hinaufschnellen. Der respiratorische Quotient geht parallel mit der Diffusion der Milchsäure in das Blut, die meist erst 5—6 Minuten nach der Arbeitsbeendigung ihr Maximum erreicht, in die Höhe und sinkt dann allmählich zur Norm ab oder auch auf Werte, die erst unter der Norm gelegen sind, ehe die Norm wieder erreicht wird. (Nebenstehende Abb. 19 — einer Publikation von HILL entnommen — illustriert dieses Verhalten.)

Die Ursache des Absinkens des respiratorischen Quotienten *nach* der Arbeitsbeendigung ist wohl darin zu erblicken, daß mit dem Verschwinden der in der Arbeit gebildeten Milchsäure, die ja eine Verschiebung der Blutreaktion nach der sauren Seite hin auswirkt, die Gefahr einer zunehmenden Alkalisierung eintreten könnte, wenn nicht durch entsprechende Kohlensäureretention die ursprüngliche Acidität des Blutes aufrecht erhalten werden würde. Daß der respiratorische Quotient nach der Beendigung einer allerdings sehr anstrengenden Arbeit noch eine Stunde und länger niedrigere Werte aufweisen kann, als vor dem Arbeitsbeginn, will HILL auf eine erhöhte Oxydation von Fettsubstanzen bezogen wissen, die jetzt zwecks Sparung der Kohlenhydrate zur Verbrennung herangezogen werden.

Die Änderungen im respiratorischen Quotienten während und nach einer Arbeitsleistung zeigen deutlich, daß die Größe der Kohlensäureausscheidung nicht als ein brauchbares Kriterium für die Beurteilung des Erholungsvorganges im Muskel betrachtet werden kann; hierfür ist wohl nur die Methode der Sauerstoffbestimmung beim Menschen geeignet. Der bereits von DURIG u. ZUNTZ[1]) ermittelten Tatsachen, daß die zur Zeit einer Muskelarbeit auftretende Steigerung des Grundumsatzes nicht sogleich bei Arbeitsschluß wieder zum Ruhewert absinkt, sondern über denselben hinaus noch mehr oder weniger lange anhält, ist größte Bedeutung beizumessen. Durch fortlaufende Analysen der Exspirationsluft, welche man unmittelbar vom Arbeitsschluß an kontinuierlich in Zeiträumen einer halben Minute in je einem neuen Gummisack auffängt (DOUGLASsches Verfahren), kann man sich davon überzeugen, daß der Sauerstoffverbrauch in der ersten Minute post laborem noch sehr groß ist, dann sich allmählich verringert und beim gesunden Menschen — wenn die Arbeit nicht sehr intensiv war — binnen 4—6 Minuten den ursprünglichen Ruhewert erreicht. Je nach der Größe der geleisteten Muskelarbeit (Intensität und Dauer) ist auch das Ausmaß der Steigerung des Sauerstoffverbrauchs bei und nach Arbeitsbeendigung verschieden, ebenso die Dauer bis zur Wiedererreichung des Ruhewertes, welche sich nach sehr schwerer Arbeit sogar auf 2 Stunden erstrecken kann (Abb. 20).

---

[1]) DURIG u. ZUNTZ: Nachwirkung von Arbeit. Skandinav. Arch. f. Physiol. Bd. 29, S. 133. 1913.

Auf Grund dieser Beobachtungen läßt sich die Annahme ableiten, daß *die der Arbeitsbeendigung unmittelbar folgende Phase intensiven Sauerstoffverbrauches ein Maß für jene Milchsäuremenge gibt, welche nicht zu Glykogen resynthetisiert, sondern im Muskel verbrannt wird.* Die in einer späteren Phase nach Arbeitsbeendigung noch bestehende geringgradige Erhöhung des Sauerstoffverbrauches (z. B. etwa 10 Minuten post laborem) dürfte wahrscheinlich mit der Oxydation der aus den Muskeln diffundierten Milchsäure in Zusammenhang stehen. Eine entsprechende Oxydation der nach schwerer Arbeit im Muskel aufgestapelten

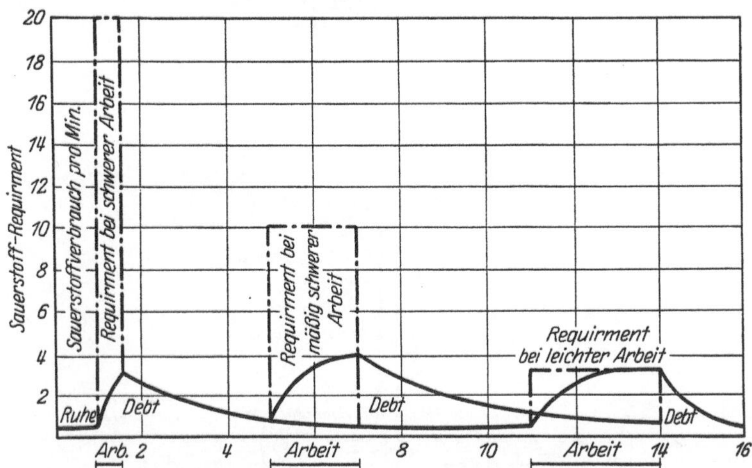

Abb. 20. Schematische Darstellung des gegenseitigen Verhältnisses zwischen Arbeitsgröße und Debt beim normalen Menschen. (Nach HILL.)

relativ großen Milchsäuremenge ist nur möglich, wenn die Strömungsgeschwindigkeit des Blutes auch noch eine Zeitlang *nach* Arbeitsbeendigung erhöht bleibt; wenn dies nicht der Fall, dann würde die „Wiederherstellung" innerhalb des Muskels zwar nicht hintangehalten, aber verzögert werden; solches kommt bezüglich des Sauerstoffverbrauches weniger in einer Abnahme des Requirements als in einer Verschleppung der Kurve des Sauerstoffabfalles zum Ausdruck.

Das Problem des Milchsäurestoffwechsels im arbeitenden Muskel hier aufgerollt zu haben, war vornehmlich dadurch veranlaßt, weil wir bei vielen Herzkranken ein von der Norm abweichendes Verhalten des Sauerstoffverbrauches nach Arbeitsschluß beobachteten (s. Tab. 17, III). *Während ein Gesunder nach eben demselben Pensum an Muskelarbeit, das auch einem Kreislaufkranken zugemutet werden konnte, bereits 3—4 Minuten post Arbeitsschluß wieder den ursprünglichen Sauerstoff-Ruhewert erreicht hatte, wiesen viele unserer Kreislaufpatienten 3 Minuten nach der Beendigung einer gleichgroßen Arbeit, wie sie von kreislaufgesunden Ver-*

*gleichspersonen geleistet wurde, kaum wesentlich geringere Sauerstoff-
verbrauchswerte auf, als zur Zeit der Arbeitsleistung selbst. Dieser Befund
allein ließ uns schon an hier bestehende hohe Debtwerte denken, was den
Anstoß zu eingehenderen Untersuchungen und Beobachtungen in dieser
Richtung gab.*

Der Weg zum Studium der bei Kreislaufkranken obwaltenden Verhältnisse des Sauerstoffverbrauches vor, während und nach dosierter
Arbeitsleistung war dornenvoll; denn selbst „leichte" Herzkranke er-

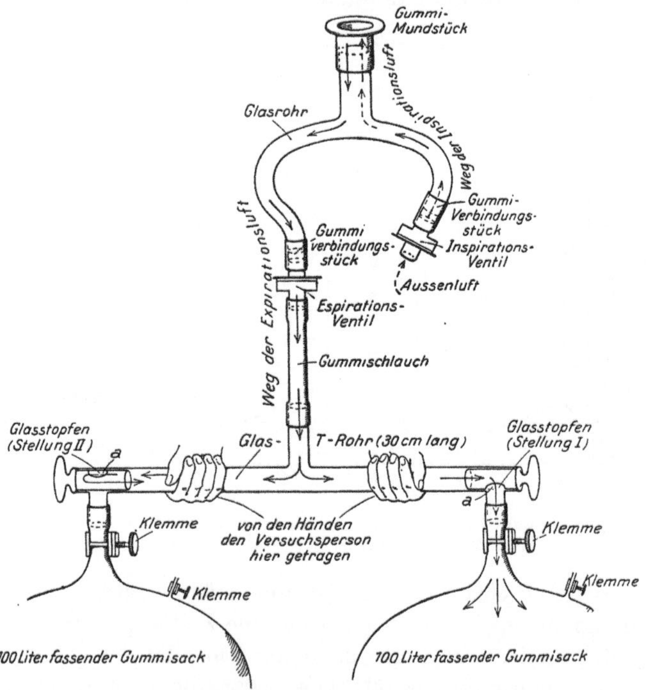

Abb. 21. Die von uns gewählte Versuchsanordnung zwecks Feststellung
des Requirements und Debts.

wiesen sich oft als recht ungeeignete Objekte für Atemversuche und
Atmungsuntersuchungen, geschweige denn erst die schweren, inkompensierten Fälle; und gerade bei diesen waren ja die interessantesten
Ergebnisse zu erwarten; sowohl wir, die Untersucher, als auch die Untersuchten mußten in geduldigem Ausharren jene Übung zu erlangen
trachten, die zuverlässige Resultate gewährleistete. Bei einer statt-
lichen Anzahl Herzkranker, unter ihnen auch eine Reihe Inkompensierter, gelang die Durchführung solcher Stoffwechselversuche.

Die „dosierte" Arbeit ließen wir in einigen Fällen durch Treten
am Fahrradenergometer leisten, meistens aber durch Steigen auf Treppen,

deren Höhe von uns genau ausgemessen war; letztere Art der Arbeitsleistung wählten wir auch deshalb, weil bei derselben das Moment des „Trainings", das für den Ausfall solcher Versuche von bedeutungsvollem Einfluß sein kann, kaum in Betracht kommt, denn mehr oder weniger ist jedermann auf diese Arbeitsform eingeübt.

Bezüglich der Versuchsanordnung, über welche die beigefügte Skizze (Abb. 21) genauer orientiert, wäre hervorzuheben, daß es eben darauf ankam, die Exspirationsluft der untersuchten Personen *in continuo* sowohl während der ganzen Arbeitsperiode als auch noch längere Zeit nach derselben zwecks Zuführung zur Gasanalyse verfügbar zu haben.

Im wesentlichen lehnt sich unsere Methodik an die von HILL und seinen Mitarbeitern[1]) angewendete Technik an; da wir Wert darauf legen mußten, daß unsere Untersuchungspersonen vor Arbeitsbeginn und sofort nach Arbeitsschluß *liegen*, konnten wir aber die Gummisäcke nicht wie HILL am Rücken der Patienten anbringen, sondern sahen uns genötigt, ein anderes Verfahren auszuarbeiten im wesentlichen hält oder trägt der Patient die Apparatur an der Brust (s. Abb. 21). Bei unserer Apparatur wird durch einfache Umstellung der Glasstopfen die Exspirationsluft jeweils in den einen oder den anderen Gummisack geleitet, welcher vorher gründlichst evakuiert wurde; so ist die Möglichkeit geboten, den bereits mit Expirationsluft mehr oder weniger gefüllten Gummisack gewissermaßen im Handumdrehen gegen einen neuen, gut evakuierten zu vertauschen, während die Exspirationsluft in den anderen Sack streicht; mittels dieser einfachen Manipulation kann die Exspirationsluft fortlaufend über eine beliebige Zeitdauer hin und in den gewünschten Portionen bestimmter Zeitabschnitte in einer Reihe von Gummisäcken aufgefangen werden. Ein großer Vorteil dieser Apparatur ist es auch, daß sie ein nur sehr geringes Gewicht hat und bequem ist, den Patienten also bei der Ausführung seiner körperlichen Arbeit nicht behindert und ihn weder beim Steigen noch beim Sitzen oder Liegen stört. In letzter Zeit verwendeten wir an Stelle des dem Patienten leicht lästig fallenden ZUNTZschen Mundstückes große Gasmasken, welche uns von der Firma DRÄGER (Lübeck) zur Verfügung gestellt wurden; vor Anstellung eines Versuches muß man sich natürlich von der absoluten Dichtigkeit und Schlußfähigkeit dieser Gasmasken überzeugen. Um eine unnötige oder sogar evtl. beeinträchtigende Belastung der Untersuchungsperson zu vermeiden, wurden die Gummisäcke während der Steigarbeit derselben von zwei Hilfspersonen getragen, die den Patienten begleiten mußten.

---

[1]) HILL, LONG and LUPTON: Muscular exercise, lactiv acid, and the supply and Utilisation of Oxygen. Proc. Roy. Soc. Pts. I to III. Bd. 96, S. 438. 1924; Pts. IV to VI. Bd. 97, S. 84. 1924; Pts. VII and VIII. Bd. 97. S. 155. 1924.

Da wir unseren Herzkranken eine nur mäßige Arbeit zumuten konnten, mußten wir die entsprechenden Vergleichswerte erst an normalen Kontrollpersonen ausfindig machen.

Die ersten zwei Versuche, über die wir berichten wollen, sind an gesunden Menschen angestellt worden, und zwar in der Art, daß die betreffenden Personen eine 18 m hohe Stiege langsam hinaufgingen und dabei die ganze Exspirationsluft in die mitgenommenen Gummisäcke ausatmeten. Vor Beginn des Versuches mußten diese normalen Versuchspersonen ca. 1 Stunde ruhig im Bett liegen; gegen Ende dieser Ruhezeit wurde der Nüchtern-Grundumsatz bestimmt, in dem die Exspirationsluft durch 10 Minuten in einem Gummisack aufgefangen wurde. Nunmehr wurde die Versuchsperson im Bette liegend an den Fuß der Stiege gebracht; unmittelbar nach dem Aufstehen begann die Arbeit des Stiegensteigens; war das Versuchsobjekt im 4. Stockwerke angelangt, so nahm es auf einem Ruhebett horizontale Rückenlage ein und mußte nunmehr noch verschieden lange (gelegentlich bis zu 1 Stunde) den Atemversuch zu Ende führen; in der Regel genügte ein großer Gummisack, um die gesamte Exspirationsluft während der Arbeit zu gewinnen; von da an wurde die Luft in Intervallen von 2—5 Minuten separat in Säcken aufgefangen.

Wir bringen zunächst die Ergebnisse zweier *Normalversuche:*

Tabelle 24.

H. E. 45 Jahre 71 kg	Liter	Korrig. Liter	Liter p. Min.	CO_2	CO_2	O_2	O_2	ccm CO_2	ccm O_2	R.Q.
5 Minuten Ruhe . .	28,70	25,70	5,14	4,234	4,204	16,01	4,89	216	251	0,86
Stiegensteigen 3 Min. 1422 kgm; pro Min. 474 kgm	72,99	65,27	21,76	5,117	5,087	15,05	5,85	1107 pro Minute 3321 pro Arbeit	1273 3818	0,87
5 Minuten post . .	40,00	35,81	7,162	4,33	4,30	16,05	4,85	308	347	0,88
Weitere 2 Minuten	12,90	11,55	5,772	4,61	4,58	15,98	4,92	264	284	0,931
„ $1^1/_2$ „	8,40	7,52	5,014	4,339	4,309	16,21	4,69	216	235	0,919
„ $1^1/_2$ „	9,60	8,60	5,74	4,246	4,216	16,03	4,87	242	245	0,88
„ $1^1/_2$ „	8,85	7,92	5,28	4,146	4,116	16,25	4,65	217	245	0,88
„ $1^1{}_2$ „	10,50	9,40	6,26	4,027	3,997	16,21	4,69	250	293	0,85
„ $1^1/_2$ „	8,90	7,97	5,32	4,037	4,007	16,17	4,73	213	251	0,847

Das Requirement beträgt hier 3611 ccm Sauerstoff; das Debt umfaßt 546 cm³ $O_2 = 15,21\%$; die dem Debt entsprechende Milchsäure wäre 4,5 g. Um 100 kg Arbeit zu bewältigen, sind 254 ccm Sauerstoff notwendig; die „Efficiency" beträgt

$$E = \frac{100 \cdot 1422}{3611} = 39,30 \, .$$

Pro Kilogramm Körpergewicht macht das Debt 7,5 ccm Sauerstoff aus; das entspricht 0,0525 g Milchsäure pro Kilogramm Körpergewicht oder 0,0157 g Milchsäure pro Kilogramm Muskel, wenn wir 40% des Körpergewichts als Muskelmasse annehmen und davon nur 30% als tätige Muskulatur berücksichtigen[1]).

Die hier angegebenen Werte differieren wesentlich von jenen, die wir im vorigen Kapitel angeführt haben; diese Unterschiede ergeben sich durch das Ausmaß der Arbeit; HILL und seine Mitarbeiter verstehen nämlich z. B. unter „mäßiger" Arbeit ein Pensum, das weit über das unseren Versuchspersonen hier zugemutete Leistungsquantum hinausgeht.

Ein anderer *Normalversuch* ergibt ein ziemlich ähnliches Resultat.

Tabelle 24a.

Dr. Elek 61 kg 27 Jahre	Liter	Korrig. Liter	Liter p. Min.	CO_2	CO_2	O_2	O_2	ccm CO_2	ccm O_2	R.Q.
5 Minuten Ruhe . .	29,90	27,13	5,426	3,266	3,236	16,54	4,36	175	236,6	0,74
Stiegensteigen in 2 Min. 56 Sek. 1098 kgm	43,75	39,70	13,53	4.124	4,094	14,43	5,47	554 pro Minute 1625 in toto	740 2171	0,75
5 Minuten post . .	44,05	39,98	7,996	4,024	3,994	16,53	4,37	319	349	0,91
Weitere 5 Minuten .	29,35	27,55	5,51	3,130	3,100	17,41	3,49	170	192	0,88
„ 5 „ .	31,45	28,47	5,694	3,319	3,289	16,74	4,16	187	236	0,79

Das Requirement beträgt hier 2028 ccm Sauerstoff, das Debt 565 ccm = 27,8%; die dem Debt entsprechende Milchsäure beträgt 3,95 g. Um eine Arbeit von 100 kg zu bewältigen, sind 184 ccm Sauerstoff notwendig. Der Nutzeffekt macht in diesem Fall 26,2 aus. Pro Kilogramm Körpergewicht beträgt das Debt 9,2 ccm Sauerstoff; das wäre 0,064 g Milchsäure pro 1 kg Körpergewicht resp. 0,016 pro Kilogramm Muskelmasse.

Gleich anschließend seien die Versuchsergebnisse bei zwei Herzfehlerpatienten angeführt; sie unterscheiden sich wesentlich von den Normversuchen. Der eine Versuch betrifft einen 54 Jahre alten Mann (Körpergewicht 83 kg) mit den Erscheinungen eines leicht inkompensierten Mitral-Aortenfehlers; immerhin beträchtliche Cyanose, Stauungsleber, leichte Ödeme an den Beinen; nachdem der Mann wiederholt die Stiege zur Übung auf und ab gegangen war und er auch allmählich das Umgehen mit den Gummisäcken gelernt hatte, wurde anläßlich eines Versuches folgendes Resultat erzielt:

---

[1]) Die hier aufgestellten Berechnungen sind jenen analog, wie sie von HILL, LONG u. LUPTON im Detail in den Proceeding of the Royal Society B. Bd. 97, S. 84. 1924 beschrieben wurden.

Tabelle 25.

	Liter	Korrig. Liter	Liter p. Min.	CO_2	CO_2	O_2	O_2	ccm CO_2	ccm O_2	R.Q.
5 Minuten Ruhe .	63,55	58,29	11,66	2,350	2,320	18,28	2,62	268	305	0,88
Stiegensteigen 12 m hoch in 2 Min. 1105 kgm	37,60	34,50	17,25	4,963	4,933	15,42	5,48	851 pro Minute 1701 in toto	945,3 1890,6	0,900
Die ersten $4^1/_2$ Min. nach der Arbeit .	120,00	93,55	22,02	4,27	4,24	16,82	4,08	934	898,4	1,037
Weitere 5 Minuten	79,50	72,92	14,58	3,537	3,507	17,42	3,48	512	507	1,01
„ $3^1/_2$ „	44,40	40,74	13,58	3,498	3,468	17,56	3,34	471	453,6	1,06
„ $3^1/_2$ „	52,40	48,06	13,74	2,874	2,844	18,02	2,88	390	396	0,987
„ $1^1/_2$ „	25,60	23,48	15,25	2,752	2,722	18,30	2,60	415	396	1,047
„ 1 Minute	16,00	14,68	14,68	2,853	2,823	18,16	2,74	414	414,4	1,030
„ 1 „	15,63	14,34	14,34	2,721	2,691	18,22	2,68	368	367,0	1,004
„ 1 „	16,70	15,32	15.32	2,610	2,580	18,35	2,55	395	390,7	1,012

Im vorliegenden Falle wurden in 2 Minuten 1105 kg Arbeit bewältigt; wir möchten ausdrücklich betonen, daß dieser Patient äußerst willig war und gleichsam seinen Stolz dreinsetzte, die ihn selbst interessierenden Versuche zu fördern; das Requirement betrug hier 6110 ccm Sauerstoff; dabei sei hervorgehoben, daß der Sauerstoffwert bei der Versuchsbeendigung noch lange nicht an seinem Ruhewert angelangt war, obwohl seit Arbeitsschluß schon 21 Minuten verstrichen waren, während welcher Zeit der Patient liegend ausruhte; der pro Minute verbrauchte Sauerstoffwert betrug 21 Minuten nach Beendigung einer relativ geringen Arbeit noch immer um 85 ccm, also um 28% mehr als in der tatsächlichen Ruhe vor Arbeitsbeginn. Dementsprechend

Tabelle 26.

	Liter	Korrig. Liter	Liter p. Min.	CO_2	CO_2	O_2	O_2	ccm CO_2	ccm O_2	R.Q.
5 Minuten Ruhe . .	43,04	38,35	7,67	2,49	2,46	17,02	3,88	191	297,6	0,64
In 2 Min. 3 Sek. durch Stiegensteigen 786 kgm	44,03	39,22	19,13	2,000	1,97	17,86	3,04	377 pro Minute 772 in toto	581,7 1192,5	0,648
$3^1/_2$ Minuten post. .	97,65	86,99	24,85	2,470	2,44	18,03	2,87	606	713	0,85
Weitere 4 Minuten	84,60	75,36	18,84	2,320	2,290	18,05	2,85	431	537	0,904
„ 2 „	35,95	32,03	16,01	2,339	2,309	18.09	2,81	370	450	0,822
„ $1^3/_4$ „	27,45	24,45	13,77	2,193	2,163	18,09	2,81	298	387	0,789
„ $1^1/_4$ „	17,94	15,98	12,78	2,288	2,258	17,98	2,92	288	373	0,773
„ $1^1/_4$ „	19,01	16,93	13,54	2,262	2,232	18,22	2,68	302	363	0,833
„ $1^1/_4$ „	19,24	17,14	13,72	2,010	1,980	18,49	2,41	272	330,8	0,822
„ $1^1/_4$ „	19,00	16,93	13,54	2,062	2,032	18,30	2,60	275	352	0.781
„ $1^1/_4$ „	20,08	17,89	14,31	1,900	1,870	18,08	2,83	267,6	403,5	0.663

war das Debt außerordentlich hoch, nämlich 4830, das ist 79% des Gesamtrequirements. Rechnet man diesen Betrag auf Milchsäure um, so würde das bedeuten, daß in diesem Falle am Ende der Arbeit noch immer 33,8 g Milchsäure in den Muskeln vorhanden war. Der Mann brauchte zur Bewältigung von 100 kg mindestens 552 ccm Sauerstoff. Der Nutzeffekt betrug hier 8,38. Pro Kilogramm Körpergewicht machte er 72,7 ccm Sauerstoffschulden, was eine Anhäufung von 0,134 g Milchsäure im Kilogramm Muskel bedeutet.

Wir möchten noch einen *zweiten Herzfehlerfall* detailliert besprechen: Es handelt sich um einen 57 Jahre alten Mann, 60 kg schwer, mit Herzinsuffizienz bei Hypertonie; geringe Ödeme an den Beinen, beträchtliche Stauungsleber, Blutdruck 210 mm Hg. Auch er war ein sehr williges Versuchsobjekt, das die ganzen Versuche mit größtem Interesse verfolgte.

Auch hier kam es innerhalb von $17^1/_2$ Minuten, trotz der minimalen Arbeitsleistung, nicht zur Erreichung der Ruheanfangswerte. Berechnen wir das Requirement, so findet man für dasselbe 3894 ccm Sauerstoff; das Debt beträgt 3297 ccm, das bedeutet 84%; die dem Debt entsprechende Milchsäure beträgt 23,08 g. Um 100 kg Arbeit zu leisten, sind 495 ccm Sauerstoff notwendig. Der Nutzeffekt macht in diesem Fall 10,06 aus; pro Kilogramm Körpergewicht beträgt das Debt 54,9 ccm Sauerstoff, das entspricht 0,092 g Milchsäure pro Kilogramm

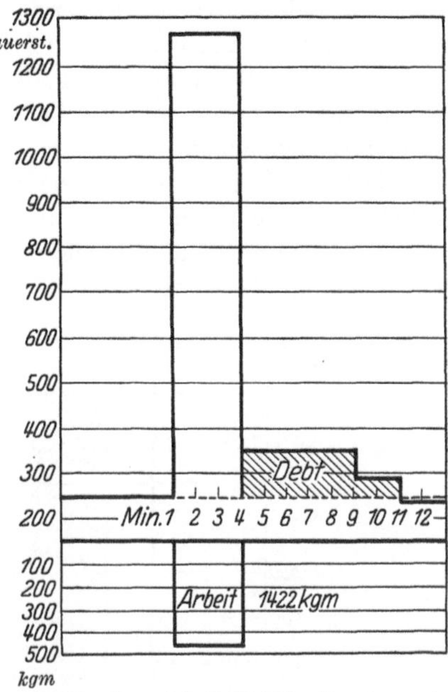

Abb. 22. Normal hell (H. E.). Requirement: 3611 ccm O_2. Debt: 546 ccm = 15,1%.

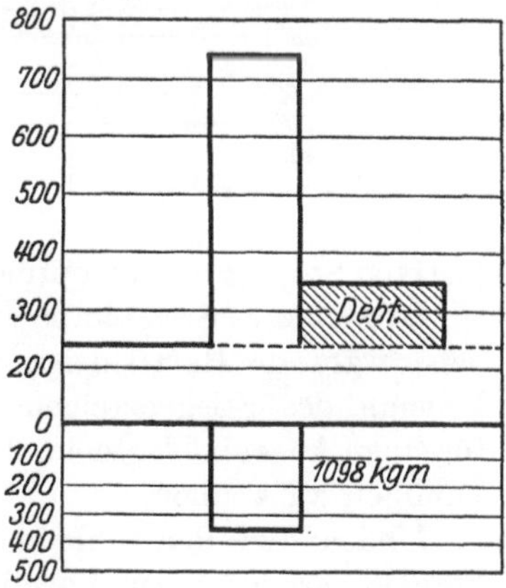

Abb. 23. Normal hell (Dr. E.). Requirement: 2028 ccm O_2. Debt: 565 ccm = 27,8%.

Muskelmasse, vorausgesetzt, daß die Muskelmasse dieses Körpers wirklich 40% seines Gesamtgewichtes ausmacht; dies ist aber in Anbetracht des hier vorhandenen Ödems höchst unwahrscheinlich; in dem Sinne wäre also der Milchsäuregehalt der Muskulatur eigentlich noch höher einzuschätzen.

Dem Beispiel HILLS folgend, wollen wir unsere Beobachtungen in schematischer Skizzierung übersichtlicher gestalten (s. Abb. 22—25):

Bevor auf die Analysenergebnisse dieser vier Versuche des näheren eingegangen werden soll, die ja insofern keine absolut zutreffende Vergleichsbasis abgeben, als das bewältigte Arbeitsquantum nicht in allen vier Fällen das gleiche war, seien zunächst die mehr allgemeinen Eindrücke, die sich bei Anstellung dieser Arbeitsversuche ergaben, ins richtige Licht gerückt: die beiden normalen (gesunden) Kontrollpersonen gehen ruhig die 18 m hohen Stiegen hinauf, ohne die geringsten sub-

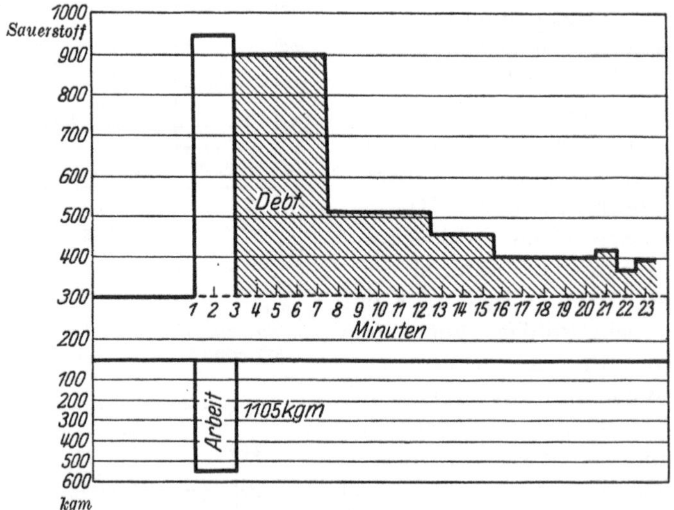

Abb. 24. Herzfehler (A). Requirement: 6110 ccm O_2. Debt: 4830 ccm Q_2 = 79%.

jektiven Störungen zu empfinden, ja, sie müssen sich eher dazu zwingen, ein langsameres Steigtempo zu nehmen, da ihnen ein schnelleres Gehen lieber wäre; die Herzfehlerpatienten aber bewältigen das vorgeschriebene Pensum des Stiegensteigens nur mühselig, sie müssen ein paarmal für einen Augenblick stehenbleiben, um dann überhaupt wieder vorwärts kommen zu können.

Und nun zu den zahlenmäßigen Resultaten: Die beiden Herzfehlerkranken brauchen zur Bewältigung ihres Arbeitspensums nicht nur in Relation dazu, daß sie eine geringere Gesamtarbeit leisten als die gesunden Kontrollpersonen, sondern auch, absolut genommen, viel mehr Sauerstoff als letztere. Noch sinnfälliger wird dieser Unterschied, wenn der Umstand in Rücksicht gezogen wird, daß bei beiden Herzfehlerkranken die Größe des Sauerstoffverbrauches am Versuchsende, i. e. 21 bzw.

$17^1/_2$ Minuten nach Arbeitsschluß, noch immer nicht den vor der Arbeit innegehabten Ruhewert erreicht hatte. Der herzkranke Herr Tr. benötigt, obgleich er ca. 300 kg weniger Arbeit leistet als der normale Kontrollfall H. E., doch um 69% mehr Sauerstoff zur Arbeitsbewältigung als sein gesunder Gegenspieler. Und der Debtwert dieses Herzkranken ist gar 8,7 mal größer als der des Normalen (wobei außerdem nochmals darauf verwiesen werden muß, daß der Herzkranke Tr. bei dem 21 Minuten nach der Arbeitsbeendigung erfolgenden Abbruch des Versuches den Ruhewert des Sauerstoffverbrauches noch immer nicht erreicht hatte). *Halten wir an der These fest, daß das Debt als Maß der Erholung des Muskels angesehen werden kann, so ergibt sich die Folgerung, daß sich die Muskeln dieses Herzkranken selbst nach einer geringen Arbeitsleistung*

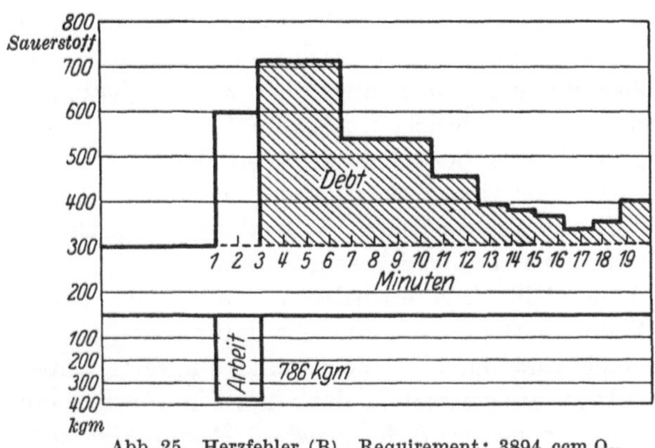

Abb. 25. Herzfehler (B). Requirement: 3894 ccm O_2.
Debt: 3297 ccm O_2 = 84%.

viel langsamer erholen als die eines gesunden Menschen. — Auch in dem anderen angeführten Fall des kreislaufkranken Herrn B. ist ein gleichsinniges Verhalten feststellbar: Trotzdem B. eine um 400 kg kleinere Arbeit zu leisten hat als sein normaler Kontrollmann Dr. E., braucht er zur Arbeitsbewältigung 1866 ccm Sauerstoff (d. i. in 91%) mehr als letzterer (dabei ist auch hier $17^1/_2$ Minuten nach Arbeitsbeendigung der Sauerstoffverbrauch des Herzkranken noch immer größer als vor Arbeitsbeginn); das Debt des Herzfehlerkranken ist 5,8 mal so groß wie das des betreffenden Normalfalles, d. i. um 449% größer. Auffälligerweise ist beim herzkranken B. der Sauerstoffverbrauch pro Minute *nach* der Arbeit größer als *während* der Arbeit.

Bezieht man die einzelnen Debtwerte auf die Gewichtseinheit des Körpers, also auf 1 kg, so ergibt sich für die beiden Normalfälle eine Zahl von 7,5 bzw. 9,2 ccm Sauerstoff, für die beiden Herzfehlerfälle die Zahl 72,7 bzw. 54,9 ccm. — Für die auf Grund der Debtwerte errechneten Milchsäuremengen ergeben sich folgende Unterschiede: Die beiden Normalfälle hatten am Ende ihrer Arbeit 4,5 bzw. 3,95 g Milchsäure in ihren Muskeln aufgestapelt, während die beiden Herzfehlerkranken bei Arbeitsschluß 33,8 bzw. 23,08 g Milchsäure in ihrer Muskulatur zurückgehalten hatten. Pro Kilogramm Muskulatur wäre bei den gesunden Kontrollpersonen 0,0157 bzw. 0,016 g Milchsäure vorhanden, bei den Herzkranken aber 0,134 bzw. 0,092 g.

Unter Anführung der genauen Einzelergebnisse dieser vier Versuche erbrachten wir den Beweis für das mächtig differente Verhalten der uns interessierenden Faktoren bei herzgesunden und herzkranken Menschen. Es gelang uns, in einer großen Reihe weiterer „Herzfälle" die gleichen Untersuchungen auszuführen, deren Ergebnisse wir — anstatt uns in die ermüdende Besprechung aller Einzelheiten einzulassen — in Form einer übersichtlichen Tabelle bringen; betont hervorgehoben sei, daß hier gewissermaßen nur Stichproben aus einer umfassenden Zahl mühevoller Versuchsreihen angeführt werden (Tab. 27).

Auf Grund unserer zahlreichen, im wesentlichen übereinstimmenden Untersuchungsergebnisse bezüglich des von der Norm sinnfällig abweichenden Verhaltens vieler inkompensierter Herzkranker hinsichtlich ihres Sauerstoffverbrauches nach Vollendung körperlicher Arbeitsleistungen glauben wir, in eben diesem Verhalten eine charakteristische Eigentümlichkeit vieler inkompensierter Herzfehlerkranker erblicken zu dürfen. Wenn überhaupt ein Anrecht dafür besteht — und solches möchten wir doch annehmen —, die Resultate unserer Untersuchungen im Sinne von HILL zu verwerten, dann müssen wir uns mit der Vorstellung vertraut machen, *daß die Muskeln Herzkranker sich wesentlich anders verhalten wie unter normalen physiologischen Bedingungen. Offenbar arbeiten die Muskeln Herzkranker mit bedeutend größeren Sauerstoffschulden als die eines gesunden Menschen;* denn wie könnten wir uns sonst erklären, daß der Sauerstoffverbrauch da nach der Beendigung einer Arbeit größer ist als während der Arbeitsleistung selbst!

In die von uns gebrachte Tabelle reihten wir auch eine eigene Rubrik ein, die das Verhältnis zwischen dem Sauerstoffverbrauch während der Muskelarbeit und dem Debt veranschaulicht; bei den verzeichneten 14 Versuchen an 10 Herzfehlerkranken ist das Debt viel größer als in normalen Fällen. HILL bringt das Debt — wie bereits angeführt — in einen bestimmten Kausalnexus zu jener Milchsäuremenge, welche zur Zeit der eigentlichen Arbeitsleistung sich im Muskel anhäuft, weil die Sauerstoffversorgung in der Arbeitsperiode hinter dem momentanen tatsächlichen Bedarf zurückbleibt. Bei gesunden Menschen — und HILL hat ja nur solche im Auge — tritt dieser Fall nur dann ein, wenn die zu leistende körperliche (muskuläre) Betätigung derart intensiv ist, daß das Herz und die Lungen einfach nicht mehr in der Lage sind,

Tabelle 27.

Name	kg	Arbeitszeit Min.	Geleistete Arbeit in toto kgm	kgm pro Min.	Requirement	Debt	Debt %	Debt pro kgm cm³	Verhältnis des Arbeitssauer-stoffs zum Debt	Milch-säure	Milchsäure pro kg	Milchsäure pro kg Muskel	Leistungs-fähigkeit	Nettoleistungs-fähigkeit	Dauer des Versuches Min.	Verhalten des Patienten und Krankheit	Ruhe-Grundumsatz
H. E.	80	3	1440	480	3611	546	15	7,7	1 : 0,18	3,8	0,050	0,016	19,5	21,0	18	Normal	—
Elek	56	3	958	378	2028	565	27,8	9,0	1 : 0,38	3,95	0,060	0,015	23,1	26,2	18	Normal	—
Trenka . . .	84	1,47	1092	612	6664	5529	82,9	86,5	1 : 4,8	38,7	0,46	0,15	8,03	8,38	22	—	285
,, . . .	84	2	1105	553	5689	4510	79,2	53,9	1 : 3,8	31,6	0,38	0,126	9,52	10,06	20	—	305
Borschke . .	60	2	786	393	3894	3297	84,6	54,9	1 : 5,5	23,08	0,38	0,09	9.89	10,71	18	—	297
Poldl	40	1,47	540	302	2931	2516	85,8	62,9	1 : 6,0	17,61	0,44	0,07	9,03	8,59	20	{Pulm.-Stenose; Morbus coeruleus (Sektion)}	239
Schmittner I	67	2,18	910	396	3187	2347	73,6	35,0	1 : 2,7	16,43	0,24	0,066	14,0	14,3	19	—	312
,, II	67	2,30	1260	504	3320	1800	54,2	27,0	1 : 1,1	12,6	0,18	0,050	18,60	16,24	18	—	299
,, III	67	2	1215	607	4126	2639	63,9	39,4	1 : 1,8	18,47	0,28	0,074	14,4	15,2	20	—	306
,, IV	67	1,50	1206	657	4980	3812	76,5	56,4	1 : 3,2	26,68	0,39	0,107	11,8	12,58	17	—	283
Möhler . . .	68	2,10	1224	565	3616	2988	82,6	43,9	1 : 4,7	20,9	0,31	0,083	16,6	18,2	20	{Mitralvitium, kom-pensiert}	270
Schubert . . .	63	2,0	704	352	2157	1645	76,3	26,1	1 : 3,2	11,5	0,18	0,045	16,0	18,71	20	—	313
Pekarek . . .	66	2,45	1260	458	4091	2663	65	40,3	1 : 1,8	18,6	0,28	0,076	15,1	16,2	17	{Myokarditis + starke Ödeme}	277
Meznik . . .	68	2	910	455	3468	2083	60	30,6	1 : 1,5	14,6	0,21	0,058	12,86	13,99	28	—	278
Künzel . . .	49	2,30	918	367	2777	1545	55,6	31,5	1 : 1,2	10,8	0,21	0,044	16,2	17,90	20	Perikarditis exsudative	266
Smerta . . .	63	2,20	1134	468	2981	1670	56	26,5	1 : 1,2	11,69	0,18	0,046	18,6	20,3	18	—	244
L. S.	58	3,30	1044	300	2162	700	30	12,0	1 : 0,48	4,9	0,084	0,017	23,3	25,3	18	{Kachektisches Magen-carcinom}	244
Bluhm . . .	48	3,0	1512	504	2949	1107	37	23,0	1 : 0,6	7,7	0,16	0,030	25,13	27,5	20	{Diabetes gravis 2 Tage ante Comam}	255

die angeforderten und notwendigen Sauerstoffquantitäten herbeizuschaffen. Diese Annahme von der Physiologie auf die Pathologie, also auf den Herzkranken, übertragen, würde besagen, *daß Herzkranke auch bei relativ mäßiger Arbeit ihren Muskeln kaum genügende Sauerstoffmengen zur Verfügung zu stellen vermögen, so daß ihre Muskulatur selbst bei verhältnismäßig geringen Leistungen mit Sauerstoffschulden zu arbeiten bemüßigt sind. Die Folge davon ist, daß Herzkranke schon bei kleiner Arbeitsbewältigung in jenen Zustand der Milchsäureanhäufung in der Muskulatur geraten wie Gesunde erst bei exzessiver Arbeitsleistung, wobei diese angesammelte Milchsäure erst nach Beendigung der Arbeit wegoxydiert werden kann.* Da man aus dem Debtwert die vorhandene Milchsäuremenge errechnen kann (1 l Debt entspricht 7 g Milchsäure), so haben wir in unserer Tabelle diese Zahlen gleichfalls angeführt, aus denen zu ersehen ist, daß sich bei Herzfehlern Milchsäureanhäufungen finden, die sogar 10mal größer sein können als bei Normalen. HILL meint, daß die Milchsäure nur in den Muskeln aufgestapelt wird, so daß — unter Zugrundelegung der Annahme, daß die Muskulatur des Körpers ungefähr 30% des Gesamtgewichtes ausmacht — sogar die prozentuale Anhäufung der Milchsäure in den Muskeln errechenbar erscheint; obwohl in Anbetracht der — wenigstens bei inkompensierten Herzkranken — durch Ödeme herbeigeführten Gewichtsmehrung trotz eventueller Abmagerung der Muskulatur die Einschätzung des Muskelanteils am Gesamtgewicht Herzkranker eigentlich nicht nach obiger Formel erfolgen dürfte, so übernahmen wir doch diese Zahlen von HILL; *zweifellos und auf jeden Fall ist der Milchsäuregehalt in den Muskeln Herzkranker unter denselben Bedingungen bedeutend höher als in jenen Gesunder.*

Wir sprachen bereits von der „Efficiency", ohne bisher darauf des näheren eingegangen zu sein; was ist darunter zu verstehen? Damit soll die „Leistungsfähigkeit" des Organismus, seine Auswertung im Sinne einer Maschine ausgedrückt werden; ebenso wie etwa eine Dampfmaschine nach der Kohlenmenge bewertet wird, die sie zur Leistung einer bestimmten Arbeit braucht, läßt sich die Arbeitsökonomie beim Menschen annähernd aus dem Sauerstoffverbrauch erschließen; man kann da von einer Brutto- und einer Nettoleistungsfähigkeit sprechen, je nachdem der Sauerstoff-Ruhewert mitberücksichtigt wird oder nicht. Die Bruttoleistungsfähigkeit $\left(E = \dfrac{a \cdot 100}{b}\right)$ ist in unserer Tabelle ebenso berücksichtigt wie der Nettowert $\left(E_N = \dfrac{a \cdot 100}{b - c}\right)$, $a =$ die tatsächlich geleistete Arbeit; $b =$ die aus dem Sauerstoffverbrauch berechnete Energie; $c =$ die dem Ruhesauerstoff entsprechende Energie[1].

---

[1] Wir folgen hier den Angaben von BAINBRIDGE: The physiology of muscular execise, S. 15.

Auf Grund dieser Untersuchungen läßt sich sagen, daß *die Leistungs-fähigkeit bei allen Herzfehlern schlechter war als in den beiden Normal-fällen und auch schlechter als im Falle eines Magencarcinoms und als im Fall eines Diabetikers zwei Tage ante Comam.* Der letzterwähnte Diabetiker war ein Fußballspieler von Beruf; es ist immerhin auffallend zu konstatieren, daß dieser Mann offenbar von seinem Training in dieser Richtung wenig eingebüßt hatte; denn wir wäre es sonst zu verstehen, daß er sich als Kraftmaschine unter allen Individuen, die wir untersuchten, am besten bewährte, dabei aber eine Zuckerausscheidung von 90 g und 4,8 g Aceton hatte. Es wird vielfach eine prinzipielle Scheidung zwischen dem Glykogenstoffwechsel der Leber und dem der peripheren Muskeln angenommen; die hier bei einem schweren Diabetiker erhobenen Befunde scheinen in gleichem Sinne zu sprechen.

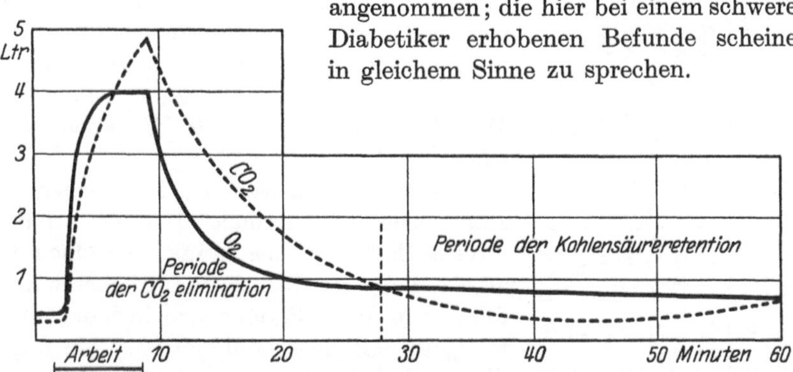

Abb. 26. Gegenseitiges Verhältnis zwischen Sauerstoffverbrauch und Kohlensäureausscheidung im Anschluß an schwere Arbeit (nach HILL).

Die Versuchsdauer war bei den meisten Herzfehlern nolens volens auf die Zeit von 20 Minuten beschränkt, weil uns damals noch keine entsprechenden Säcke zur Verfügung standen; die Versuche mußten daher bereits gewöhnlich nach 20 Minuten unterbrochen werden, zu einer Zeit, wo der Sauerstoffverbrauch oft noch lange nicht seinen Anfangswert erreicht hatte; wir sind überzeugt, daß, wenn wir die wei-teren Sauerstoffwerte auch noch hätten mitberücksichtigen können, die Leistungsfähigkeit der arbeitenden Herzfehler als noch schlechter erkannt worden wäre.

HILL hat Athleten intensivst bis zur Ermüdung arbeiten lassen und den Stoffwechsel in der Erholungsperiode oft über eine Stunde hindurch untersucht. Er konnte feststellen, daß der Sauerstoffwert nicht sofort mit Arbeitsschluß absinkt, sondern ganz allmählich; die Kohlensäure aber steigt am Ende der Arbeit noch an und hält sich dann die längste Zeit über dem Sauerstoffwert; dieses Plus an Kohlensäure entspricht der Milchsäure, die nicht sofort oxydiert werden kann und imstande ist, die Acidität des Organismus zu stören; um dies hint-

Tabelle 28. Respiratorischer Quotient: 0,81.

	I	II	III	IV	V	VI	VII	VIII	IX	X	XI	XII	XIII	XIV
Mittelpunkt des Intervalls	5,0	15,1	27,5	42,7	57,7	72,8	88,0	103,3	118,4	133,5	148,8	164	179	194
Dauer des Intervalls	10,1	10,0	15,0	14,9	15,25	15,05	15,3	15,3	15,2	15,1	15,4	15,0	15,0	15,1
Sauerstoffverbrauch in diesem Intervall	5,590	2,845	3,522	3,210	3,220	3,106	3,138	3,004	3,093	3,164	3,196	3,024	3,094	3,140
Ausgeschiedene Kohlensäure	7,225	2,338	2,340	2,076	2,356	2,396	2,466	2,372	2,493	2,558	2,580	2,366	2,510	2,426
Sauerstoffverbrauch pro Minute	555	288	236	215	210	206	205	199	204	208	207	201	206	208
Kohlensäureabgabe pro Minute	714	233	156	139	154	159	161	157	164	169	167	158	167	161
Atemvolumen (Liter)	20	6,9	4,6	3,8	4,0	3,9	4,0	3,8	3,9	4,0	4,0	3,8	3,9	4,0

anzuhalten, raucht der Organismus Kohlensäure ab. (Ein Molekül Milchsäure entspricht einem Molekül Kohlensäure.) Diese „*erste Periode der Erholung*“, wie sie von HILL genannt wird, dauert bei sehr intensiver Arbeit 20—30 Minuten; in dieser Periode wird die Milchsäure langsam oxydiert; in dem Maße wie sie abfällt, neigt der Organismus in die Richtung alkalischer Reaktion; damit solches verhindert wird, wird jetzt Kohlensäure retiniert, um an die Stelle der abgebauten Milchsäure zu treten; solange also Kohlensäure retiniert wird, ist der ursprüngliche Zustand noch nicht erreicht; es befindet sich daher der Organismus noch immer in Erholung; *diese zweite Periode heißt die* „*Periode der Kohlensäureretention*“ (s. Abb. 26).

Bis zu dem Zeitpunkt, in welchem das Blut wieder sein normales H-Ionenverhältnis erreicht hat, muß die retinierte Kohlensäure als ein Maß jener Milchsäure angesehen werden, die erst in dieser Periode verschwindet. Wenn man nun mit HILL annimmt, daß am Beginn dieser Periode der respiratorische Quotient derselbe ist wie am Ende der Erholung, dann kann man aus dem tatsächlich verbrauchten Sauerstoff die entsprechende Kohlensäure berechnen, die ausgeschieden würde, wenn es zu keiner Retention käme; zieht man von diesem Werte die abgegebene Kohlensäure ab, so bedeutet die Differenz die retinierte Kohlensäure und somit auch die noch nicht oxydierte Milchsäure; der in diesem Intervall tatsächlich verbrauchte Sauerstoff minus dem berechneten Ruhesauerstoff entspricht jener Sauerstoffmenge, die erforderlich war, um die Milchsäure zum Verschwinden zu bringen; wird sehr viel Sauerstoff verbraucht, so ist eine ausgiebigere Zerstörung der Milchsäure zu Kohlensäure und Wasser anzunehmen; je weniger Sauerstoff verbraucht wird, desto eher kann an eine Resynthese zu Glykogen gedacht werden. Um die Berechnung zu vereinfachen, wird die zurückgehaltene Kohlensäure als ein Äquivalent der entfernten Milchsäure angenommen, und die berechnete Menge ist der Quotient aus der tatsächlich entfernten Milchsäure und jener Menge, die entfernt worden wäre, wenn der Sauerstoff zur restlosen Oxydation der Milchsäure Verwendung gefunden hätte. Da ein Molekül Milchsäure durch ein Molekül Kohlensäure ersetzt und durch 3 Moleküle Sauerstoff restlos oxydiert wird, so ist der Effekt der Erholung — ob nun die Milchsäure zu Glykogen oder zu Kohlensäure und Wasser wird — durch folgende Gleichung charakterisiert.

$$\frac{\text{Volumen der retinierten Kohlensäure}}{{}^{1}/_{3}\ \text{Volumen des verbrauchten Sauerstoffs}} = \frac{1}{1}.$$

Die Ableitung des Gesagten ist am besten durch ein Beispiel (siehe Tab. 28—30), das wir einer Arbeit von HILL, LONG und LUPTON[1]) entnehmen, deutlich zu machen: Der betreffende Mann (H. L.) rannte durch $8^{1}/_{2}$ Minuten, was er nur konnte. In einer 20 Minuten langen Vorperiode wurde der Ruheumsatz bestimmt: 200 ccm Sauerstoff, 162 ccm Kohlensäure. Respiratorischer Quotient: 0,81. Nach Arbeitsbedingung wurde in Intervallen analysiert.

Verfolgen wir die obige Tabelle, so zeigt sich nach der 35. Minute (Spalte IV) die Lungenventilation ungefähr konstant; wahrscheinlich ist ab hier auch die H-Ionenkonzentration konstant; zieht man jetzt den Sauerstoffverbrauch als Maßstab dafür heran, wann die Erholung sozusagen wieder hergestellt ist, so muß dies in dem 7. Intervall der Fall sein. Wir wollen jetzt die Berechnung für die ersten 6 Intervalle aufstellen:

Tabelle 20.

Intervall-Nr. (Resp.-Spalte)	6	5	4	3	2	1
Verbrauchter Sauerstoff	3,106	3,220	3,210	3,522	2,845	5,590
Ruhesauerstoff[2])	3,085	3,125	3,055	3,075	2,050	2,070
Erholungssauerstoff (Differenz) . . .	21	95	155	447	795	3,520
Gebildete Kohlensäure[3])	2,470	2,560	2,552	2,800	2,260	4,440
Zu viel ausgeschiedene Kohlensäure resp. tatsächlich ausgeschiedene . .	2,396	2,356	2,076	2,340	2,338	7,225
Retinierte Kohlensäure (Differenz) . .	74	204	476	460	78	2,785

Im 6. Intervall war der tatsächliche Sauerstoffverbrauch 3,106 l; der entsprechende Ruhewert wäre $15,05 \cdot 205 = 3,085$ l; die Differenz beträgt also 21 ccm. Ausgeschieden wurden de facto 2,396 l Kohlensäure, rechnet man aber unter der Annahme des resp. Quotienten 0,795 entsprechend dem Sauerstoffwert 3,106 die dazugehörige Kohlensäure

---

[1]) HILL, LONG u. LUPTON: Proceedings of the Royal Society. Bd. 97, S. 101. 1924.

[2]) Ruhesauerstoff ist berechnet auf Grund einer Minuteneinnahme von 205 ccm.

[3]) Die gebildete Kohlensäure ist berechnet auf der Basis des R. Q. 0,795.

aus, so kommt man zu dem Wert 2,470 l Kohlensäure. Die Differenz dieser beiden Kohlensäurewerte entspricht der retinierten Kohlensäure, also 74 ccm. Rechnet man in analoger Weise die Spalten resp. Intervalle 5, 4, 3 dazu, so findet man die Werte:

Tabelle 30.

Intervall	6	5	4	3	2	1
Totaler Erholungssauerstoff	21	116	271	731	1,526	—
Totalmenge der retinierten Kohlensäure	74	278	754	1,201	1,123	—

Wir haben hier nur ein Beispiel vorgebracht: HILL und seine Mitarbeiter haben analoge Versuche noch bei vier anderen Menschen durchgeführt; sie sind zu ähnlichen Werten gelangt. Der Erholungssauerstoff und die retinierte Kohlensäure lassen sich nun in gegenseitige Relation bringen; HILL hat dies in ein Ordinatensystem eingetragen, das wir im folgenden reproduzieren (s. Abb. 27).

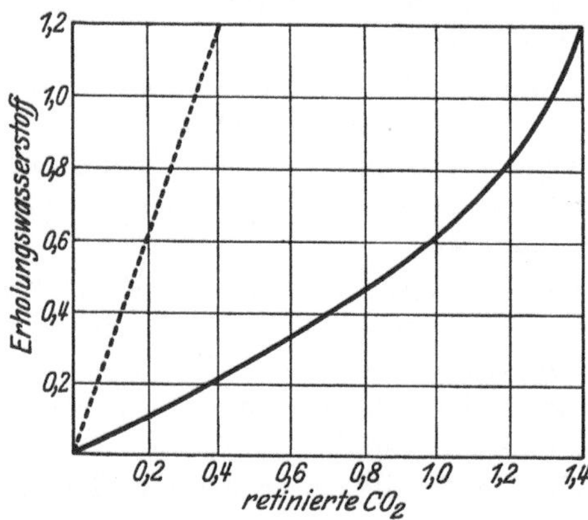

Abb. 27. Gegenseitiges Verhalten von retinierter CO_2 und Erholungssauerstoff; ········ wenn die Milchsäure zu H_2O und CO_2 verbrannt wird; ——— wenn ⁴/₅ zu Glykogen zurückverwandelt werden.

Der Ursprung der ausgezogenen Linie versinnbildlicht die vollständige Erholung; sobald wir uns aber von der vollständigen Erholung entfernen, kommen wir zuerst durch eine Phase, in welcher Kohlensäure retiniert und Milchsäure in einem dazu konstanten Verhältnis zerstört wird. Unmittelbar vor der vollständigen Erholung ist das Verhältnis zwischen den beiden Größen durch eine gerade Linie gekennzeichnet, und ergibt die Größe 1,72. Fügen wir diese Zahl in die Formel $\dfrac{3 \cdot \text{retinierte Kohlensäure}}{\text{Erholungssauerstoff}}$, so kommen wir zu dem Wert $3 \cdot 1,72 = 5,2$; das ist die gleiche Zahl, welche HARTREE u. HILL[1]) für den isolierten Froschmuskel gefunden haben. HILL und seine Mitarbeiter gestehen selbst zu, daß diese Ableitung der Zahl 1,72 resp. 5,2 der Gegenstand von Irrtümern sein kann; jedenfalls aber beweisen diese Zahlen, daß die angesammelte Milchsäure während der Erholung nicht einfach bloß durch Oxydation entfernt werden kann; denn wäre das der Fall, so würde die retinierte Kohlensäure genau ein Drittel des Erholungssauerstoffes betragen, ein Ver-

---

[1]) HARTREE u. HILL: Anaerobic process in muscle. Americ. journ. of physiol. Bd. 58, S. 127. 1923.

halten, welches durch die punktierte Linie charakterisiert zum Ausdruck käme. Die Analogie zwischen dem im isolierten Muskel sich abspielenden Erholunsprozesses und jenem, wie er sich jetzt auch im lebenden menschlichen Körper demonstrieren ließ, ist augenfällig.

Der Untersuchung des Debts ist bei Herzkranken große Aufmerksamkeit zu schenken; stellt man sich auf den Standpunkt von HILL, so beinhalten die hier ermittelten Debtwerte die Tatsache, *daß im Muskel des inkompensierten Herzkranken die Resynthese der Milchsäure zu Glykogen kaum in demselben Ausmaß stattfindet wie beim Gesunden; vielleicht wird da nicht bloß ein Fünftel der Milchsäure zu Kohlensäure und Wasser oxydiert, wie es der Norm zu entsprechen scheint, sondern mehr;* denn nur so wären die hohen Debtwerte zu erklären, die eindeutig für eine vermehrte Milchsäurebildung sprechen.

Es schien geboten, nach einer geeigneten Methodik Umschau zu halten, um sich hier Klarheit zu verschaffen. Die oben beschriebene Methode von HILL hielten wir für einigermaßen aussichtsreich; wenn ihr natürlich auch große Fehler anhaften mögen, so dürften wir uns mittels ihrer Anwendung erzielten positiven Ergebnisse doch Anhaltspunkte versprechen, um noch in anderer Richtung den oben skizzierten Gedanken weiter ausspinnen zu können.

Als Versuchsobjekt diente uns ein 56 Jahre alter Mann mit den Zeichen einer chronischen Myokarderkrankung; wir wählten ihn deswegen aus, weil, wie entsprechende Versuche lehrten, er imstande war, 5 Minuten lang Arbeit zu leisten; und für unsere Versuchsanordnung war eine stark ermüdende Arbeit unbedingte Voraussetzung. Wenn es auch gleichgültig erscheint wie groß die Arbeit, so soll sie doch immerhin Erwähnung finden; sie betrug pro Minute 785 kg/m. Das Requirement stellte sich auf 12971 ccm Sauerstoff; das Debt auf 7451 ccm. Die Leistungsfähig-

Tabelle 31.

Dauer des Intervalls	Ruhe 10 Min.	Arbeit 5 Min.	Post I 5 Min.	Post II 7 Min.	Post III 10 Min.	Post IV 10 Min.	Post V 10 Min.	Post VI 10 Min.	Post VII 10 Min.	Post VIII 12 Min.	Post IX 12 Min.	Post X 12 Min.
Sauerstoff im Intervall	2530	5520	3915	3192	3440	3090	2860	3010	2990	3456	3256	3036
Ausgeschiedene Kohlensäure	2226	5310	4185	3269	3041	2520	2220	2120	2153	2640	3008	2736
Sauerstoff pro Minute	253	1104	783	456	344	309	286	301	299	289	271	253
Kohlensäure pro Minute	222	1062	837	467	304	252	222	212	215	220	250	228
Atemvolum pro Minute	8,82	25,32	22,76	15,87	11,75	10,05	9,70	9,22	9,30	9,03	8,80	8,89
R. G.	0,88	0,962	1,069	1,024	0,884	0,815	0,776	0,704	0,69	0,764	0,92	0,902

keit war 14 resp. 14,3; der Arbeitssauerstoff verhielt sich zum Debt wie 1:1,354 (1:1,354).

Wir lassen nunmehr unsere Zahlen tabellarisch folgen; die Berechnung erfolgte in der von HILL angegebenen Form (s. Tab. 28, 29 u. 30).

Tabelle 32.

Versuchszeit und Ende der Arbeit	5 Min.	12 Min.	22 Min.	32 Min.	42 Min.	52 Min.	62 Min.	74 Min.	86 Min.
Verbrauchter Sauerstoff	3915	3192	3440	3090	2860	3010	2990	3456	3256
Ruhesauerstoff	1265	1771	2530	2530	2530	2530	2530	3036	3036
Erholungssauerstoff . .	2650	1421	910	560	330	480	460	420	220
Gebildete Kohlensäure	3445	2809	3027	2719	2517	2649	2631	3041	3008
Zu viel ausgeschiedene Kohlensäure	4185	3269	3041	2520	2220	2120	2153	2640	2808
Retinierte Kohlensäure	740	460	14	199	297	529	478	401	200

Die gebildete Kohlensäure würde auf der Basis des Resp.-Quot. von 0,864 berechnet.

Tabelle 33.

	32 Min.	42 Min.	52 Min.	62 Min.	74 Min.	86 Min.
Totaler Erholungssauerstoff.	560	330	480	460	420	220
Totalmenge der retinierten Kohlensäure	199	297	529	478	401	200

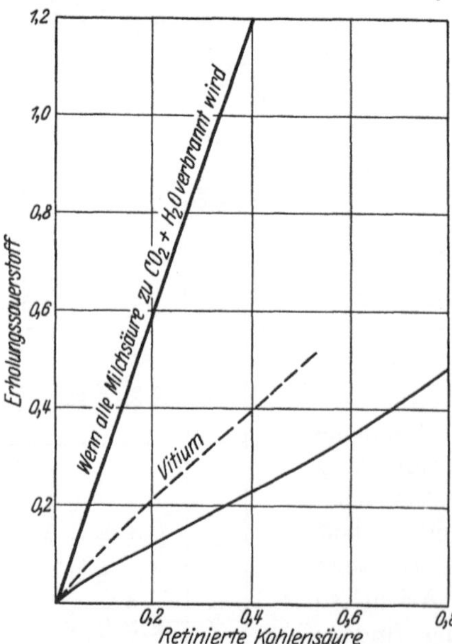

Abb. 28. Gegenseitiges Verhalten von retinierter CO$_2$ und Erholungssauerstoff; die punktierte Linie entspricht dem Verhalten eines inkompensierten Vitiums.

Interpoliert man das Verhältnis zwischen retinierter Kohlensäure und Erholungssauerstoff in die Kurve von HILL, die wir in vereinfachter Form (s. Abb. 28) hier noch einmal wiedergeben, so zeigt sich bei Heranziehung der drei letzten Intervalle (62,74 und 86 Minuten), daß während der Erholungsperiode ganz im Gegensatz zum normalen Menschen, der Erholungssauerstoff größer ist als die retinierte Kohlensäure. Wir nahmen denselben Versuch am gleichen Individuum noch ein zweites Mal vor und sind zu ganz demselben Resultate gekommen. Aus diesen Zahlen ergibt sich, besonders wenn die beigefügte Kurve mitberücksichtigt wird, daß die Verhältnisse hier wesentlich ungünstiger liegen als beim normalen Menschen; während der Quotient beim gesunden durchschnittlich 1,72 ist, stellt er sich bei unserem Kranken auf 1,0; wenn wir uns tatsächlich auf diese Zahl verlassen dürfen, so würde sie in die HILLsche Formel eingetragen, zu dem Werte $3 \cdot 1 = 3$ führen. *Die Wiederherstellung der Milchsäure zu Glykogen würde sich in diesem Falle von chronischer Herzinsuffizienz ungefähr in der Mitte zwischen dem normalen Verhalten und dem Zustande vollständiger Oxydation zu Kohlensäure und Wasser halten.*

Genau die gleichen Untersuchungen wie bei diesem Herzkranken, nahmen wir dann auch an einem normalen Menschen vor; die Versuchsanordnung war ganz dieselbe, indem wir besonders darauf Bedacht nahmen, daß die Größe der Arbeitsleistung der gesunden Kontrollperson vollkommen mit jener des Herzkranken übereinstimmte.

Tabelle 34.

Dauer des Intervall	Ruhe 10 Min.	Arbeit 4½ Min.	Post I 5 Min.	Post II 7 Min.	Post III 10 Min.	Post IV 10 Min.	Post V 10 Min.	Post VI 10 Min.	Post VII 10 Min.
Sauerstoff in dies. Intervall	2750	6142	3460	2205	2590	2550	2670	2610	2610
Ausgeschiedene Kohlensäure	2200	5364	3690	1876	2030	1880	1940	2070	2000
Sauerstoff pro Min.	275	1361	692	315	259	255	267	261	261
Kohlensäure p.Min.	220	1192	738	268	203	188	194	207	200
Atemvol. pro Min.	7,62	28,18	20,62	9,67	7,73	7,27	7,22	7,56	7,40
R. G.	0,798	0,875	1,066	0,852	0,782	0,738	0,727	0,793	0,768

Tabelle 35.

Intervall	I	II	III	IV	V
Verbrauchter Sauerstoff	3460	2205	2590	2550	2670
Ruhesauerstoff	1375	1925	2750	2750	2750
Erholungssauerstoff	2085	280	—	—	—
Gebildete Kohlensäure	2762	1760	2068	2035	2231
Zu viel ausgeschiedene CO_2	3690	1876	2030	1880	1940
Retinierte CO_2	—928	—114	38	155	291

Zur Charakterisierung dieses Falles seien noch folgende Daten angegeben: Das Requirement betrug 7270 ccm, das Debt 2365 ccm Sauerstoff, das gegenseitige Verhältnis zwischen Arbeitssauerstoff und Debt 1:0,48; die Leistungsfähigkeit des Individuums als Maschine stellte sich auf 24,9 resp. 25,9.

Aus diesen Zahlen ist herauszulesen, daß das hier dem gesunden Menschen zugemutete Arbeitsquantum nicht imstande war, eine hochgradige Retention von Kohlensäure resp. einer vermehrten Menge an Erholungssauerstoff herbeizuführen; es war hier nicht möglich, diese beiden Werte in einem Intervall zueinander in Relation zu bringen; obgleich dieser Versuch in dieser Richtung ein negatives Resultat zeitigte, so erscheint er uns doch insofern wichtig, als sich hier wieder zeigen ließ, *daß dieselbe Arbeit, die im gesunden Körper kaum nennenswerte Änderungen zeitigte, bei einem leicht inkompensierten Herzkranken derartige Verschiebungen zwischen Kohlensäure und Sauerstoff bewerkstelligt, wie sie im gesunden Körper sonst nur nach größter Ermüdung erzielt werden.*

HILL hat noch einen zweiten Weg für die Sicherstellung dessen gewiesen, daß während der Erholung der menschlichen Muskulatur die Milchsäure nicht glatt oxydiert wird, sondern zum Teil eine Resynthese zu Glykogen erfahren dürfte; auch hier erstreckt sich die Untersuchung

Tabelle 36.

1	2	3	4	5	6	7			8	9
						Blutmilchsäure				
Nr.	Name	Körpergewicht	Dauer der Arbeit	Oxygen Debt l	Beginn und Ende der Blutentnahme	Am Beginn	Am Ende d. Versuch.	Differenz	Erholungssauerstoff	Efficienty of recovery
1	A. V. H.	73	8,5	10,9	23,5—53	72,3	29,2	43,1	2,340	6,5
2	D. A.	68	6,4	7,1	23,5—64,2	41,4	10,3	31,1	2,300	4,4
3	F. C. S.	65,5	8,0	8,8	14,2—54,6	96,3	42,9	53,4	3,330	5,0
4	W. C.	55,5	8,9	4,9	16,2—47,7	36,8	15,7	21,1	860	6,5
5	E. W.	56	8,3	6,3	15,7—46,7	91,1	31,7	59,4	1,890	8,5
6	D. S.	67,5	9,6	9,0	15,7—46,2	81,1	38,5	42,6	3,370	4,1
7	H. L.	58	8,2	6,7	15,8—49,4	75,4	40,3	35,1	1,830	5,4
8	H. S.	60	8,3	9,8	16,5—47,5	98,8	57,3	41,5	3,480	3,4
9	L. W.	62	9,2	7,4	24,6—56,1	56,9	22,4	34,5	1,720	6,0
10	C. N. H. L. ..	65	—	—	13 —140	57,4	12,0	45,4	2,460	5,8
										5,6 Mittel

noch auf eine Zeit zwischen 20 und 60 Minuten nach Beendigung der Arbeit; ihr liegt die Annahme zugrunde, daß die während der Erholung aus den Muskeln gegen die umgebenden Gewebe diffundierte Milchsäure nach ca. 20—60 Minuten post Arbeitsschluß mit Blut- und Gewebsflüssigkeit in ein Diffusionsgleichgewicht gekommen sein dürfte. Nach HALLIBURTON[1]), der hier herangezogen wird, ist die Zusammensetzung des menschlichen Körpers folgendermaßen beschaffen: 42% Muskeln, 9% Viscera, 2% Gehirn, 5% Blut, 16% Skelett, 18% Fett, 8% Haut; nur die wässerigen Organe (Muskulatur, Viscera, Gehirn) können mit dem Blut in Diffusion treten, so daß also ungefähr 50% des Körpergewichtes mit dem Plasma in Diffusionsgleichgewicht kommen könnte. Die Annahme von 50% ist sicher sehr roh; mit mindestens 10%

---

[1]) HALLIBURTON: Americ. journ. of physiol. Bd. 10, S. 233. 1890 und Handbook of physiol. 1923, S. 645.

Schwankungen nach oben und unten hat man schon bei gesunden Menschen sicherlich zu rechnen; der wirkliche Wert würde etwa zwischen 35 und 65% schwanken, was eine Fehlerquelle von fast 30% bedeutet. Bestimmt man in zwei Perioden den Milchsäuregehalt des Plasmas und bezieht man ihn auf die gesamte Flüssigkeitsmenge, die evtl. auf Grund obiger Berechnungen in Betracht gezogen werden kann, so läßt sich — in allerdings nur sehr grober Weise — die Milchsäuremenge berechnen, die innerhalb einer gewissen Frist aus dem Körper verschwindet. Bestimmt man außerdem im gleichen Intervall den Erholungssauerstoff, d. h. die totale Sauerstoffeinfuhr vermindert um den Sauerstoffwert, der der Ruheperiode innerhalb dieser Frist entsprechen könnte, so läßt sich durch Interpolierung dieser beiden Größen in obige Formel auch die „Efficiency of recovery" ermitteln. In 10 Versuchen führte dies HILL aus; wir geben seine Resultate in Tabelle 38 wieder.

Die hier gewonnenen Zahlen wurden dann in die vereinfachte Formel interpoliert, die folgendermaßen lautet:

$$\frac{4{,}81 \text{ Körpergewicht} \cdot \text{Differenz d. Milchsäure}}{\text{Erholungssauerstoff}}\;.$$

Die in dieser Weise gefundenen Werte für die Erholungstüchtigkeit der menschlichen Muskulatur ergeben bei 10 gesunden Individuen einen Durchschnitt von 5,6. Diese Versuche sind sicherlich mit großen Fehlern behaftet, aber immerhin läßt sich auch aus ihnen eine weitgehende Übereinstimmung zwischen den Beobachtungen am isolierten Muskel und den Versuchen am Menschen, die sich mit der Analyse der Retention der Kohlensäure beschäftigen, erkennen.

Wir unternahmen es, analoge Versuche auch bei Herzkranken durchzuführen. Da die Resultate, die hier am gesunden Menschen erhalten werden, schon reichlich Fehlern unterliegen, so sind selbstverständlich auch die betreffenden Zahlen, die wir bei zwei Herzkranken zu ermitteln Gelegenheit nahmen, mit außerordentlicher Reserve zu betrachten; sie wollen uns aber doch sehr beachtenswert erscheinen, denn sie stimmen mit unseren Vorstellungen vortrefflich überein.

Tabelle 37.

Nr.	Name und Krankheit	Körpergewicht	Dauer der Arbeit und Arbeitsleistung	Oxygen debt	Beginn und Ende der Blutentnahme Min.	Blutmilchsäure			Erholungssauerstoff	Efficienty of recovery
						Am Beginn	Am Ende d. Versuches	Differenz		
1	L., Myodegeneratio	65	4 Min. 900 kgm	<4826	21,0—29,0	35,0	31,25	3,75	512	2,3
2	B., Herzinsuffizienz b. Hypertonie	70	3 Min. 560 kgm	3280	19,0—28,0	27,5	22,5	5,0	561	3,0

Wohl die schwerste Störung im Milchsäurestoffwechsel Herzkranker ließ sich in folgender Weise feststellen; wir müssen zunächst mit der Erwähnung einer physiologischen Tatsache beginnen; HILL zeigte, daß bei allerdings ermüdender und anstrengender Arbeit der Milchsäuregehalt des Blutes gesunder Menschen mächtig in die Höhe schnellt; die Blutmilchsäure kann dabei gelegentlich einen Anstieg um über 400 % ansteigen. Die meisten dieser Untersuchungen wurden an Sportsleuten durchgeführt, die trainiert, d. h. an sehr anstrengende Arbeitsleistungen gewöhnt waren.

In einer ganzen Reihe von Versuchen an gesunden Menschen konnten wir uns davon überzeugen, daß relativ so geringgradige Arbeiten, wie wir sie unseren Herzkranken zumuten konnten (im Maximum 300 kg pro Minute), nicht imstande sind, eine wesentliche Änderung im Milchsäuregehalt des Blutes auszulösen; bei Herzkranken aber, die zufolge ihres Zustandes höchstens noch imstande sind, eine nur sehr mäßige Arbeit zu leisten, fanden wir bei Bewältigung dieser minimalen Leistung ähnliche Steigerungen der Blutmilchsäure zustande kommen, wie wir sie bei normalen Menschen nur nach außerordentlichen Kraftleistungen nachweisen konnten.

Tabelle 38.

	Vor der Arbeit mg Milchsäure	Arbeitsleistung innerhalb Zeit	Neben den Milchsäurewerten finden wir die Zeitangaben der einzelnen Punktionen				
Normal	18	469 in $1\frac{1}{2}$ Min.	22 (3)	19 (9)	14 (22)	18 (33) 17 (47) 17 (60)	
	22	572 in $1\frac{1}{2}$ Min.	25 (4,5)	21 (11)	21 (22)	19 (36) 21 (45)	
Herzfehler, die sich an der Grenze zwischen Kompensation und Inkompensation befanden	24	660 in 5 Min.	50 (4)	33 (27)	28 (37)	24 (50) 27 (62)	
	25	436 in $1\frac{1}{2}$ Min.	60 (7)	45 (22)	39 (33)	33 (45) 31 (60)	
	14	240 in $2\frac{1}{2}$ Min.	28 (2,5)	25 (11)	24 (22)	25 (33) 24 (45)	
	19	627 in 4 Min.	45 ($5\frac{1}{2}$)	47 (11)	33 (23)	26 (36) 26 (46) 21 (60)	
	13	380 in $2\frac{1}{2}$ Min.	23 (2)	23 (7)	27 (15)	21 (25) 23 (35) 23 (45)	
	8	fast nur gerade Bewegungen	17 (5)	13 (12)	10 (24)	10 (38) 9 (45) 9 (64)	
	14,5	600 in $2\frac{1}{2}$ Min.	42,5 (2)	38 (11)	20 (17)	12 (40) 12 (50)	
	18	900 in 4 Min.	39,5 (6)	35 (17)	31,2 (25)	25 (35)	

Die Beobachtungen erscheinen vollkommen eindeutig: *während der gesunde Mensch bei einer 2—3 Minuten lang währenden mäßigen Arbeitsleistung keine Erhöhung des Milchsäuregehaltes im Blute erkennen läßt, führt dieselbe Arbeit bei inkompensierten Herzkranken zu einer beträchtlichen Vermehrung der Blutmilchsäure.*

Weiter kann es wohl als eine bekannte Tatsache hingenommen werden, daß der Harn der meisten Herzkranken einen erhöhten Milchsäuregehalt aufweist; an geeigneten Fällen konnten auch wir uns von der Richtigkeit dieser Angaben überzeugen. Immerhin sind die Analysen im Harn nicht leicht durchführbar. Verabfolgt man einem ödematösen Herzkranken ein wirksames Diureticum, so steigt der absolute Milchsäuregehalt des Harnes beträchtlich an.

Auf Grund dieser Beobachtungen war es nur logisch, in Fortsetzung unserer Studien über den Milchsäurestoffwechsel bei Herzkranken auch den Einfluß der Arbeit auf die Milchsäureausscheidung durch den Harn zu untersuchen; so haben wir bei vielen Herzfehlern den Einfluß der Arbeit nicht nur auf den Milchsäuregehalt des Blutes, sondern auch auf den Milchsäuregehalt des Harns systematisch verfolgt; tatsächlich ließen sich hierbei auch Änderungen im Milchsäuregehalt des Harns beobachten, doch bewegten sie sich wegen der meistens gleichzeitig eingesetzten Oligurie innerhalb so geringer Schwankungsbreiten, daß wir darauf kein allzugroßes Gewicht legen möchten.

Bei Besprechung der einschlägigen Untersuchungen von HILL erwähnten wir auch, daß die englischen Autoren eine Diffusion der in den Muskeln gebildeten Milchsäure nicht nur in das Blut annehmen, sondern daran die gesamte Gewebsflüssigkeit partizipieren lassen wollen; dieser Gesichtspunkt legte es uns nahe, auch in der Ödemflüssigkeit auf die Milchsäure zu achten; tatsächlich läßt sich z. B. mittels der Veratrolmethode, deren wir uns bei allen diesen Versuchen bedienten, die Anwesenheit von Milchsäure in der Ödemflüssigkeit nachweisen; bei einigen ödematösen Patienten studierten wir aber auch den Einfluß der Arbeit auf den Milchsäuregehalt der Ödemflüssigkeit; wir fügen diesbezüglich hierselbst zwei Beispiele an.

Tabelle 39.
I.

	Vor der Arbeit Milchsäure mg-%	Arbeit	Nach der Arbeit (Milchsäure in mg-%)							
			5 Min.	12 Min.	24 Min.	29 Min.	32 Min.	38 Min.	45 Min.	64 Min.
Blut . . .	8	Sehr gering wegen der Ödeme	17	13	10	—	10	—	9	9
Lymphe .	9	der Beine	—	9	10	12	—	13	—	16

II.

	Vor der Arbeit Milchsäure mg-%	Arbeit	Nach der Arbeit (Milchsäure in mg-%)					
			10 Min.	20 Min.	30 Min.	45 Min.	60 Min.	68 Min.
Blut . . .	11	450 mg-%	25	24	20	19	17	15
Lymphe .	9	in 4 Minuten	—	11	15	16	18	18

Noch viel deutlicher erweist sich der Einfluß der Muskelbewegung auf den Milchsäuregehalt des Blutes und der Ödemflüssigkeit, wenn

8*

man bei Herzfehlerpatienten, die wegen ihres inkompensierten Zustandes die Klinik aufsuchten, und (wenn sie, worauf wir besonderes Gewicht legen möchten, zu Fuß in die Klinik kamen) unmittelbar nach der Spitalaufnahme, den Milchsäuregehalt in der Ödemflüssigkeit und im Blute bestimmt und evtl. 24 Stunden später eine neuerliche Untersuchung vornimmt; in zwei Fällen haben sich folgende Werte gezeigt:

Tabelle 40.

		Milchsäure im Blute mg	Milchsäure in der Ödemflüssigkeit mg
I. Patient: Mitralstenose — hochgradig ödematös und cyanotisch; ist ca. 3 St. vor der Aufnahme in die Klinik zu Fuß gegangen; starke Dyspnoe	Unmittelbar nach der Aufnahme	55	33
	24 Stunden später, bei völliger Bettruhe	21	12
II. Patient: Inkompensierte Hypertonie — starke Ödeme der Beine und des Rumpfes — mußte ebenfalls zu Fuß in die Klinik kommen (durchschnittlich zweistündige Wanderung)	Unmittelbar nach der Aufnahme	48	28
	24 Stunden später, bei völliger Bettruhe	17	11

Bei Herzkranken kommt es somit nach der Arbeit zu einer Steigerung des Milchsäuregehaltes nicht nur im Blute, sondern auch in der Ödemflüssigkeit.

Die hohen Milchsäurewerte, die sich im Anschlusse an eine Arbeitsleistung bei Herzkranken teils im Blute, teils in der Ödemflüssigkeit finden, sind entweder darauf zurückzuführen, daß nach wie vor von den Muskeln Milchsäure herüberdiffundiert, oder daß der Organismus nicht imstande ist, der einmal gegen das Blut übergetretenen Milchsäure Herr zu werden; wäre das erstere der Fall, so wäre darin nur ein weiterer Beweis für die Reichhaltigkeit der Milchsäureproduktion zu erblicken; die letztere Möglichkeit ließe sich evtl. überprüfen; wenn nämlich tatsächlich der Herzfehlerorganismus die einmal in sein Blut übergetretene Milchsäure schlechter verbrennen sollte, so müßte eine artifiziell in seine Blutbahn injizierte Milchsäure langsamer aus dem Körper verschwinden, als man dies für den normalen Menschen anzunehmen scheint. Von diesem Gesichtspunkte aus hat PERGER[1]) Milchsäure als Natriumlactat in der Menge von 3,2 g in 200 ccm gelöst, bei den verschiedenen Patienten intravenös verabfolgt und dann in fortlaufenden Blutanalysen sich von dem Verhalten

---

1) PERGER: Klin. Wochenschr. 1927.

der Milchsäure ein Urteil gebildet; zwei normale Menschen und ebenso drei kompensierte Herzfehler zeigten ein relativ rasches Verschwinden; unter der Annahme von durchschnittlich 3—4 l Blut müßte der Milchsäurespiegel nach der Injektion von 3,2 g Milchsäure auf ungefähr 0,05—0,1 emporschnellen; da sich weder beim normalen noch beim kompensierten Herzfehler schon nach kurzer Zeit (3—5 Minuten) kaum Änderungen gegenüber der Norm ergeben, so muß unter diesen Bedingungen die Milchsäure anderweitig verschwunden sein; eine Diffusion in die Gewebe dürfte wahrscheinlicher sein als die direkte Oxydation;

Tabelle 41.

Name	Diagnose	An-fangs-wert	Nach der Injektion von 3,2 g Milchsäure als Natriumsalz[1]		
—	Normal	17,5	29$_{(3)}$	23$_{(12)}$	
—	Normal	22,5	27,5$_{(2)}$	25,5$_{(13)}$	
—	Normal	24,7	25,3$_{(10)}$	22,7$_{(14)}$	23,5$_{(23)}$
Strobel . .	inkompensiertes Vitium	13,5	38,5$_{(3)}$	32,5$_{(6)}$	22,2$_{(10,5)}$
Bierwirt . .	inkompensiertes kombiniertes Vitium	14	25,5$_{(5)}$	16,0$_{(10)}$	
Weiser . .	Inkompensation bei Emphysem	11,5	20,5$^{(5)}$	16,5$^{(10)}$	
Heidenreich	Myodegeneration bei luetischer Aortitis	9,5	19$^{(5)}$	14,5$^{(10)}$	11,5$^{(15)}$
Moessmer .	inkompensierte Mitral- und Aortenfehler	10	17,5$^{(5)}$	14$^{(10)}$	9$^{(15)}$
Wehrle . .	Aorteninsuffizienz inkompensiert	9,5	24$^{(5)}$	19$^{(10)}$	16$^{(15)}$
Indlekofer .	Mitral-Aorten, inkompensiert	14	15,5$^{(5)}$	18$^{(10)}$	14,5$^{(15)}$
Gertner . .	Myodegeneration fast kompensiert	13,5	18,5$^{(5)}$	18$^{(10)}$	17$^{(15)}$
Schilling . .	Lebercirrhose	14,5	24,5$^{(5)}$	22,0$^{(10)}$	.

nachdem inkompensierte Herzfehler darin eine Ausnahme machen, muß mit der Möglichkeit gerechnet werden, daß entweder die Oxydationsfähigkeit gegenüber Milchsäure herabgesetzt erscheint, oder daß die Gewebe, vielleicht wegen Anreicherung an Milchsäure, eine Aufnahme der injizierten Milchsäure schwieriger bewerkstelligen können.

Im Anschluß an die Beobachtungen bezüglich des Milchsäuregehaltes im Harne wären auch unsere Erfahrungen über die Aciditätsverhältnisse, die nach der Gaskettenmethode ermittelt wurden, zu erwähnen; wenn wir auch überzeugt sind, daß sie nichts mit einer vermehrten Milchsäureausscheidung zu tun haben, so sind sie doch als ein Zeichen der Säuerung

---

[1]) Die in Klammern angefügten Zahlen bedeuten die Minuten, nach welchen post injectionem das Blut zwecks Milchsäurebestimmung entnommen wurde.

des Organismus zu werten. In allen Fällen von kardialer Inkompensation haben wir im Harn außerordentlich niedere p_H-Werte feststellen können. Sie scheinen uns im Zusammenhange mit unseren Arbeitsversuchen um so beachtenswerter, als Wrigth-Wilson[1]) bei seinen Versuchspersonen nach intensiver Arbeitsleistung stets eine beträchtliche Abnahme der Acidität des Harns feststellte. Wir haben bei unseren Herzkranken nachgesehen, ob nicht auch schon die geringe Arbeit, die bei ihnen sonst bedeutungsvolle Verschiebungen nach sich zieht, desgleichen eine Änderung im p_H erkennen läßt; doch wurden die — ohnehin schon sehr niederen — p_H-Werte durch Arbeitsleistungen von durchschnittlich 300 kg pro Minute bei einer mittleren Arbeitsdauer von 3—4 Minuten nicht verändert. Es braucht nicht erst besonders hervorgehoben zu werden, daß ähnlich geringe Arbeitsleistungen im Harn gesunder Kontrollmenschen nicht die geringsten Veränderungen hervorzurufen vermochten.

Die niederen p_H-Werte im Harne, die evtl. auf eine beträchtliche Acidität im Herzfehlerorganismus hinweisen, zeigen Eigentümlichkeiten, die unserer Ansicht nach Beachtung verdienen; unter den physiologischen Regulationsvorrichtungen, die von der Niere besorgt werden, spielt, abgesehen von der Fähigkeit, Säuren zu eliminieren, die Ammoniakbildung der Fleischfresser und Omnivoren eine große Rolle; verabfolgt man fixe Säuren, so geht der relative Ammoniakgehalt beträchtlich in die Höhe, wie sich dies

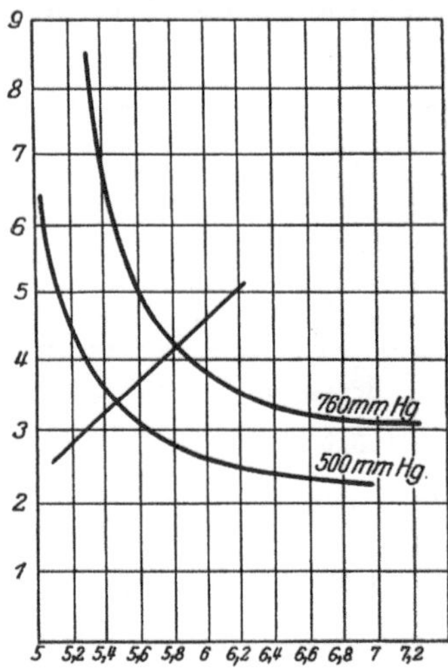

Abb. 29. Gibt nach Hasselbalch das gegenseitige Verhältnis von Ammoniakzahl und p_H-Wert des Harnes bei verschiedener Sauerstoffspannung. Bei künstlicher Säuerung liegen die Punkte weit rechts oben; lebt ein Mensch bei niedrigem Atmosphärendruck, so kommt es wahrscheinlich zu einer „Alkalose"; bei solchen Menschen liegen die Schnittpunkte links unten.

am besten durch Ermittlung der Ammoniakzahl $\left(\dfrac{\text{Ammoniakstickstoff}}{\text{Totalstickstoff}} \cdot 100\right)$ feststellen läßt. Hasselbalch[2]) konnte nachweisen, daß bei Kohlenhydrat freier Kost der Harn zwar sauber wird, dafür aber die Ammoniakzahl in die Höhe geht, während umgekehrt bei Pflanzenkost der Harn alkalisch wird und die Ammoniakzahl abfällt.

Diese Regel, die an vielen Menschen erhärtet wurde, ist unter zwei Bedingungen durchbrochen und zwar sowohl unmittelbar nach der

---

[1]) Wright-Wilson: Journ. of biol. chem. Bd. 65, S. 755. 1926.
[2]) Hasselbalch: Amoniak als physiologischer Neutralitätsregulator. Biochem. Zeitschr. Bd. 74, S. 18. 1916.

Schwangerschaft und bei Sauerstoffarmut der Atmosphäre; bringt man die Werte Ammoniakzahl und p_H-Wert des Harnes in gegenseitige Beziehung, so ergeben sich Kurven, von denen wir eine aus der Arbeit von HASSELBALCH wiedergeben, und aus der man erkennen kann, wie sich die Verhältnisse z. B. einerseits bei einem Atmosphärendruck von 760 und daneben anderseits bei 500 mm Hg geben (cf. Abb. 29). Bereits in der Arbeit von HASSELBALCH[1]) wird davon Erwähnung getan, daß er bei einem Herzfehler ähnliche Verhältnisse finden konnte, wie z. B. bei einem Atmosphärendruck von 500 mm Hg. Es erscheint nun sehr interessant zu wissen, daß es sich durchaus nicht um eine einzelne Beobachtung handelt, sondern daß mehr oder weniger alle inkompensierten Herzfehler solche Verhältnisse im Harn zeigen.

Fassen wir nunmehr die aus unseren Beobachtungen resultierenden Ergebnisse zusammen, so läßt sich sagen: die Lehren von MEYERHOF, EMBDEN und HILL und die darauf sich aufbauenden Untersuchungsmethoden gestatten uns, in den Milchsäurestoffwechsel auch beim herzkranken Menschen Einblick zu nehmen; *offenbar erfolgt die Glykogenresynthese der bei der Arbeit freiwerdenden Milchsäure nicht in jener ökonomischen Weise wie beim gesunden Menschen; wahrscheinlich wird mehr Milchsäure zu Kohlensäure und Wasser verbrannt; damit steht einerseits das eigentümliche Verhalten der Debtzahlen im Einklang und andererseits auch das Auftreten von Milchsäure im Blute bei relativ geringen Arbeitsleistungen. Wir halten es für möglich, daß auch schon im Ruhezustand bei Herzkranken in dieser Richtung eine Störung bestehen dürfte, zu welcher Annahme wir hauptsächlich auf Grund dessen gelangten, daß auch der Ruhesauerstoffverbrauch vieler Herzkranker erhöhte Werte aufweist; die Möglichkeit, daß die mangelhafte Resynthese der Milchsäure zu Glykogen als die Folge des schweren Krankseins oder gar einer Kachexie zu deuten wäre, glauben wir mit dem Hinweis auf das Verhalten vieler kachektischer, nicht kreislaufkranker Patienten ablehnen zu müssen; wir halten es für möglich, daß in dieser mangelhaften Resynthese die Ursache für die Säuerung des Organismus Herzkrank zu suchen sei, was uns um so wahrscheinlicher erscheint, als der Organismus des inkompensierten Herzfehlers offenbar auch in der Fähigkeit eingebüßt hat, die in seinem Blute zirkulierende Milchsäure rasch abzubauen.*

IV. Die Bedeutung der Pufferung für die Kreislauffunktion.

Für den normalen Ablauf der meisten Lebensvorgänge ist die Aufrechterhaltung entsprechender Ionenverhältnisse von fundamentalster Bedeutung. Die Isoionie und insbesondere die Isohydrie — d. h. die

---

[1]) HASSELBALCH: Höhenklima IV u. V. Biochem. Zeitschr. Bd. 74, S. 1 u. 48. 1916.

Konstanz der Reaktion des Blutes und der Gewebe erscheint daher in hohem Maße beachtenswert zu sein. Wollen wir diese Vorgänge in ihrer Wirksamkeit entsprechend würdigen, so müssen wir vor allem daran festhalten, daß das lebende Protoplasma der verschiedenen Organe und das Blut, das die Ernährung der Zellen gewährleistet, kolloidale Systeme darstellt. Die wichtigsten Eigenschaften kolloider Lösungen, so vor allem osmotischer Druck, Viscosität, elektrostatische Ladung, Oberflächenaktivität und nicht zuletzt die Membranvorgänge werden durch Ionenverschiebungen, speziell durch Änderungen der Wasserstoffzahl in elektiver Weise beeinflußt.

Bereits beim oxydativen Abbau der Nahrungsstoffe, sowie beim Zerfall endogener Körperbestände können neben Kohlensäure verschiedene nicht flüchtige Säuren entstehen. Wenn trotz dieses Umstandes eine Anreicherung saurer Produkte im Gewebe und Blut keinesfalls in Erscheinung tritt, so sind wohl hierfür empfindliche Regulationsmechanismen verantwortlich zu machen, deren In-Aktion-treten die Konstanz der Wasserstoffzahl gewährleistet und auf diese Weise den Organismus vor Schäden bewahrt. Die Ionenkonstanz wird unter physiologischen Bedingungen durch die Nahrungsweise besonders die Zufuhr entsprechender Mineralstoffe, die Tätigkeit der Ausscheidungsorgane (Lunge, Niere und Darm) und nicht zuletzt durch die chemischen Milieuverhältnisse im Gewebe gewährleistet. Der Organismus verfügt über große Bestände von Salzen organischer, und anorganischer schwach dissoziierter Säuren, deren Wirksamkeit größere Verschiebungen der Wasserstoffzahl hintanhält. Als *Puffer*substanzen stehen vor allem das Bicarbonat, die Phosphate und die Alkaliproteinate zur Verfügung. Auf die Wirksamkeit der Bicarbonat-Phosphatpufferung wurde bereits vielfach von rein chemischer und physiologischer Seite hingewiesen. Wir erwähnen hier nur die umfangreichen Untersuchungen von J. L. Henderson[1]); die Bicarbonate bilden gleichsam die erste Reserve beim Neutralisationsprozesse und ihrer Pufferwirkung ist es vor allem zu danken, daß größere Verschiebungen in der Reaktion des Blutes verhindert werden. Hierzu kommt noch, daß der Organismus sich jederzeit eines etwa bestehenden Kohlensäureüberschusses durch die Lunge bzw. durch Steigerung der Carbonatausscheidung von seiten der Nieren zu entledigen vermag. Den Phosphaten wird in erster Linie eine Pufferfunktion im Gewebe zugeschrieben. Sie bilden gewissermaßen die Reserven, die beim Versagen der Carbonatpufferung in ihre Rechte treten. Einen Einblick in die Beanspruchung der Phosphatpuffer können wir durch das Studium des Verhältnisses des im Harn erscheinenden primären und sekundären Phosphates erhalten. In letzter Zeit wurde

---

[1]) Henderson, Lawrence: Gleichgewicht zwischen Basen und Säuren. Ergebn. d. Physiol. Bd. 8, S. 254. 1909.

auch den Eiweißkörpern erhöhte Aufmerksamkeit in dieser Richtung
zugewendet. Der Mechanismus der Pufferfunktion des Eiweißes kann
gegenwärtig bis zu einem gewissen Grade klargestellt erscheinen. Die
Wirksamkeit desselben beschränkt sich nach den neuesten Angaben
auf die Alkaliproteinate. Für die Pufferung des Blutes sind außerdem
die roten Blutkörperchen von besonderer Bedeutung und ihrem Einfluß
ist es jedenfalls auch in hohem Grade zuzuschreiben, wenn nur geringgradige Änderungen der Reaktion des Blutes in Erscheinung treten
können.

Eine weit größere Aufgabe als im ruhenden Organismus fällt den
Puffern bei stärkerer Muskeltätigkeit zu. Die Untersuchung dieser
Vorgänge in ihrer Auswirkung auf den Gesamtorganismus sind mit
außerordentlichen Schwierigkeiten verbunden. Ein klareres Bild war
bisher nur aus Untersuchungen isolierter Organe, vor allem des arbeitenden Muskels selbst möglich. Neuere Untersuchungen von HILL und
seinen Mitarbeitern gestatten die Verfolgung dieser Erscheinungen am
arbeitenden Menschen. Während der Muskelarbeit, und zwar während
der anaeroben Phase derselben, treten bedeutende Milchsäuremengen
in der arbeitenden Muskulatur auf. Die Wegschaffung dieser sauren
Produkte obliegt der Erholungsphase, welche mit einem bedeutenden
Anstieg des Sauerstoffverbrauches einhergeht. Wie bereits wiederholt
ausgeführt, kann die Untersuchung des Erholungssauerstoffes als Maß
für die Milchsäureverbrennung angesehen werden. Bei exzessiver Arbeit
eines Athleten — Kurzstreckenlauf — kann der Sauerstoffverbrauch
nach der Muskelarbeit bis um 19 l erhöht sein. Berücksichtigen wir,
daß zur Verbrennung von 7 g Milchsäure ca. 1000 ccm Sauerstoff erforderlich sind, so können wir für die angeführte Sauerstoffaufnahme
von 19 l eine Milchsäureansammlung von ca. 130 g errechnen. Bezieht
man die so erhaltenen Milchsäurewerte auf die gesamte Muskelmasse
des arbeitenden Individuums, dann wäre der Milchsäuregehalt in der
Muskulatur mit 0,35 % anzusetzen. Derartig hohe Säurewerte können
keinenfalls ohne entsprechende Neutralisationseinrichtungen auftreten.
Sie liegen ja nahezu an der Grenze des maximal Möglichen und erreichen
fast die bei der Totenstarre beobachteten Größen (0,4 %).

Auch durch die Beobachtung der Blutmilchsäure können ähnliche
Verhältnisse erschlossen werden. Nach intensiver körperlicher Betätigung erhebt sich der Milchsäurewert des Blutes von 0,01—0,02
auf 0,2 Vol.-%. Nehmen wir solchenfalls die Blutmenge zu 5 l an,
so könnte die im Blute kreisende Säuremenge allein auf fast 10 g in die
Höhe gehen. Berücksichtigen wir ferner, daß die im Muskel gebildete
Säure nur ganz allmählich aus dem Gewebe in das Blut diffundiert
und ihr Maximum im Blute nach 7—8 Minuten erreicht, und daß gerade zu dieser Zeit die Milchsäurezerstörung durch die Erholungsprozesse

einsetzt, so können wir aus den erwähnten Milchsäuremengen des Blutes gleichfalls auf ganz beträchtliche Aufstapelung saurer Produkte in der arbeitenden Muskulatur schließen. Übersteigt der Säuregehalt des Blutes einen bestimmten Grenzwert, so kann auch beträchtliche Erhöhung der Milchsäureausscheidung im Harne auftreten. So beobachteten z. B. Liljestrand u. Wilson[1]) nach 3 Minuten lange dauernder schwerer Muskelarbeit Milchsäureausscheidungen bis zu 1370 mg.

Die exakte Messung der aktuellen Reaktion ist im lebenden Muskel gegenwärtig kaum durchführbar. Dagegen können am isolierten Muskel derartige Messungen auf elektrometrischem Wege vorgenommen werden. So beobachtete Hill[2]) bei maximaler tetanischer Arbeitsleistung am isolierten Muskel kaum nennenswerte Unterschiede der Wasserstoffzahl. Hill schreibt vor allem den Eiweißkörpern besondere Bedeutung für die Abpufferung der bei der Muskelkontraktion gebildeten Milchsäure zu. Die Wirksamkeit der Phosphatcarbonatpuffer würde auch keinenfalls in dieser Hinsicht genügen können. Es muß jedoch hier gleichzeitig betont werden, daß auch der entsprechenden Resynthese der Milchsäure zu Glykogen in diesem Zusammenhange besondere Bedeutung zukommen muß, und es kann aus unseren Ausführungen wohl erschlossen werden, in welch hohem Maße der Alkalibestand des Organismus beansprucht werden müßte, wenn nicht $^4/_5$ der bei der Muskeltätigkeit gebildeten Säure durch Resynthese zu Glykogen gewissermaßen unschädlich gemacht würde. Die Leistungsfähigkeit des arbeitenden Individuums, welche wohl in hohem Grade eine Funktion entsprechender Neutralisationsvorrichtungen ist, wird demnach in erster Linie durch zwei Mechanismen gewährleistet: Die *Resynthesefähigkeit der Muskulatur* einerseits und eine *entsprechende Menge von Puffersubstanzen* andererseits.

Mit der Milchsäurebildung und der mehr oder weniger guten Pufferung, vor allem durch die in der Muskulatur vorhandenen Alkaliproteinate, hängt wohl, wie dies besonders in jüngster Zeit von Durig[3]) zur Darstellung gebracht wurde, das Problem der Ermüdung zusammen. Ein physiologisches Gleichgewicht der bei der Arbeit gebildeten Säuren und der Abpufferung und Oxydationsfähigkeit des Muskelgewebes bedingt die Aktionsfähigkeit der arbeitenden Muskulatur; Störungen dieses Gleichgewichtszustandes z. B. durch Versagen der Puffervorrichtungen, können zu Zustandsänderungen in der Muskulatur führen, die sich anscheinend sogar morphologisch nachweisen lassen.

Hill vergleicht die beschriebenen Vorgänge mit dem Verhalten eines Akkumulators; das Stadium der nicht abgepufferten Säuerung

---

[1]) Liljestrand u. Wilson: cf. Durig S. 254.
[2]) Hill: Muscular activity S. 59.
[3]) Durig: Handbuch der Arbeitsphysiologie S. 196. 1927.

entspricht der Akkumulatorentladung. Die Vernichtung der gebildeten Säuren der Neuaufladung des Akkumulators. An diesem Beispiel kann in klarer Weise illustriert werden, daß analog dem gewählten Vergleichsobjekte die Säuerung zur Erschöpfung führt, wenn nicht rechtzeitig eine Neutralisation der vorhandenen sauren Produkte einsetzt (Neuaufladung des Akkumulators).

In diesem Zusammenhange erscheint es jedoch wesentlich, noch auf einige andere Tatsachen einzugehen. So wurde vor allem von FLETSCHER und HOPKINS darauf hingewiesen, daß in jedem arbeitenden Muskel bestimmte Milchsäuremaxima durch maximale Arbeitsleistungen zu erzielen sind, und daß bei Erreichung des Maximums eine Hemmung der Säureproduktion einsetzt. Zufuhr von Pufferlösungen, z. B. Bicarbonatlösung, vermögen die Milchsäuremaxima beträchtlich zu erhöhen. Auch diese Erscheinung kann als Hinweis für die Bedeutung der Pufferung bei der Muskelleistung angesehen werden.

Für den erwähnten Resynthesevorgang von Milchsäure zu Glykogen und den damit Hand in Hand gehenden Verdrängungsprozessen ist vor allem entsprechende Sauerstoffzufuhr notwendig. Fehlen derselben bzw. Sauerstoffmangel bedingen gleichfalls eine Störung des Wiederaufbaues von Milchsäure zu Glykogen, was zu einer Anreicherung der gebildeten Säuren in der Muskulatur und schließlich zu Erschöpfung und Starre führen muß.

Nach den Untersuchungen von FLEISCH[1]), HESS[2]) sowie ATZLER[3])

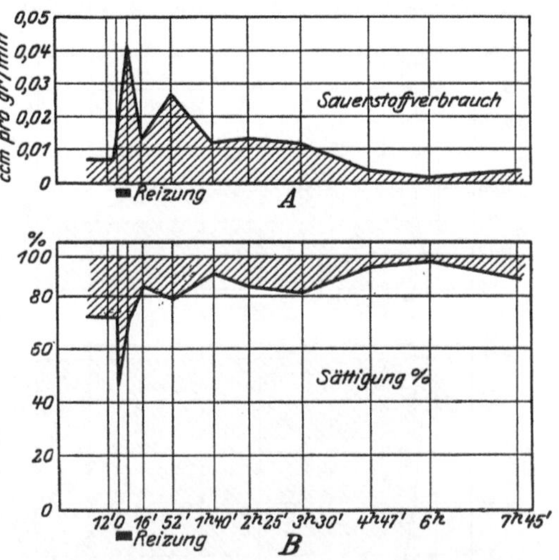

Abb. 30. A. Sauerstoffverbrauch eines reichlich mit Blut durchströmten Muskels. B. Prozentuelle Sättigung des Blutes mit Sauerstoff; der obere Rand des gestrichelten Bezirkes stellt die prozentuelle Sättigung des arteriellen Blutes, der untere die des venösen Blutes dar. Abszissen: Zeit nach Aufhören der Reizung. Signal: Dauer der Reizung. (Nach BARCROFT.)

---

[1]) FLEISCH: Verstärkte Durchblutung tätiger Organe. Schweiz. med. Wochenschr. 1922, Nr. 23.

[2]) HESS: Peripherer Kreislauf. Ergebn. d. inn. Med. u. Kinderheilk. Bd. 23, S. 1. 1923.

[3]) ATZLER: Einfluß der Wasserstoffionen auf die Blutgefäße. Dtsch. med. Wochenschr. 1923.

bedingt jede höhere Säuerung eine Verengerung der Muskelgefäße und somit eine schlechtere Sauerstoffversorgung der Muskulatur. Beim Erschöpfungsvorgange kann diesem Umstande gleichfalls Bedeutung zukommen, da die Anreicherung großer Säuremengen auf diese Weise zur Säurekontraktion der Gefäße und somit zu einer Verschlechterung der Sauerstoffversorgung und demnach einem neuerlichen Anstieg der Säuerung führt. Diesem Circulus vitiosus muß insbesondere bei manchen Kreislaufstörungen erhöhte Aufmerksamkeit zugewendet werden.

Wie sehr sich eine schlechte Durchblutung speziell der Muskulatur für die hierselbst statthabenden energetischen Vorgänge auswirkt, wird uns ganz besonders klar, wenn wir auf die Abbildungen 30 und 31 hinweisen, die dem bekannten Buche von Barcroft, über die Atmungsfunktion des Blutes, entnommen sind.

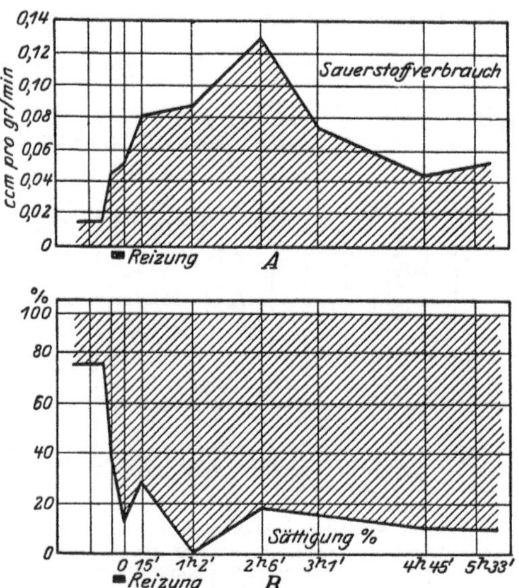

Abb. 31. A. Sauerstoffverbrauch. B. Sättigung des arteriellen und venösen Blutes eines schlecht mit Blut versorgten Muskels. Sonst Bezeichnungen wie in Abb. 30.

Mit der Oxydation der Milchsäure — Ladung des Akkumulators — setzen die Erholungsvorgänge ein. Diese betreffen nicht nur die oxydativen Vorgänge, sondern auch den Mineralstoffwechsel. Die Alkalien, die bishin zur Neutralisation der Milchsäure gedient haben, werden den Eiweißkörpern wieder zur

Verfügung gestellt, so daß ein Restitutionsstadium unter gleichzeitiger Retention von Kohlensäure in kürzerer Zeit erreicht und neuerlich potentielle Energie angesammelt wird. Die rasche Aufeinanderfolge von Entladung, Erschlaffung und Erholung (Wiederaufladung) kann als Hinweis optimaler Muskelleistungsfähigkeit angesehen werden und scheint jedem gesunden Menschen eigentümlich zu sein. Die Ermüdung sowie die sich derselben häufig anschließende Erschöpfung, tritt um so rascher auf, je intensiver die Milchsäurebildung erfolgt. Er wäre ja schließlich noch darauf hinzuweisen, daß die Anreicherung von Milchsäure auch zu Zustandsänderungen des Muskelprotoplasmas führen kann, welche ihrerseits eine verminderte Reaktionsfähigkeit für die energetischen Vorgänge nach sich zieht. So hat

z. B. Jacoby[1]) hervorgehoben, daß bei Einwirkung größerer Milchsäuremengen die Eiweißkörper in dem Zustand beginnender Entladung und gleichzeitig in Polimerisation und geringgradige Koagulation eintreten können.

Die Anwendung solcher Betrachtungsweise auf krankhafte Zustände steht heute nahezu vollkommen aus. Wir wollen hier nur interessante Beobachtungen von Lewis[2]) erwähnen, nach welchen bei jungen sportlich intensiv tätigen Menschen selbst bei schwerster Anstrengung kaum nennenswerte Störungen zur Beobachtung gelangen. Nur gelegentlich können schwere Zustände von andauernder Tachykardie, Kurzatmigkeit und Arbeitsunfähigkeit auftreten. Diese Erscheinungen, welche von Lewis als effort-syndrome bezeichnet werden, scheinen besonders dann vorzukommen, wenn derartige anscheinend gesunde junge Menschen kürzere Zeit vorher anderweitige Erkrankungen vor allem Infektionskrankheiten, durchgemacht haben. Nach der ausgezeichneten Darstellung von Durig erscheint die Pufferung der Muskulatur die wichtigste Rolle bei der körperlichen Leistungsfähigkeit zu spielen. Dauernde Überanstrengung allein kann eine Abnützung der wirksamen Pufferstoffe kaum zur Folge haben, offenbar müssen pathologische Zutaten dabei doch noch eine Rolle spielen; insofern erscheinen uns die Angaben von Lewis sehr beachtenswert. Vielleicht ist auch in solchen Vorgängen die geringere Leistungsfähigkeit des alternden Menschen zu suchen.

Wie wir bereits hervorgehoben, treten bei Kreislaufstörungen bei geringgradiger Muskelarbeit bedeutende Milchsäuremengen auf. Bei entsprechend dosierter Arbeit — Emporsteigen einer ca. 15 m hohen Stiege — können beim Gesunden keine wesentlichen Änderungen des Blutmilchsäurespiegels beobachtet werden. Bei dekompensierten Herzfehlern hingegen erhebt sich bei derartig geringer Arbeit der Blutmilchsäurewert, um die längste Zeit auf einem so erhöhten Niveau zu verharren. Auf den Gegensatz im Verhalten zweier solcher Menschen braucht wohl nicht besonders hingewiesen zu werden. Der gesunde Mensch erreicht sein Arbeitsziel ohne die geringsten Ermüdungserscheinungen von seiten des Herzens, und ohne wesentliche Inanspruchnahme des Atmungsapparates, während der Herzkranke die gleiche Arbeitsleistung nur mühselig mit Unterbrechungen und unter schwersten Erscheinungen von Dyspnöe und Erschöpfung zu Ende führen kann. Die in den vorangehenden Abschnitten geschilderten Störungen können nicht allein die Folge derartiger Erhöhung der Milchsäureproduktion

---

1) Jacoby: Ermüdung und Erschöpfung. Münch. med. Wochenschr. 1915, S. 481.

2) Lewis: Brenthlessnen in soldiers suffering from irritable heart. Brit. med. journ. Bd. 2, S. 516. 1916.

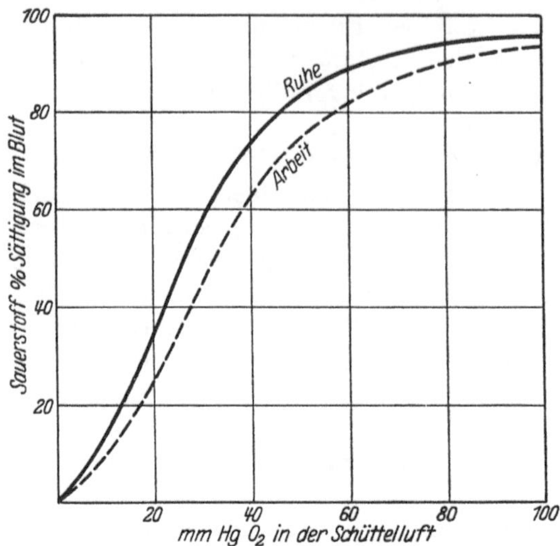

Abb. 32. Sauerstoffdissoziationskurve im arteriellen Blute von einer inkompensierten Hypertonie; Arbeitsleistung 300 kgm pro Min. bei 3 Minuten Gesamtdauer. Die Kurve ist bei 58 mm Hg CO_2 konstruiert.

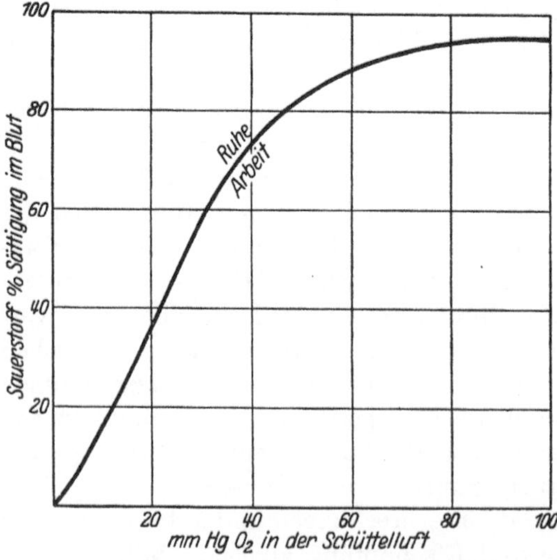

Abb. 33. Derselbe Fall in völlig kompensiertem Zustande; ebenfalls arterielles Blut; sonst dieselben Bedingungen.

sein. Denn selbst bei viel stärkerer Arbeitsleistung gelangen beim gesunden Menschen so schwere Symptomenbilder kaum zur Beobachtung. Es scheint uns daher die Untersuchung der *Pufferung* Kreislaufkranker bei der Arbeitsleistung für die Klarstellung dieser Frage erforderlich.

Legen wir uns die Frage vor, wie wir beim Menschen einen möglichst präzisen Einblick in das Verhalten der Neutralisationsvorgänge gewinnen können, so müssen wir zunächst feststellen, daß die Untersuchung der Pufferung des Gewebes, in welchem sich ja vor allem die Säuerungsvorgänge abspielen, nicht möglich erscheint. Immerhin müssen sich jedoch derartige Prozesse nicht nur im Gewebe geltend machen, sondern auch auf das die arbeitenden Organe umspülende Blut auswirken, und insofern schien uns eine Analyse der Pufferungsfähigkeit desselben auch einen Einblick in die Vorgänge innerhalb der Gewebe zu gestatten.

Wohl die einfachste und klarste Versuchsanordnung zur Untersuchung der Pufferungsfähigkeit stellt die Titration dar. Sowohl durch elektrometrische Titration, als auch unter Verwendung von Indicatoren kann diejenige Säuremenge ermittelt werden, bei welcher eben meßbare Änderungen der untersuchten Pufferlösung auftreten. Je größer die zugesetzte Säure, die den geringsten meßbaren Unterschied der Wasserstoffzahl nach sich zieht, desto erheblicher ist die Pufferungsfähigkeit der untersuchten Lösung. Untersuchen wir die Wasserstoffzahl einer Pufferlösung bei verschiedenem Säurezusatz und bringen die auf diese Weise erhaltenen Ergebnisse in einem Ordinatensystem zur graphischen Darstellung, so erhalten wir eine Säuretitrationskurve, welche uns gleichzeitig einen klaren Einblick in den Puffermechanismus gewährt. Als Pufferung ist, wie wir ausführten, die Säuremenge aufzufassen, welche einen eben noch meßbaren Unterschied· in der Reaktion hervorruft. Innerhalb geringer Reaktionsbereiche kann die Säuretitrationskurve verschiedenster Lösungen als linear angesehen werden. Die Pufferung ist solchenfalls bei einer bestimmten Wasserstoffzahl durch das Verhältnis

$$\frac{\text{zugesetzte Säuremenge} \cdot \text{Normalität}}{\text{Differenz der Wasserstoffzahlen}}$$

bestimmt.

Nach den Ausführungen von MICHAELIS[1]), in deren nähere Erörterung wir hier nicht eingehen können, ist

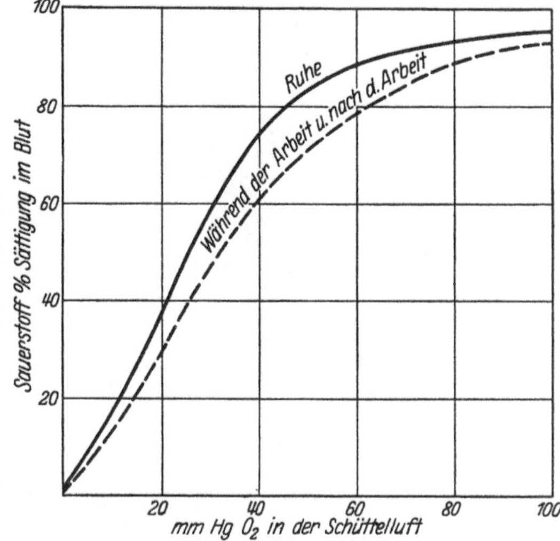

Abb. 34 Inkompensierte Hypertonie und Aorteninsuffizienz; arterielles Blut; Arbeitsleistung 260 kgm pro Min. bei 3 Minuten Gesamtdauer; 3 Minuten nach Beendigung der Arbeit neuerliche Blutentnahme. 41 mm Hg CO₂.

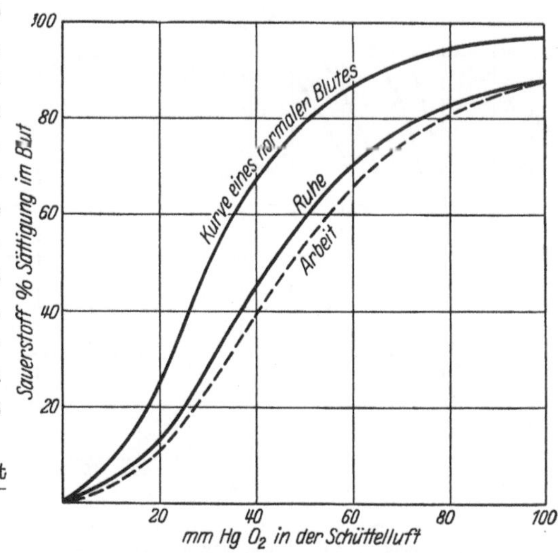

Abb. 35. Inkompensierte Mitralstenose; Arbeitsleistung 200 kgm pro Min. bei 3 Minuten Gesamtdauer. Oben Kurve eines gesunden Menschen mit gleichem Hämoglobingehalt. Alle 3 Kurven bei 40 mm Hg CO₂ konstruiert.

---

[1]) MICHAELIS: Wasserstoffionenkonzentration Bd. 1, S. 37. 1922.

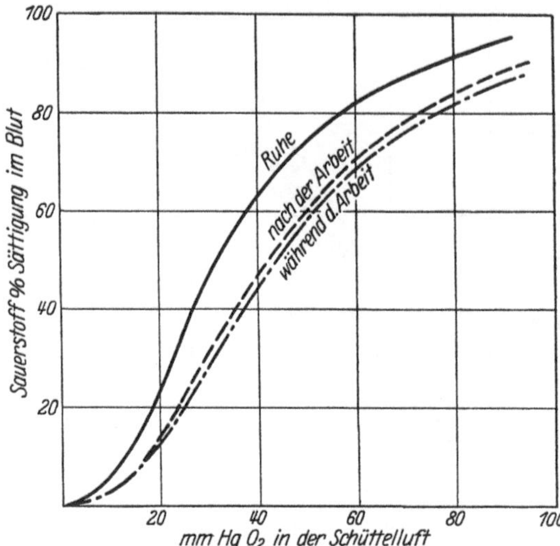

Abb. 36. Nicht inkompensiertes Mitralvitium. Arbeitsleistung 250 kgm pro Min. bei 3 Minuten Gesamtdauer. Die Kurve ist bei 44 mm Hg CO₂ konstruiert.

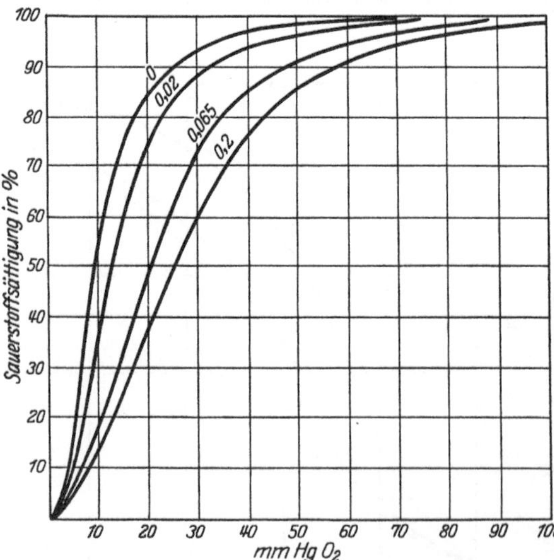

Abb. 37. Sauerstoffdissoziationskurve nach Zusatz von 0,0, 0,02, 0,065 und 0,2% Milchsäure. Nach Barcroft.

die Pufferung von verschiedenen Säuren als Gesamtes betrachtet von der Natur der Säure, d. h. von ihrem Dissoziationsgrade unabhängig, und bei verschiedenen, sowohl starken, als auch schwächeren Säuren gleich anzusetzen. Hingegen liegt der optimale Pufferungsbereich verschiedener Säuren bei unterschiedlichen Wasserstoffzahlen. Die Lage des Pufferungsmaximums wird durch den Dissoziationsgrad der betreffenden Säure bestimmt. Es erscheint uns immerhin beachtenswert, auf diese Tatsachen hinzuweisen, und dabei zu betonen, daß das Pufferungsoptimum der verschiedenen, im Organismus vorhandenen Puffersubstanzen im Bereiche der physiologischen Wasserstoffzahl des Blutes und der Gewebe gelegen ist. Die Wirksamkeit der einzelnen Puffer wird somit weniger durch deren chemische Qualität, als durch ihr quantitatives Verhältnis bedingt. Bei der Untersuchung des Blutes ist die Anwendung der Säuretitration mit Schwierigkeiten verbunden, vor allem, weil bei derselben der leicht dissoziablen Kohlensäure nur wenig Aufmerksamkeit zugewendet werden kann. Wir verwandten daher zur Untersuchung der Puffermenge die Bestimmung der Kohlensäurebindungskurve, welche gewissermaßen eine Titrationskurve unter Zusatz verschiedener Kohlen-

säurespannungen darstellt. Der Vorteil dieser verhältnismäßig einfachen Versuchsanordnung liegt nicht zuletzt daran, daß sie sich der
biologisch wichtigsten Säure bedient, und die Titration mit der schwach
dissoziierten Kohlensäure optimale Empfindlichkeit gestattet. Der
gleiche Weg wurde von physiologischer Seite, insbesondere von BAR-
CROFT, HILL und ihren Mitarbeitern eingeschlagen. Ihre Versuchsanordnung gestattet die Bestimmung von mehr oder weniger absoluten
Puffergrößen. Wie aus der genannten Arbeit hervorgeht, stehen jedoch
die Puffermengen in so
wohldefiniertem Verhältnis
zum Verlauf der Kohlen-
säurebindungskurve, daß
uns die Untersuchung der
letzteren einen vollkommen
entsprechenden Aufschluß
in der uns interessierenden
Frage zu eröffnen schien.

Den ersten Einblick in
das Verhalten des Säure-
basenhaushaltes Kreislaufkranker bei der Muskel-
arbeit erhielten wir im Verlaufe unserer Untersuchungen über das Herzschlag-
volumen. Die von uns
verwandte Methodik erfor-
derte jedenfalls auch die
Untersuchung von Sauer-

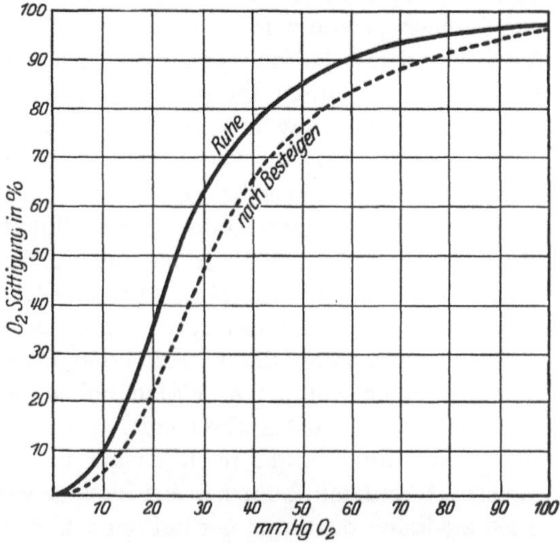

Abb. 38. Sauerstoffdissozitationskurven im Blute vor
und nach Besteigen eines 1000 Fuß hohen Berges innerhalb 20 Minuten. Nach BARCROFT.

stoffbindungskurven. Bei einer größeren Anzahl von Kreislaufkranken
konnten wir hierbei ein verschiedenes Verhalten gegenüber herzgesunden
Versuchsindividuen feststellen.

Während beim Kreislaufnormalen nach der Muskelarbeit — 3 Minuten
nach Beendigung der Arbeit — die Sauerstoffbindungskurve keine
wesentliche Abweichung gegenüber dem Ruheverlauf aufwies, war bei
Kreislaufstörungen im Anschluß an die körperliche Arbeit ein Absinken der Sauerstoffbindungskurve eingetreten. Insbesondere bei
schwerer dekompensierten Herzkranken können diesbezüglich bedeutende
Unterschiede zur Beobachtung gelangen (cf. Abb. 32—36). Der Verlauf der Dissoziationskurve des Oxyhämoglobins ist vor allem durch
die Kohlensäurespannung bzw. die Acidität des Blutes beeinflußt. Ein
Absinken der Sauerstoffbindungskurve muß nach den vorliegenden Untersuchungen in erster Linie auf eine Änderung der Wasserstoffionenkonzentration im Sinne einer stärkeren Säuerung zurückgeführt werden.

Zur Illustration des Gesagten verweisen wir auf die Abbildungen 37 u. 38, die dem bekannten Buche von Barcroft entnommen wurden; die eine Abbildung läßt die Sauerstoffkurve bei verschiedenem Säurezusatz (0,02—0,2% Milchsäure) erkennen. Die Abb. 38 ist beigefügt, um im Gegensatze zu den Herzfehlerkurven den relativ geringen Ausschlag zu zeigen, den das Besteigen eines 1000 Fuß hohen Berges auf einen gesunden Menschen ausübt. Von diesen Beobachtungen ausgehend, wählten wir für unsere Untersuchungen des Säurebasenhaushaltes im Blute folgende Versuchsanordnung: Aus der ungestauten freipräparierten Vena cubitalis der Versuchsperson wurden zunächst bei vollkommener Ruhe und Nüchternzustand mit Hilfe einer Pravasspritze ca. 10 ccm Blut entnommen. Das Blut wird unter Paraffinum liquidum, welchem geringe Mengen von Natr. oxalat, sowie Natr. fluorid zugesetzt werden, in einem Glaskölbchen aufgefangen. Die zweite Probe wird in analoger Weise nach einer mäßigen Muskelarbeitsleistung — Emporsteigen einer 18 m hohen Stiege — aufgefangen. Von beiden Blutproben werden entsprechende Mengen in Schüttelgefäßen bei bekannter Kohlensäurespannung (zumeist ungefähr 40 mm Hg) geschüttelt. Es erfolgt hierauf die Bestimmung der Kohlensäurespannung in der Schüttelluft, sowie des Kohlensäuregehaltes der betreffenden Probe. Wir untersuchten außerdem bei einer Reihe von Fällen neben der Kohlensäurekapazität vor und nach der Muskelarbeit auch das Kohlensäurebindungsvermögen der betreffenden Blute nach Zusatz von $n/_{10}$- und $n/_4$-Milchsäure. Bei Kreislaufgesunden konnten bei der gewählten Muskelarbeit von ca. 1000 kg keine oder nur geringfügige Unterschiede in der Kohlensäurekapazität des Blutes vor und nach der Arbeit festgestellt werden (cf. Tabelle 42).

In Einklang mit diesen Befunden stehen ältere Untersuchungen von Barr, Himwich u. Green[1]). Diese Autoren konnten die Beobachtung registrieren, daß im Verlaufe geringgradiger muskulärer Arbeitsleistung — 1020—1371 kg — nur außerordentlich geringfügige Unterschiede in der Kohlensäurekapazität gegenüber den Ruhewerten auftreten. (Bei ca. 40 mm Kohlensäurespannung betragen die Kapazitätsunterschiede 0,9—1,5 Vol.-%.) Zugleich stellten Barr usw. fest, daß die Differenz des Kohlensäuregehaltes des Venenblutes vor und nach der Muskelarbeit um so größer ist, je intensiver und erschöpfender die verwandte Muskelleistung. So waren nach diesen Untersuchungen z. B. die Kohlensäurekapazität des Venenblutes kreislaufnormaler Versuchspersonen bei 2385 kg um 3,3 Vol.-% nach 3550 kg um 8,6 Vol.-%, und schließlich bei exzessiver Muskelleistung — 4530 kg — um 14,6 Vol.-% geringer als vor der betreffenden Muskelarbeit (die Kohlensäurekapazität wurde

---

[1]) Barr, Himwich u. Green: Journ. of biol. chem. Bd. 55, S. 495. 1923; Bd. 55, S. 525. 1923; Bd. 55, S. 539. 1923.

in allen zitierten Fällen bei 40 mm Hg Kohlensäurespannung untersucht).

Da kreislaufgesunde Versuchsindividuen, wie auch aus den Untersuchungen von BARR usw. hervorgeht, bei geringgradiger Muskelanstrengung konstante, gegenüber der Ruhe unveränderte Kohlensäurekapazität des Venenblutes aufweisen, mußten wir zwecks Erzielung verwertbarer Vergleichsresultate entsprechend gering gewählte Arbeitsdosen in Anwendung bringen. Einen Einblick in unsere Versuchsresultate bezüglich des Verhaltens der Kohlensäurekapazität bei inkompensierten Herzkranken nach geringer Arbeitsleistung stellt die folgende Tabelle (siehe Tab. 43) dar:

Bei der überwiegenden Mehrzahl der Fälle von Kreislauferkrankten, speziell bei allen solchen, die schwerere Kompensationsstörungen aufweisen, sehen wir im Anschluß an verhältnismäßig geringgradige Arbeit eine Verschiebung der Blutreaktion nach der sauren Seite auftreten. Bei manchen der untersuchten Patienten können hierbei so beträchtliche Änderungen in Erscheinung treten, wie sie bei Kreislaufgesunden kaum nach bedeutend schwererer Arbeitsleistung zu beobachten sind. Anscheinend wird beim gesunden, leistungsfähigen Menschen die bei der Muskelarbeit gebildete Milchsäure am Orte ihrer Entstehung, d. h. in der Muskulatur selbst neutralisiert, so daß nur geringfügige Änderungen im Sinne der Säuerung das Blut betreffen können. Berücksichtigen wir, daß bei den meisten der beobachteten Herzpatienten bei vollkommener Ruhe normale Kohlensäurekapazität des Blutes besteht, so kann die Erniedrigung des Kohlensäurebindungsvermögens nach muskulärer Arbeitsleistung in diesen Fällen vor allem auf eine erhöhte Aus-

Tabelle 42.

Geleistete Arbeit in kgm	Vor der Arbeit — ohne Zusatz — CO_2-Gehalt in Vol.-%	Vor der Arbeit — ohne Zusatz — CO_2-Spannung in mm-Hg	Vor der Arbeit — bei Milchsäurezusatz $n/10$ — CO_2-Gehalt in Vol.-%	Vor der Arbeit — bei Milchsäurezusatz $n/10$ — CO_2-Spannung in mm-Hg	Vor der Arbeit — bei Milchsäurezusatz $n/4$ — CO_2-Gehalt in Vol.-%	Vor der Arbeit — bei Milchsäurezusatz $n/4$ — CO_2-Spannung in mm-Hg	Zeit nach der Arbeit in Minuten	Nach der Arbeit — ohne Zusatz — CO_2-Gehalt in Vol.-%	Nach der Arbeit — ohne Zusatz — CO_2-Spannung in mm-Hg	Nach der Arbeit — bei Milchsäurezusatz $n/10$ — CO_2-Gehalt in Vol.-%	Nach der Arbeit — bei Milchsäurezusatz $n/10$ — CO_2-Spannung in mm-Hg	Nach der Arbeit — bei Milchsäurezusatz $n/4$ — CO_2-Gehalt in Vol.-%	Nach der Arbeit — bei Milchsäurezusatz $n/4$ — CC_2-Spannung in mm-Hg	Differenz des CO_2-Gehaltes vor und nach der Arbeit
1033	54,36	41,00	42,77	41,47	—	—	3	54,16	40,90	42,60	40,90	—	—	0,20
1216	42,03	37,91	36,60	36,32	26,43	36,58	3	42,15	40,57	36,59	40,44	26,90	40,01	—
1142	50,51	40,20	40,46	40,43	32,80	41,27	3	49,68	41,40	41,70	42,00	32,95	42,16	0,83

Tabelle 43.

	Geleistete Arbeit in kgm	Vor der Arbeit — ohne Zusatz CO₂-Spannung in mm-Hg	Vor der Arbeit — ohne Zusatz CO₂-Gehalt in Vol.-%	bei Milchsäurezusatz $n/10$ CO₂-Spannung in mm-Hg	bei Milchsäurezusatz $n/10$ CO₂-Gehalt in Vol.-%	bei Milchsäurezusatz $n/4$ CO₂-Spannung in mm-Hg	bei Milchsäurezusatz $n/4$ CO₂-Gehalt in Vol.-%	Zeit nach der Arbeit in Minuten	Nach der Arbeit — ohne Zusatz CO₂-Spannung in mm-Hg	Nach der Arbeit — ohne Zusatz CO₂-Gehalt in Vol.-%	bei Milchsäurezusatz $n/10$ CO₂-Spannung in mm-Hg	bei Milchsäurezusatz $n/10$ CO₂-Gehalt in Vol.-%	bei Milchsäurezusatz $n/4$ CO₂-Spannung in mm-Hg	bei Milchsäurezusatz $n/4$ CO₂-Gehalt in Vol.-%	Differenz des CO₂-Gehaltes vor und nach der Arbeit
Mitralvitium	1768	39,25	54,33	41,34	46,92	40,40	34,58	3	41,82	49,60	40,00	40,18	40,72	29,32	4,73
Mitralvitium (stark dekompensiert)	232	40,14	45,08	40,01	29,28	—	—	4	40,68	40,89	40,10	27,32	—	—	4,19
								8	40,06	37,08	—		—	—	8,00
Mitralvitium (Ödem, starke Dyspnöe)	1175	40,64	48,01	39,73	36,85	—	—	3	38,66	44,40	40,21	32,0	—	—	3,61
Mitral- und Tricusp.-Vitium	1224	40,73	59,11	39.54	47,70	—	31,16	3	42,62	53,90	38,52	42,64	—	27,79	5,21
Myokarditis	1234	41,27	56,92	42,69	45,78	42,05	29,39	3	41,84	46,41	42,39	37,92	41,22	23,66	10,51
Insuffic. cordis (sehr starke Dyspnöe)	600	37,50	58,94	39,35	44,20	—	—	3	37,89	54,60	38,03	40,43	—	—	4,34
Insuffic. cordis (Ödeme, Cyanose)	990	38,29	67,23	38,05	56,89	—	—	3	37,63	58,21	38,30	41,41	—	—	9,02
Hypertonie	1206	38,53	59,47	39,37	50,15	—	—	3	39,62	60,64	37,72	47,98	—	—	---
Hypertonie (Anämie)	1440	41,20	38,90	42,08	25,75	41,09	16,47	3	40,68	38,34	41,78	26,36	40,80	18,13	—
Hypertonie (Dyspnöe)	1260	41,83	69,19	41,65	52,02	—	—	2	41,87	62,04	41,58	46,42			6,15
								8	41,64	73,69	41,79	53,80			
Hypertonie	1280	40,91	54,33	—	—	—	—	3	41,03	52,54	—	—	—	—	1,79
								17	41,00	49,62					4,71
Hyperonie mit Insuffic. cordis	1242	38,10	58,93	39,59	44,73	—	—	3	39,14	48,70	39,32	36,77	—	—	10,23
								8	37,97	48,49	—	—	—	—	10,44
								15	38,71	54,96	—	—	—	—	3,97
Hypertonie mit Insuffic. cordis	1278	40,35	45,08	—	—	—	—	3	40,21	41,48	—	—	—	—	3,60
								8	39,96	39,68	—	—	—	—	5,40
								15	39,66	41,98					3,10
Aorteninsuffizienz (dekompensiert)	1089	41,70	66,19	40,33	55,21	41,32	39,18	3	41,69	54,82	40,75	42,27	40,87	30,53	11,27
Aorteninsuffizienz (Dyspnöe)	909	38,73	54,30	39,40	40,60	39,52	27,40	3	39,92	54,59	39,55	40,51	—	—	—
Aorteninsuffizienz (kompensiert)	990	39,18	53,23	38,04	44,50	—	—	3	39,20	53,63	37,88	43,10	—	—	—
Aorteninsuffizienz (an der Grenze der Kompensation)	1206	29,62	59,46	29,98	45,89	—	—	3	28,65	54,75	30,50	40,76			4,71
Aorteninsuffizienz (gut kompensiert)	1223	39,03	54,41	38,91	37,60	—	—	3	39,04	54,41	39,00	38,07	—	—	—

schwemmung der Milchsäure aus den schlecht gepufferten Geweben in das umspülende Blut hervorgerufen sein. Wir müssen jedoch hier gleichzeitig berücksichtigen, daß auch Störungen des normalen Resynthesevorganges an der Steigerung des Milchsäurespiegels im Blut ursächlichen Anteil haben können.

Die Analyse des Puffersystems, soweit es insbesondere die Gewebspufferung beim lebenden Menschen anlangt, ist gegenwärtig kaum durchführbar. Wir müssen uns daher mit der Ermittlung der Pufferleistung des Blutes begnügen. Das Blut stellt ein Gemenge verschiedener Puffervorrichtungen dar. Betrachten wir zunächst das Plasma, so kommen hier neben den Carbonaten und Phosphaten vor allem die Eiweißkörper bei der Abschwächung einwirkender Säuren in Betracht. Die hohe Pufferungsfähigkeit des Blutes wird jedoch nicht zuletzt durch die Erythrocyten bedingt und diese scheinen bei der Abstufung verschiedener Säuren besonders wirksam zu sein. In welch hohem Grade die roten Blutkörperchen zur Säurebildung befähigt sind, kann aus den folgenden Untersuchungen ersehen werden. Versetzt man gewaschene Erythrocyten mit Salzsäurelösungen bekannter Acidität, zentrifugiert nach längerem Schütteln ab und bringt die in der überstehenden Flüssigkeit ermittelten p_H-Zahlen in Beziehung zu den tatsächlich zugesetzten Säurelösungen, so ergeben sich nachstehende Resultate (cf. Tabelle 44).

Tabelle 44.

	HCl n	p_H $15°$	$C_{(H)}$ frei	$C_{(H)}$ gebunden (zugesetzte H – freie H) $\cdot 10^{-7}$
	0,005	2,32	$4,79 \cdot 10^{-3}$	—
	0,01	1,97	$1,07 \cdot 10^{-2}$	—
	0,02	1,72	$1,91 \cdot 10^{-2}$	—
Blut I	0,005	6,99	$1,02 \cdot 10^{-7}$	$(47\,000 - 1,02) \cdot 10^{-7}$
	0,01	6,91	$1,23 \cdot 10^{-7}$	$(107\,000 - 1,23) \cdot 10^{-7}$
	0,02	6,24	$5,75 \cdot 10^{-7}$	$(191\,000 - 5,75) \cdot 10^{-7}$
Blut II	0,005	7,15	$7,08 \cdot 10^{-8}$	$(47\,000 - 0,71) \cdot 10^{-7}$
	0,01	6,89	$1,29 \cdot 10^{-7}$	$(107\,000 - 1,29) \cdot 10^{-7}$
	0,02	6,13	$7,41 \cdot 10^{-7}$	$(191\,000 - 7,41) \cdot 10^{-7}$

Die roten Blutkörperchen binden die zugeführten Säuren in außerordentlich hohem Grade. Die Pufferwirkung derselben scheint die aller anderen Eiweißlösungen um Beträchtliches zu übertreffen.

Für den Gleichgewichtszustand, welcher sich bei Säurezusatz zwischen roten Blutkörperchen und Plasma einstellt, bestand seit Jahren besonderes Interesse. Zuerst konnte Zuntz[1]) im Jahre 1867 feststellen, daß unter Einfluß von Kohlensäure auf das Blut das titrierbare Alkali des Plasmas

---

[1]) Zuntz: Beiträge für Physiologie des Blutes, Bonn 1868.

zunimmt, HAMBURGER[1]), welcher eingehendere Untersuchungen der Aufklärung dieser Frage widmete, beobachtete unter der Kohlensäureeinwirkung eine Verminderung des Chlorgehaltes des Serums und Untersuchungen von GÜRBER[2]) ergaben, daß trotz dieses Umstandes keine Verschiebung der Quantität und Relation der Alkalimetalle (Kalium und Natrium) beobachtet werden kann. Alle diese Erscheinungen sind vollkommen reversibel, d. h. die Chlor- und Alkaliverhältnisse stellen sich nach Luftdurchleitung im Blute wieder auf das ursprüngliche (vor der Kohlensäureeinwirkung) bestandene Niveau ein. Entsprechende Verschiebungen in den Ionenverhältnissen des Blutes werden auch bei Verwendung von anderen Säuren, z. B. Salzsäure, Schwefelsäure oder Milchsäure erhalten. Die Erklärung dieser Beobachtungen gab zu verschiedenen Theorien Anlaß. ZUNTZ rechnete mit dem Vorhandensein eines indiffusiblen Alkalis in den Erythrocyten und im Plasma. Nach seiner Annahme enthalten die Blutkörperchen weit mehr schlecht diffusible Alkali als das Serum. Die verschiedenen Säuren und anscheinend auch die Kohlensäure sollen dieser Vorstellung entsprechend das Alkali aus seiner Bindung mit den Eiweißkörpern losreißen und so diffusibel machen. Der Alkalibestand der roten Blutkörperchen scheint beträchtlich höher als der des Serums zu sein. Das in Freiheit gesetzte Alkali muß demnach ein osmotisches Gefälle verursachen, derart, daß der osmotische Druck in den roten Blutkörperchen stärker ansteigt als im Serum. Die Membran der roten Blutzellen scheint für Anionen im hohen Grade durchlässig zu sein, während der Kationenausgleich nicht in entsprechender Weise erfolgen kann; solche Art muß demnach die Änderung des osmotischen Druckes, die unter der Kohlensäureeinwirkung in Blutkörperchen und Plasma in Erscheinung tritt, eine Anionenverschiebung zwischen den beiden Phasen zur Folge haben. Es kommt unter diesem Einfluß zu einer Verschiebung der Chlorionen nach den Erythrocyten und dementsprechend zu einer Abnahme der Chlorkonzentration des Serums. Die Wanderung der Chlorionen in die roten Blutzellen, welche bei der Kohlensäurezufuhr auftritt, wird nicht zuletzt durch den Umstand bedingt, daß das Hämoglobin, das vorwiegend die Säurebindung der Blutkörperchen verursacht, entgegen der ursprünglichen, hauptsächlich von BOHR[3]) vertretenen Lehre, nur in geringem Ausmaße zur Kohlensäurebindung befähigt ist. Hingegen scheint nach Beobachtungen von HENDERSON u. HAGGARD[4]) das Hämoglobin unter bestimmten Bedingungen bedeutende Chlor-

---

[1]) HAMBURGER: cf. Ergebn. d. Physiol. Bd. 23, S. 99. 1924.

[2]) GÜRBER: Sitzungsber. d. mcd.-phys. Gesellschaft zu Würzburg, 25. Februar 1895.

[3]) BOHR: Nagels Handbuch d. Physiologie Bd. 1, S. 54—222. 1909.

[4]) HENDERSON u. HAGGARD: Journ. of biol. chem. Bd. 45, S. 189. 1920.

mengen absättigen zu können. Die durch das Konzentrationsgefälle notwendige Anionenverschiebung im Blute kann demnach nur durch eine Wanderung der Chlorionen in die roten Blutzellen zustandekommen. Nach den letztgenannten Autoren werden die Chlorionen aus dem im Plasma vorhandenen Chlornatrium gewissermaßen in Freiheit gesetzt und ermöglichen auf diese Weise die Einstellung des beschriebenen Gleichgewichtszustandes. Gegen diese Lehre, welche eine mehr oder weniger spezifische Membranwirkung der roten Blutkörperchen voraussetzt, wurden in letzterer Zeit vor allem von Rohonyi[1]) Einwände erhoben. Rohonyi beobachtete auch bei membranlosen hämolysiertem Blute analoge Änderungen, als dies beim nativen Blute verschiedentlich festgestellt wurde. Bei Kohlensäureschüttelung von hämolysierten Blutlösungen tritt eine Verminderung der freien Chlorionen des Blutes und eine Abspaltung von Aklali durch das Hämoglobin ein. Diesen Beobachtungen entsprechend scheint der Blutfarbstoff und der Kohlensäureeinfluß aus der Chlornatrium enthaltenden Lösung Chlorionen aufnehmen zu können und auf diesem Wege die Natriumcarbonatbildung in der Lösung in die Wege zu leiten.

Als feiner Indicator für das Bestehen osmotischer Spannungen kann der Wassergehalt bzw. der Quellungszustand kolloider Systeme angesehen werden. Die Kohlensäuredurchleitung bedingt entsprechend dem Anstieg des osmotischen Druckes in den Blutzellen eine Zunahme des Wassergehaltes derselben. Diese lang zurückliegenden ausgezeichneten Beobachtungen scheinen gegen die Rohonyische Vorstellung zu sprechen, welche auch sonst nicht unwidersprochen geblieben ist. Wie dem auch sei, so muß nach allen diesen Versuchen angenommen werden, daß unter der Kohlensäureeinwirkung das Hämoglobin zur Chloraufnahme befähigt ist, wogegen entgegen älterer Vorstellungen die Kohlensäurebindungsfähigkeit desselben nur gering einzuschätzen ist. Als wichtiger Hinweis in dieser Richtung können Versuche von Taylor[2]) betrachtet werden, nach welchen das Hämoglobin im Blute unter physiologischen Bedingungen fast ausschließlich als Anion gegenwärtig ist. Es bedarf eines entsprechenden Anstiegs des Blutkohlensäuregehaltes um die Erythrocyten, vornehmlich das Hämoglobin zur Chloraufnahme zu befähigen.

Die Wichtigkeit solcher Beobachtungen und Betrachtungen liegt auf der Hand; schon unter physiologischen Bedingungen können diesen Vorstellungen entsprechende Änderungen im Blute bestehen. So wurde vor allem von Hamburger[3]) darauf hingewiesen, daß zwischen arteriellem und venösem Blute Unterschiede bestehen, derart, daß das Venenblut

---

[1]) Rohonyi: Kolloidchem. Beih. Bd. 8, S. 377. 1918.

[2]) Taylor: Proc. of the roy. soc. of London, Ser. B Bd. 96, S. 304.

[3]) Hamburger: Osmotischer Druck Bd. 1, S. 266. 1902.

alkalireicher und Chlor- und Phosphorsäure wasserärmer ist. Nach dem gleichen Autor tritt als Zeichen dieser Wasserverluste bei der Durchströmung des Gewebes eine Eindickung und Erhöhung der Eiweißkonzentration des Venenblutes gegenüber dem arteriellen auf. Dieser Vorgang ist vollkommen reversibel. In der Lunge wird die Kohlensäure abgegeben und die Rückkehr des Blutes zu den ursprünglichen Ionenverhältnissen und Quellungszustande in die Wege geleitet. Diese physiologischen Schwankungen in den physikalischen Verhältnissen des Blutes bei der Durchströmung der Gewebe scheinen uns nicht zuletzt für die Frage der Resorption bedeutungsvoll zu sein. Noch ein anderer Punkt war es vor allem, welcher uns das Interesse für diese Tatsache nahelegte. In einer ausgezeichneten Arbeit konnte Koranyi[1]) feststellen, daß bei vor allem dekompensierten Herzfehlern eine Erhöhung des osmotischen Druckes des Blutes bestehen kann, wogegen der Kochsalzgehalt desselben zumeist abnorm tief liegt. Speziell bei schwer cyanotischen Herzfehlern waren diese Feststellungen besonders augenfällig ausgeprägt. Sauerstoffapplikation bewirkte in solchen Fällen neben dem Schwinden der Cyanose Zunahme des Blutchlorgehaltes (Plasmachlor) und Einstellung des osmotischen Druckes auf das normale Niveau. Auf Grund eigener Beobachtungen an einigen Herzkranken können wir die außerordentlich bedeutungsvollen Feststellungen von Koranyi bestätigen. Wir wollen hier noch abschließend einen Versuch mitteilen, in welchem die Pufferungsfähigkeit von roten Blutzellen nach Schütteln derselben mit Kohlensäure bestimmt wurde (das Blut wird, wie wir oben ausgeführt haben, abzentrifugiert mit Kochsalzlösung gewaschen und nun die Änderung der Wasserstoffzahl bei Zusatz von Salzsäure gemessen).

Tabelle 45.

p_H 15°	$C_{(H)}$ frei	$C_{(H)}$ gebunden = (zugesetztes H − freies H) · 10^{-7}	
1,97	$1,07 \cdot 10^{-2}$		0,01 n-HCl in 0,754 n-NaCl
6,87	$1,35 \cdot 10^{-7}$	$(107000 - 1,35) \cdot 10^{-7}$	normale Erythrocyten + HCl (0,01 n) 1:4
6,01	$9,77 \cdot 10^{-7}$	$(107000 - 9,77) \cdot 10^{-7}$	mit CO_2 geschüttelten Erythrocyten + HCl (0,01 n) 1:4

Wie aus der angefügten Tabelle hervorgeht, bewirkt Kohlensäuresättigung der roten Blutkörperchen eine Abnahme ihres Säurebindungsvermögens.

Der Organismus scheint demnach mit Hilfe der roten Blutkörperchen die Neutralität des Blutes im hohen Grade gewährleisten zu können.

---

[1]) Koranyi: Zeitschr. f. klin. Med. Bd. 33, S. 1. 1897 und Bd. 34, S. 1. 1898.

Die bei vielen Kreislauferkrankten auftretende Kohlensäureüberladung
des Blutes verursacht eine Vermehrung des Alkalibestandes desselben
(durch Bindung der aus Chlornatrium in Freiheit gesetzten Chlorionen
und die Erythrocyten), und bedingt auf diese Weise im wesentlichen
Maße, daß größere Verschiebungen der aktuellen Reaktion hintangehalten werden. Damit ist jedoch die Wichtigkeit der Pufferfunktion
des Hämoglobins noch keineswegs erschöpft. CHRISTIANSEN, DOUGLAS
u. HALDANE[1]) konnten zuerst einwandsfrei nachweisen, daß dem Oxy-
hämoglobin ein wesentlich höherer Säurecharakter als dem reduzierten
Blutfarbstoffe zuzukommen scheint. CHRISTIANSEN, DOUGLAS u. HAL-
DANE[1]) fanden beträchtliche Unterschiede im Kohlensäurebindungsvermögen des sauerstoffgesättigten Blutes gegenüber sauerstofffreien
Blutlösungen. Diese Feststellungen und ihre quantitative Gesetz-
mäßigkeit können wir auf Grund eigener Beobachtungen bestätigen.
Auf Grund dieser Befunde bewirkt die Durchströmung der Gewebe
durch Abnahme des Sauerstoffgehaltes des Blutes einen wirksamen
Schutz gegenüber den im Gewebsstoffwechsel freiwerdenden Säuren.
Daß diese Entdeckung schwer ins Gewicht fallen muß, geht vor allem
aus Untersuchungen von BROWN u. A. V. HILL[2]) hervor. Nach BROWN
und HILL stellt das sauerstofffreie Hämoglobin eine außerordentlich
schwache Säure dar. Ihr Dissoziationsgrad beträgt $7{,}5 \cdot 10^{-9}$; dagegen ist der Säurecharakter des Oxyhämoglobins ein weit ausgesprochener — seine Dissoziationskonstante ist $5{,}10^{-7}$, also 67 mal so groß
als die des reduzierten Hämoglobins. Es erscheint uns nicht unwesentlich,
hier zu bemerken, daß der Dissoziationsgrad des Sauerstoffhämoglobins
sich nur unwesentlich von dem der Kohlensäure unterscheidet; er ist
nur zirka um ein Sechstel geringer als der Kohlensäuredissoziations-
grad selbst.

Die große Wichtigkeit der Sauerstoffbindung des Blutfarbstoffes
im Dienste der Erhaltung der Wasserstoffionenkonstanz liegt nach
diesen Untersuchungen klar vor. Bei Herzfehlern, die infolge gestörten
Gasaustausches in der Lunge Sauerstoffmangel und Kohlensäureüberladung ausgesetzt sind, stellt eben die Verringerung des Sauerstoffgehaltes des Blutes eine wichtige Pufferungseinrichtung entgegen der
Kohlensäureüberhäufung dar. Es darf jedoch hier nicht außer acht
gelassen werden, daß andererseits gerade der Sauerstoffmangel zu
schweren Störungen, auf die wir bereits hinzuweisen Gelegenheit hatten,
Anlaß geben kann.

Neben den beschriebenen Neutralisationsvorrichtungen scheint nach
verschiedenen Feststellungen auch den übrigen Eiweißkörpern des

---

[1]) CHRISTIANSEN, DOUGLAS u. HALDANE: Americ. journ of physiol. Bd. 48,
S. 244. 1922.

[2]) BROWN u. A. V. HILL: Proc. of the roy. soc. of London, Ser. B Bd. 94.

Blutes beachtenswerte Wirksamkeit zuzukommen. Die Untersuchung der Pufferungsfähigkeit einzelner Eiweißfraktionen schien uns schon deshalb von Wichtigkeit, weil deren gegenseitiges Verhältnis im Gefolge mancher Erkrankungen einschneidende Störungen aufweisen kann. Vor allem sind hier die Albumine, Globuline und die Fibrinogenfraktion des Plasmas ins Auge zu fassen. Bekanntlich treten im Anschluß an Nierenaffektionen, schweren Infektionskrankheiten, sowie bei manchen Kreislaufkranken Zunahmen der Globulinfibrinogenfraktion und Verminderung der Albumine auf. Bei kompensierten Herzfehlern bestehen nur geringgradige Verschiebungen gegenüber der Norm. Im Stadium schwerer Kreislaufdekompensation und Insuffizienz hingegen können beträchtliche Erhöhungen der Globuline auf Kosten der Albumine

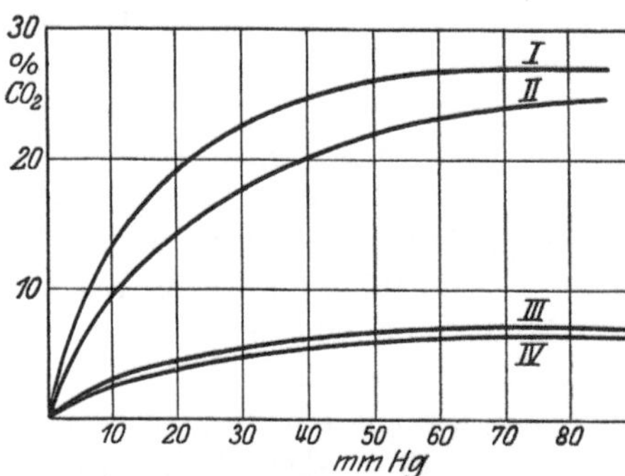

Abb. 39. Kohlensäurebindungskurven von Eiweißlösungen.
I. *Fibrinogen* 0,3% in 0,01% NaOH
II. *Albumin* 0,3% in 0,01% NaOH
III. *Globulin* 0,3% in 0,01% NaOH
IV. *Reine Albuminlösung* 0,3%.

im menschlichen Blutplasma bestehen. Um die unterschiedlichen Eiweißfraktionen genauerer Analyse zugänglich zu machen, wurde zunächst eine Trennung derselben durch fraktionierte Ammonsulfatfällung vorgenommen. Die präzise Reinigung erfolgte zunächst durch gewöhnliche Dialyse und schließlich durch das Elektrodialyseverfahren. Auf diese Weise wurden schließlich vollkommen elektrolytfreie Eiweißfraktionen dargestellt. Die Leitfähigkeit solcher Eiweißlösungen lag nahezu im Bereiche der Leitfähigkeit des destillierten Wassers. Nunmehr wurden die einzelnen Eiweißkörper in Natronlauge gelöst, derart, daß die so erhaltenen Lösungen von gleichem Eiweißgehalt und entsprechender gleichartiger Natronhydroxydkonzentration war. Zumeist verwandten wir $^n/_{100}$-NaOH und 0,3 proz. Eiweißlösungen. Die vorliegenden Kurven (s. Abb. 39) veranschaulichen die Kohlensäurebindungskurven derartiger Albuminatlösungen und gewähren einen klaren Einblick in das Pufferungsvermögen der Eiweißkörper (Abb. 39). Neben den Proteinaten wurden auch vollkommen elektrolytfrei dargestellte Eiweißkörper gleicher Konzentration untersucht. Nur das Fibrinogen, welches im elektrolytfreien Zustand kaum wasserlöslich und nur sehr schwer darstellbar ist, war im absolut salzfreien Zustand nicht erhältlich. Aus eben diesen Gründen wollen wir auch unseren Resultaten über die Fibrinogenpufferung nicht endgültige Beweiskraft zumessen. Die Albuminat-Globulinatlösungen, sowie die entsprechenden reinen Eiweißkörper waren jedoch, wie wir bereits ausführten, unter absolut

sicheren Kautelen bei Einhaltung aller Vorsichtsmaßnahmen hergestellt worden, so daß die vorliegenden Kohlensäurespannungskurven
reelle Ergebnisse für die Beurteilung des Neutralisationsvermögens
dieser Eiweißkörper darstellen müssen. Wie aus den entsprechenden
Kurven ersichtlich ist, ist die Kohlensäurekapazität bei gleicher
Kohlensäurespannung in der Albuminatlösung weit beträchtlicher
als in der Globulinnatriumlösung. Den reinen Eiweißkörpern scheint
nur ein verhältnismäßig geringes Säurebindungsvermögen zuzukommen. Denn zieht man von den kurvenmäßig veranschaulichten
Kohlensäuregehalten die der freien Kohlensäure bei der betreffenden
Kohlensäurespannung zukommenden CO_2-Mengen ab, so erhält man
für das chemische Bindungsvermögen der elektrolytfreien Eiweißlösung nur gering einzuschätzende Werte. Das Säurebindungsvermögen des Alkaliglobulinates verhält sich nahezu konform dem reinen
Albumin. Sein Pufferungsvermögen ist jedenfalls auch nur außerordentlich klein zu veranschlagen. Bemerkenswert erscheint uns noch
der Umstand, daß das Säurebindungsvermögen der reinen NaOH-
Lösung höher als das der gleichen NaOH-Konzentration bei Gegenwart von Eiweißkörpern ist. Diese Tatsache scheint dafür zu sprechen,
daß unter dem Einfluß der Kohlensäure keine vollkommene Abspaltung
des Alkalis in der eiweißhaltigen Lösung erfolgt. Eine Erklärung des
letztgenannten Befundes ist gegenwärtig schwierig. Es könnte sich
hierbei um einen adsorptiven Vorgang handeln, durch welchen ein Teil
der Alkalien dem Dissoziationszustande entzogen wird. Gegen diese
Vorstellung spricht vor allem, daß nach unseren bisherigen Untersuchungen die Menge des nichtabspaltbaren Alkalis in keinem bestimmten
der FREUNDLICHschen Adsorptionsgleichung entsprechenden Verhältnis
zur Eiweißkonzentration steht. Die zweite Möglichkeit, welche viel
Wahrscheinlichkeit für sich hat, scheint uns in der Annahme zu liegen,
daß die Eiweißkörper mehrbasische Säuren darstellen, und daß der
Dissoziationsgrad der einzelnen Natriumproteinate höher als die Kohlen-
säuredissoziation anzusetzen ist. Solchenfalls könnte die Kohlensäure
nur in beschränkterem Ausmaße eine Abspaltung der Alkalien ermöglichen. Diese Befunde erscheinen im Zusammenhang mit der Beurteilung des Säurebasenhaushaltes Kreislauferkrankter beachtenswert.
Wollen wir die aus unseren Untersuchungen folgenden Ergebnisse auf
die menschliche Pathologie anwenden, so wäre der Schluß wohl berechtigt, *daß gerade bei den uns interessierenden Krankheitsbildern,
bei welchen eine Verminderung des Albumins und Erhöhung der Globuline besteht, das Neutralisationsvermögen des Blutes Schaden leidet.
Berücksichtigen wir vor allem, daß bei den meisten Infektionskrankheiten das Bluteiweißbild im Sinne einer Zunahme der Globuline verändert ist, und die seit langem bekannte Tatsache, daß gerade akute*

Infekte bei Herzkranken deletären Einfluß haben können, so erscheinen uns diese Beobachtungen bedeutungsvoll. Die im Verlaufe schwererer Infektionskrankheiten sich einstellende Änderung der Eiweißkörper ruft nach unseren Befunden zugleich eine Verminderung der Pufferungsbereitschaft des Blutes hervor, und kann nach unseren Darlegungen mit eine der vielen Ursachen sein, die in der Klinik allgemein zu den bekannten Kreislaufschäden gezählt werden.

Wir wollen schließlich nur eine Arbeit aus diesem wenig untersuchten Gebiete der Eiweißpufferung erwähnen, nach welcher die Pufferung der Eiweißkörper eine konstante und wichtige Eigenschaft der betreffenden kolloidalen Substanzen darstellt. Denaturierung, Hydrolyse u. dgl. sind von ganz charakteristischen Änderungen des Neutralisationsvermögens eiweißartiger Kolloidlösungen gefolgt. Nach dieser wichtigen Untersuchungsreihe ist die Pufferungsfähigkeit eine so unabänderliche Größe nativer Eiweißsubstanzen, daß ihre Beobachtung eine nahezu quantitative Abschätzung des Gehaltes an den betreffenden Eiweißkörper gestattet[1]).

Dem Organismus stehen eine Reihe von Möglichkeiten als Schutz vor der Übersäuerung zur Verfügung. Wenn wir zunächst die Milchsäure ins Auge fassen, die ja besonders bei der Muskelarbeit bedeutungsvoll ist, so scheint hier vor allem ein entsprechendes Oxydations- und Resynthesevermögen in erster Linie von Wichtigkeit. Bereits vor Beginn der genannten Vorgänge treten jedoch wirksame Puffermechanismen in Aktion, welche auch nur kurzdauernde Verschiebungen der Wasserstoffzahl zu verhindern vermögen. Der Gesamtvorgang dürfte sich wohl in der Form abspielen, daß zunächst eine Absättigung der Milchsäure erfolgt. Aus unseren Respirationsversuchen geht hervor, daß in dieser Phase eine entsprechende Kohlensäuremenge in Freiheit gesetzt und durch die Lungen abventiliert wird. Bei Störungen der oxydativen Milchsäureelimination wird der Alkalibestand des Organismus in höherem Grade in Anspruch genommen, und es muß selbst der Ammoniak als Alkali bereitgestellt werden, um nicht eine Übersäuerung in Erscheinung treten zu lassen. Unter solchen Bedingungen können im Harn bei muskulärer Arbeitsleistung erhöhte Ammoniakmengen erscheinen. Besondere Wirksamkeit kommt jedenfalls dem geschilderten Kohlensäuremechanismus zu und Änderungen in der Acidität sind in erster Linie auf ein Versagen dieser Puffereinrichtung zu beziehen. Wie wir verschiedentlich in früheren Abschnitten hervorhoben, tritt bereits während und in erhöhtem Ausmaße unmittelbar nach der Arbeit eine bedeutende Erhöhung der Kohlensäureausscheidung auf, welche sich auch in einem beträchtlichen Anstieg des respiratorischen Quotienten geltend macht. Die Steigerung des respiratorischen Quotienten, die

---

[1]) HARRIS, LESLIE, J.: Proc. of the roy, soc. of London, Ser. B Bd. 97.

zuweilen sehr hohe Grade erreichen kann, steht mit der Milchsäurebildung und Abpufferung in innigster Beziehung. Im Verlaufe der
Erholung unter gleichzeitig auftretender oxydativen Milchsäurezerstörung sinkt der respiratorische Quotient unter den ursprünglichen
— Ruhewert — ab; es tritt eine Kohlensäureretention auf, und das
ursprünglich an Milchsäure gebundene Alkali wird neuerlich in Carbonat
umgewandelt.

Im Verlaufe unserer Beobachtungen an gesunden und herzkranken
Menschen war uns auch ein auffälliges gegensätzliches Verhalten der
respiratorischen Quotienten nach muskulärer Arbeitsleistung beachtenswert erschienen. Bei einer Reihe von Versuchspersonen, welche
schwerere Störungen von seiten ihres Kreislaufapparates aufwiesen, war
bei gleicher Arbeitsleistung eine geringere Erhöhung des respiratorischen
Quotienten als bei kreislaufgesunden Versuchsindividuen aufgetreten.
Dieser Umstand ließ uns an die Möglichkeit eines Hinweises auf verminderte Pufferungsfähigkeit der Gewebe denken. Diese Verhältnisse
werden durch die beigefügte Tabelle veranschaulicht.

Tabelle 46.

	Ante	Geleistete Arbeit / Zeit	Dem Debt ent- sprechende Milchsäure	Nach 3 Min.	Nach 6 Min.	Nach 9 Min.	Nach 12 Min.
Eppinger . . .	0,786	1422 kgm / 1 Min. 15 Sek.	17,9	1,13	1,07	0,967	0,901
Eppinger . . .	0,83	1422 kgm / 1 Min. 40 Sek.	10,1	1,101	1,04	9,97	0,97
Elek	0,765	1098 kgm / 1 Min. 10 Sek.	10,6	1,226	1,120	1,01	0,98
Elek	0,80	1098 kgm / 1 Min. 35 Sek.	3,9	1,19	1,066	1,00	0,97
Borschke . . .	0,651	1044 kgm / 2 Min. 16 Sek.	23,1	0,897	0,883	0,82	0,80
Trenke	0,808	1092 kgm / 1 Min. 25 Sek.	38,7	0,937	0,927	0,87	0,844
Schmittner . .	0,67	1260 kgm / 2 Min. 30 Sek.	16,4	0,955	0,901	0,81	0,79
Meznik	0,78	1260 kgm / 2 Min.	17,5	1,087	1,024	0,86	0,83
Möhler	0,85	1224 kgm / 2 Min. 10 Sek.	20,9	1,245	1,169	0,927	0,93
Schubert . . .	0,87	935 kgm / 2 Min.	11,00	0,98	0,94	0,94	0,91
Trieb	0,742	540 kgm / 1 Min. 47 Sek.	17,6	0,82	0,77	0,64	0,68

Die Wichtigkeit dieser Untersuchungen wird noch augenfälliger, wenn man unter Zugrundelegung der *Debt*werte die gebildeten Milchsäuremengen berücksichtigt. Die vorliegende Versuchsreihe erhellt nahezu beweisend, daß der Kreislaufgesunde bei gleicher Muskelleistung weit höhere Kohlensäuremengen abventiliert als der Herzkranke. Dabei fällt der Umstand noch besonders ins Gewicht, daß gerade beim Kreislaufkranken weit höhere Milchsäuremengen bei der Arbeit auftreten; aus dieser gegenseitigen Beziehung ergeben sich Beweise, die für eine Schädigung des Puffermechanismus im Sinne der Kohlensäureabgabe zu sprechen scheinen.

Die Bedeutung dieser Beobachtungen lassen sich keinesfalls durch den Einwand entkräften, daß beim Herzkranken der Sauerstoffverbrauch nach der Arbeit zeitlich länger erhöht ist. Selbst unter Berücksichtigung dieses Umstandes tritt eine Verminderung der Kohlensäureabgabe augenfällig in Erscheinung.

Tabelle 47.

Geleistete Arbeit / Zeit	Requirement	Milchsäure entsprechend dem Requirement	Das CO_2-Plus entsprechend d. Requirement	Milchsäure: CO_2	Debt	Milchsäure entsprechend dem Debt	CO_2-Plus entsprechend dem Requirement	Milchsäure: CO_2	
Eppinger . $\frac{1442\ \text{kgm}}{1\ \text{Min. 15 Sek.}}$	4101	28,7	4094	1:142	2563	17,9	2985	1:166	—
Eppinger . $\frac{1442\ \text{kgm}}{2\ \text{Min. 10 Sek.}}$	3681	25,7	3513	1:135	1440	10,1	1844	1:184	—
Elek . . . $\frac{1098\ \text{kgm}}{1\ \text{Min. 22 Sek.}}$	2896	20,3	3125	1:153	1520	10,6	2180	1:205	Sportgewöhnt
Elek . . . $\frac{1098\ \text{kgm}}{2\ \text{Min. 56 Sek.}}$	2028	14,2	1845	1:130	565	3,9	720	1:184	Sportgewöhnt
Borschke . $\frac{786\ \text{kgm}}{2\ \text{Min.}}$	3894	27,3	3751	1:135	3297	23,1	3259	1:141	—
Trenke . . $\frac{1092\ \text{kgm}}{1\ \text{Min. 45 Sek.}}$	6664	46,6	4582	1:98	5529	38,7	3959	1:102	—
Schmittner $\frac{910\ \text{kgm}}{2\ \text{Min. 15 Sek.}}$	3187	22,3	3842	1:172	2347	16,4	2919	1:177	—
Meznik . . $\frac{1278\ \text{kgm}}{2\ \text{Min. 10 Sek.}}$	3922	27,4	4028	1:146	2495	17,5	2707	1:154	—
Möhler . . $\frac{1224\ \text{kgm}}{2\ \text{Min. 10 Sek.}}$	3616	25,3	4196	1:167	2988	20,9	3558	1:169	—
Schubert . $\frac{561\ \text{kgm}}{2\ \text{Min.}}$	1925	13,5	1598	1:118	1572	11,00	1398	1:127	—
Trieb . . . $\frac{540\ \text{kgm}}{1\ \text{Min. 45 Sek.}}$	2931	20,5	2210	1:110	2516	17,6	1865	1:105	Kong. Vitium, Morbus coerul.

In einer zweiten Versuchsserie bestimmten wir die Milchsäurewerte einerseits aus dem gesamten Sauerstoffrequirement und andererseits aus dem Debtsauerstoff, also dem Sauerstoffmehrverbrauch nach der Muskelarbeit. Die den betreffenden Milchsäuremengen entsprechenden Kohlensäurewerte sind gleichfalls errechnet worden. Bevor wir auf diese Beobachtungen näher eingehen, wollen wir nur darauf verweisen, daß uns die Anwendung des Debtsauerstoffes als Maß der Milchsäure eigentlich richtiger erscheint, da der Requirementwert nicht allein der nicht-synthetisierten Milchsäure entsprechen muß. *Auch auf Grund dieser Beobachtungsserie scheint unter gleichen Versuchsbedingungen eine erhöhte Kohlensäureausscheidung beim Kreislaufnormalen gegenüber den bei Herzkranken*

Tabelle 48.

	Venöse CO_2-Spannung				Geleistete Arbeit pro Min.	Klinische Diagnose
	vor der Arbeit	während der Arbeit	nach der Arbeit	Zunahme während d. Arbeit %		
Normal I . . .	42	58	43	38	550	—
Normal II . . .	44	57	45	29	250	—
Kolerus	44	47	45	7	440	leicht inkomp. Mitralstenose
Gruber	44	53	46	20	396	inkompensiert. Aortenvitium
Reichl I . . .	46	56	37	21	587	Mitralvitium kompensiert
Reichl II . . .	46	54	40	17	550	Mitralvitium leicht inkomp.
Farkas	50	57	49	14	225	Mitralvitium inkompensiert
Widersberger .	40	40	41	θ	220	Mitralvitium inkompensiert
Hayck	45	51	41	13	396	Hypertonie inkompensiert
Kasper	46	56	46	21	440	Aorteninsuffizienz inkomp.
Zettel.	40	49	36	22	330	Aortenvitium inkompensiert
Kanarek . . .	40	58	42	45	528	Mitralvitium kompensiert
Plementasch I .	35	32	33	—9	242	Aorteninsuffizienz inkomp.
Plementasch II	33	32	32	—3	308	Aorteninsuffizienz inkomp.

feststellbaren Kohlensäurewerten zu bestehen. Unter Zugrundelegung gleichmäßiger Muskelleistung bzw. gleichgroßer Milchsäurebildung tritt diese Änderung des Kohlensäurepuffermechanismus deutlichst in Erscheinung. Zu ähnlichen Vorstellungen wird man gedrängt, wenn man auf die Kohlensäurespannung im venösen Blute Rücksicht nimmt, die wir bei unseren Arbeitsversuchen anläßlich der Ermittlung des Minutenvolumens festlegen konnten: die Werte, die so erhalten wurden, stellen nicht das Ergebnis aus der Blutanalyse einer einzelnen Extremität dar, sondern repräsentieren den Kohlensäuregehalt im Mischblute. Im venösen Blute eines normalen Menschen kommt es nach einer nicht sehr anstrengenden Arbeitsleistung zu einer ganz beträchtlichen Vermehrung der Kohlensäurespannung; die prozentuelle Zunahme der Kohlensäurespannung in den beiden Normalfällen betrug 38 resp.

29%; bringt man dazu die pathologischen Fälle in Relation, so ergeben sich ganz eindeutig Unterschiede; mit Ausnahme des einen Falles, der eine vollkommen kompensierte Mitralstenose darstellte, zeigten alle Fälle eine viel geringere Kohlensäureausschwemmung, die um so beachtenswerter eingeschätzt werden muß, als die Arbeitsleistung gar nicht so gering war. Während die im normalen Organismus gebildete Milchsäure aus den Pufferbeständen entsprechende Kohlensäuremengen in Freiheit setzt, so daß es zu beträchtlichen Ver-

Tabelle 49.

Nr.		Klinischer Befund	Liquor CO_2 %	Blut CO_2 %
I.		Adipositus	58,7	—
II.		Hysterie	57,14	—
III.	Normalfälle	Lues (beginnende Tabus)	54,64	54,44
IV.		Epilepsie	57,13	51,32
V.		Epilepsie	57,30	54,82
VI.		Dyspepsie	58,34	—
I.		Hypertonie, gering dekomp.	51,40	—
II.		Vit. cordis, stark dekomp.	39,86	43,06
III,		Hypertonie dekomp.	41,14	—
IV.		dekomp. Vitium	42,50	38,90
V.		Herzschwäche b. Hypertonie	42,46	—
VI.		Uraemie + Lungenstauung	59,66	55,81
VII.	Herzfehler	Vitium geringe dekomp.	50,31	43,21
VIII.		Endokartitis, schwer dekomp.	35,35	34,80
IX.		Mitralstenose, gering dekomp.	47,12	36,20
X.		Lues. Mesaortitis. dekomp.	40,52	39,22
XI.		Mitralvitium dekomp.	43,09	44,43
XII.		Lungenemphys. + Vitium	60,52	59,09
XIII.		dekomp. Vitium mitr.	45,18	42,13
I.		Coma diabetis	6,14	12,14
II.		Diabetis mit Acitose	40,81	—

mehrungen an Kohlensäure im venösen Blute kommt, treibt die im Organismus eines Herzfehlers gebildete Milchsäure davon viel weniger heraus; man muß diese Unterschiede gegenüber der Norm um so höher bewerten, als doch bekanntlich der Herzfehlerpatient bei der Arbeit, wie früher betont wurde, viel mehr Milchsäure in Freiheit setzt, als dies für den gesunden Menschen gilt. *Es besteht nach diesen Befunden beim Herzkranken anscheinend eine Verminderung des Carbonatbestandes der Gewebe.*

Unsere Annahme, daß es während der Inkompensation vieler Herzfehler zu einer Verarmung der Karbonatbestände innerhalb unseres Organismus kommt, findet eine Stütze in Analysen der Liquorflüssigkeit;

sicherlich ist in dem Kohlensäuregehalte derselben kein bindender
Maßstab für den Carbonatgehalt innerhalb der Gewebe zu erblicken,
aber immerhin erscheint es sehr beachtenswert, wenn wir hier gelegentlich Abnahmen um über 30% feststellen konnten. In der Tabelle 49 finden sich unsere Beobachtungen zusammengestellt:

Die beiden Diabetesfälle, von denen der eine im Koma lumbal
punktiert wurde, möchten wir als Hinweise verwerten, um zu zeigen,
daß es bei bekannten Säuerungen unseres Körpers zu beträchtlichen
Verminderungen im Carbonatbestande der Lumbalflüssigkeit und
wahrscheinlich auch der Gewebe ganz im allgemeinen kommt.

Diese Erscheinung, die wir zweckmäßig als Hypokapnie auffassen
können, bewirkt ein frühzeitiges Versagen der Neutralisationsvorrichtungen und fällt besonders beim Studium der Leistungsfähigkeit
Herzkranker schwer ins Gewicht.

Solche Beobachtungen eröffnen auch einen gewissen Einblick in die
Pufferungsverhältnisse der Gewebe am lebenden Menschen. Die Muskelarbeit stellt im Sinne solcher Betrachtungen eine der wichtigsten Funk-
tionsprüfungen der Gewebspufferung dar.

*Aus unseren Beobachtungen und Überlegungen muß wohl gefolgert
werden, daß der Pufferung des Blutes und der Gewebe große Bedeutung
für die Leistungsfähigkeit zukommen muß. Bereits unter physiologischen
Bedingungen treten bei erschöpfender Muskelleistung Erscheinungen auf,
die mit dem Versagen der Pufferwirkungen im Organismus in Beziehung
gebracht werden müssen. Beim Kreislaufkranken scheinen fortgesetzt
Störungen zu bestehen, welche eine Einschränkung des wichtigen, der
Säureneutralisation dienenden Prozesses im Gefolge haben. Die Faktoren,
die für diesen Umstand in Frage gezogen werden müssen, sind einerseits
eine Steigerung der Milchsäurebildung durch Veränderung des normalen
Milchsäure-Resynthesevorganges und anderseits die Gefahr einer Ab-
wanderung der lebenswichtigen Alkalibestände, die von einer Reduktion
des Gewebscarbonates eingeleitet wird. Während unter physiologischen Bedingungen in der Zeit der Erholungsphase ca. $^4/_5$ der Milchsäure in
Glykogen rückumverwandelt wird, scheint bei krankhaften Vorgängen, vor
allem bei den uns interessierenden Kreislaufkranken die Erholungsfähig-
keit der Muskulatur in diesem Sinne Schaden zu leiden. Dieser Vorgang
an und für sich hat eine Verminderung des Alkalibestandes des Organismus
zur Folge, doch scheinen bei Kreislaufstörungen auch Veränderungen
vorzuliegen, die unabhängig vom Muskelchemismus selbst und doch mit
ihm in mittelbarem Zusammenhange stehen, indem sie zu einer Veränderung
im Sinne verminderter Säurebindung führen. So scheint z. B. die Verschiebung der Eiweißkörper nach der Globulinfraktion eine Abänderung im
Puffervermögen zur Folge zu haben. Ferner können sich die beobachteten
Schäden auf das Gewebe selbst auswirken, und Veränderungen der Gewebs-*

struktur verursachen, die in weiterer Folge gleichfalls wieder eine Beeinträchtigung der wichtigen Regulationsmechanismen verursachen. Wir werden diese Beobachtungen im Auge behalten müssen, wenn wir die hämodynamischen und protoplasmodynamischen Vorgänge beurteilen wollen, mit welchen das Problem der Kreislaufinsuffizienz unlösbar verknüpft ist.

V. Über die experimentelle Kohlensäurevergiftung.

In den vorangehenden Abschnitten haben wir uns vielfach mit der sog. Acidose beschäftigt und deren Wichtigkeit für die Kreislaufdynamik und Protoplasmodynamik hervorgehoben. Trotzdem haben wir uns gewissermaßen absichtlich der eingehenderen Besprechung des Acidoseproblems ferngehalten, das wir in seinen Auswirkungen nun doch von verschiedenen Gesichtspunkten aus in Betracht ziehen wollen. Bei experimenteller Säurevergiftung oder Stoffwechselstörungen, die zur Anreicherung saurer Produkte führen, treten Veränderungen im Säurebasenhaushalt auf, welche vorwiegend die Gewebe und in viel geringerem Ausmaße das Blut zu betreffen scheinen, dessen Reaktion nach Tunlichkeit konstant gehalten wird. Experimentelle Untersuchungen z. B. an Hunden ergaben, daß selbst bei intensivster Vergiftung mit starken Mineralsäuren die Schutzvorrichtungen des Organismus in hohem Grade der Schädigung Widerstand zu leisten vermögen. Wie wir bereits ausführten, sind diese Regulationen an das Vorhandensein intakter Puffer, so vor allem der Carbonate, der Phosphate, der Eiweißkörper und nicht zuletzt der Pufferwirkung der roten Blutzellen selbst gebunden. Bei Säurezufuhr werden anscheinend zuerst die am leichtest verfügbaren Pufferreserven in Anspruch genommen. Diese Aufgabe scheint zunächst dem Bicarbonat-Kohlensäuresystem zuzustehen. Bei entsprechender Ventilation bzw. normal erregbarem Atemzentrum und intaktem Diffusionsvermögen der Lungen folgt auf die Säureapplikation die Abrauchung einer entsprechenden Kohlensäuremenge. Das Anion der zugeführten Säure verbleibt an Stelle der aus dem Körper entfernten Kohlensäure, und Verschiebungen in der aktuellen Reaktion des Blutes und der Gewebe werden auf diese Weise nicht in Erscheinung treten müssen. Diesem Umstande glauben wir es auch zuschreiben zu können, warum wir seinerzeit (cf. Asthma cardiale S. 211) bei intravenöser Verabfolgung von CO_2 keine Änderung im p_H-Werte des Blutes erhalten haben; das Tier konnte bei der CO_2-Passage durch die Lunge die ganze Säure abrauchen. Bestehen jedoch bei derartigen Säureeinwirkungen Störungen von seiten des Atmungsapparates, sei es nun durch Behinderung des Gasaustausches in der Lunge oder infolge von Veränderung der Erregbarkeit des Atemzentrums, so führt die einverleibte Säuremenge zu hochgradigen Verschiebungen im Säurebasenhaushalt; selbst bedeutende Abweichungen von der normalen Reaktion müßten im Blut und im Gewebe auftreten, wenn solchenfalls nicht andere wirksame Pufferungseinrichtungen zur Verfügung ständen. Von großer Bedeutung für die Säurebindungsfähigkeit sind die großen Puffervorräte der Gewebe aufzufassen. Bei Säurezufuhr treten einerseits Alkalien aus den Geweben in das Blut über und andererseits bedingt die Diffusion saurer Radikale ins Gewebe eine Abstumpfung der im Blute zirkulierenden sauren Valenzen.

Der Alkaligehalt der Eiweißkörper befähigt diese, eine ganz beträchtliche Pufferwirkung zu entfalten. Die Säurezufuhr hat eine Abspaltung der an die Eiweißkörper gebundenen Kationen zur Folge, wogegen das Eiweiß selbst verschiedene Anionen, so vor allem Chlor, CO_2, SO_3 usw. zu binden vermag. Dieses Verhalten der Eiweißkörper, dessen Erkenntnis wir hauptsächlich Zuntz[1]) und Hamburger[2]) verdanken, muß als eine sehr wichtige Schutzvorrichtung des Organismus vor der Übersäuerung aufgefaßt werden.

Der stärkeren und raschen Abnützung des eigentlichen Puffersystems scheint vor allem die Niere entgegen zu wirken. Bereits unter physiologischen Bedingungen werden von seiten der Niere Substanzen (Phosphate) abgegeben, welche bei der Abstumpfung saurer Produkte in Betracht gezogen werden müssen, und solchenfalls wird die neutrale Reaktion des Harns kaum wesentliche Änderungen erfahren. Hinzu kommt noch der Umstand, daß gerade beim Auftreten größerer Verschiebungen im Säurebasengleichgewicht dem Organismus bedeutende Mengen von Ammoniak zur Neutralisation der betreffenden Säure zur Verfügung stehen. Die Intaktheit dieser beiden Vorrichtungen: Lunge und Niere und ihr harmonisches Ineinandergreifen stellt gewissermaßen eine Schonung des Alkalibestandes der Gewebe und des Blutes dar.

Für die Beurteilung der Aciditätsverhältnisse stehen uns verschiedene Methoden zur Verfügung. So scheint das Verhalten der Alveolarluft einen gewissen Einblick in das Acidoseproblem zu eröffnen. Die Kohlensäurespannung der Alveolarluft kann als Maßstab des Säurebasengleichgewichtes im Blute angesehen werden, doch muß dabei berücksichtigt werden, daß der Kohlensäuregehalt der Alveolarluft nicht allein von dem Auftreten saurer Valenzen, sondern auch von dem Carbonatbestand des Organismus ganz im allgemeinen abhängig ist. Je mehr Kohlensäure das zirkulierende Blut enthält, desto höherer Partialdruck tritt bei der Durchströmung der Lungen in der Alveolarluft auf. Säurezufuhr bewirkt eine vermehrte Kohlensäureabgabe durch die Lunge und hat demnach ein Herabsinken des Kohlensäurebestandes

---

[1]) Zuntz: Beitr. z. Physiol. d. Blutes. Diss. Bonn 1868.
[2]) Hamburger: Arch. f. (Anat. u.) Physiol. 1898, S. 1.

zur Folge. Es kommt solchenfalls zu einer Verminderung der Kohlensäurespannung in der Alveolarluft, die demnach als Symptom der stattgehabten Säuerung aufzufassen ist. Bei vorübergehender Behinderung des Gasaustausches in der Lunge mancher Herzfehler können jedoch normale, ja selbst sehr hohe alveolare Kohlensäurespannungen bestehen und diesfalls liegen beträchtliche Verschiebungen der Reaktion nach der sauren Seite vor. Andererseits kann bei verschiedenen Hyperpnoen, z. B. bei der Sauerstoffmangeldyspnoe, der Wärmedyspnoe usw. Abventilation bedeutender Kohlensäuremengen auftreten. Es sinkt auf diese Weise gleichfalls der Kohlensäuregehalt in der Alveolarluft und die Kohlensäurespannung des arteriellen Blutes, ohne daß sich dahinter eine sog. Acidose versteckt. Das Verhalten der Kohlensäurespannung, z. B. abgeleitet aus der Alveolarluft, kann demnach nur mit entsprechender Vorsicht als Maß einer Säuerung des Organismus angesehen werden.

Einen weit klareren Einblick in das Verhalten des Säurebasengleichgewichts eröffnet die Untersuchung der Kohlensäurebindungskurven des Blutes. Das Kohlensäurebindungsvermögen gestattet eine quantitative Angabe der dem Blute zur Verfügung stehenden Alkalien. In gleicher Weise wie die Anlagerung der Kohlensäure, werden verschiedene andere Säuren von den Alkalien des Blutes gebunden. Die Untersuchung der Kohlensäurespannungskurve gestattet demnach die beste Beurteilung der Alkalireserven des Blutes.

Ein weiteres Kriterium der Widerstandskraft des Organismus gegenüber sauren Valenzen kann aus der Beobachtung der Ammoniakausscheidung durch die Niere abgeleitet werden. Bei entsprechender Säurezufuhr treten unter sonst normal gehaltenen Bedingungen vermehrte Ammoniakmengen im Harn auf. Trotz dieses Umstandes gelangen nicht selten geringgradigere Reaktionsveränderungen im Sinne stärkerer Erhöhung der Wasserstoffionenkonzentration des Harnes zur Beobachtung. Es werden solchenfalls die dem Körper zugeführten oder von demselben bei manchen Bedingungen gebildeten Säuren im nicht abgepufferten Zustand durch die Niere entfernt. Für die Beurteilung der Wirksamkeit der Ammoniakpuffer scheint die Errechnung der Ammoniakzahl (worunter man das Verhältnis des Ammoniakstickstoffs zum Gesamtstickstoff versteht) zweckmäßig zu sein. Das Verhältnis der sog. Ammoniakzahl zur p_H des Harns wurde von HASSELBALCH[1]) besonders eingehend studiert. Seinen Untersuchungen zur Folge kann aus diesen Daten die Pufferung bei verschiedenen acidotischen Zuständen beurteilt werden.

Sowohl bei der sog. Acidose als auch im Verlaufe verschiedener mit Überventilation einhergehender Zustände, können entsprechend

---

[1]) HASSELBALCH: Ammoniak als physiologischer Neutralitätsregulator. Biochem. Zeitschr. Bd. 74, S. 18. 1916.

unseren Ausführungen bedeutende Kohlensäuremengen durch die Lunge abgegeben werden. Wollen wir diesen Zustand entsprechend würdigen, so müssen wir der Wirksamkeit der Kohlensäure und des Kohlensäure-Bicarbonatpuffersystems unsere Aufmerksamkeit zuwenden.

Die Kohlensäure stellt ein wichtiges Produkt des Zellstoffwechsels dar, und es schien von vornherein in hohem Grade wahrscheinlich, daß gerade diesen Stoffen Bedeutung für die Zirkulation und die Regulation der Atmung zukommt. HALDANE u. PRISTLEY[1]) erschlossen aus ihren grundlegenden Untersuchungen, daß die Kohlensäurespannung im Blute und in den Alveolen von entscheidender Bedeutung für die Regelung der Atmung ist. Kürzere Zeit danach vertraten WINTERSTEIN und HASSELBALCH die Anschauung, daß nicht die Kohlensäurespannung, sondern vielmehr die gleichzeitig in Erscheinung tretenden Veränderungen in der Wasserstoffionenkonzentration des Blutes als wirksame Faktoren anzusehen seien. Demgegenüber wurden gerade in den letzten Jahren von einer Reihe von Autoren Befunde erhoben, welche mit der WINTERSTEINschen Reaktionstheorie nicht ohne weiteres in Einklang zu bringen sind. In analoger Weise wie die Beeinflussung der Atmung sollten auch die Kreislauffunktionen in erster Linie durch Veränderungen der Wasserstoffzahl entscheidend beeinflußt werden.

Bereits LACQUEUR[2]) u. VERZAR[3]) beobachteten, daß der Kohlensäure eine beträchtlichere Einflußnahme auf das Respirationszentrum zukommt als den entsprechenden anderen Säuren. Eine spezifische Wirkung in diesen Dingen schien ferner durch Untersuchungen von HOOCKER, WILSON u. CONNET[4]), sowie von DALE u. EVANS[5]) und vor allem durch die bedeutungsvollen Beobachtungen von HENDERSON u. HAGGARD[6]) in hohem Grade wahrscheinlich. Neuerdings beobachtete SCOTT[7]) und COLLIP[8]) in Verfolgung derartiger Betrachtungen sogar nach Injektion von Natriumbicarbonat Steigerung der Ventilationsgröße. In diesem Fall scheint die Zufuhr der alkalischen Natrium-Bicarbonatlösung eine Änderung der Wasserstoffionenkonzentration des Blutes nach der sauren Seite von vornherein auszuschließen. Um so bemerkenswerter sind die beobachteten Erhöhungen der Ventilation.

---

[1]) HALDANE u. PRISTLEY: The regulation of the Lung-ventilation. Journ. of physiol. Bd. 32, S. 225. 1905.

[2]) LACQUEUR u. VERZAR: Spezifische Wirkung der Kohlensäure auf das Atemzentrum. Pflügers Arch. f. d. ges. Physiol. Bd. 143, S. 395. 1912.

[3]) VERZAR: The influence of lack of oxygen. Journ. of physiol. Bd. 45, S. 39. 1912.

[4]) HOOCKER, WILSON u. CONNET: The perfusion of the mamation medulla. Americ. journ. of physiol. Bd. 43, S. 351. 1917.

[5]) DALE u. EVANS: The effects on the circulation of changes in the carbon dioxide content of the blood. Journ. of physiol. Bd. 56, S. 125. 1922.

[6]) HENDERSON u. HAGGARD: Journ. of biol. chem. Bd. 33, S. 333. 1918.

[7]) SCOTT: Americ. journ. of physiol. Bd. 40, S. 196. 1917.

[8]) COLLIP: The action of the HCO_3 jon. Journ. of physiol. Bd. 54, S. 58. 1920.

Auch Collip glaubte zur Erklärung seiner Beobachtung eine spezifische Wirksamkeit der Kohlensäure betonen zu müssen. In besonders klarer Weise wurde diese Anschauung auch von Gsell[1]) vertreten. Um doch dem Carbonat als Anion gleichsam zu seinem Rechte zu verhelfen, sieht er sich veranlaßt folgende Theorie zu vertreten: Das Bicarbonat-Kohlensäuresystem stellt ein reversibles Reaktionssystem dar, dessen Wirkungsmechanismus durch folgende Gleichung veranschaulicht werden kann:

$$CO_2 \leftrightarrows H_2CO_3 \leftrightarrows H \cdot HCO_3 + NaHCO_3.$$

Zufuhr von Bicarbonat bedingt eine Verschiebung des dargestellten Reaktionsgleichgewichts nach der linken Seite und hat demnach eine Erhöhung der freien Kohlensäure zur Folge. Nach den Beobachtungen von Loeb[2]) ist das Diffusionsvermögen für schwache Säuren dem Dissoziationsgrade derselben umgekehrt proportional. Die Diffusion ist solchenfalls um so größer, je schwächer die Dissoziation anzusetzen ist. Im gleichen Sinne sprechen auch die Befunde von Jacobs[3]). Jacob vertritt sogar die Anschauung, daß bei derartigen Reaktionssystemen die freien Ionen überhaupt kaum durch die Membran zu diffundieren vermögen. Mit diesem Erklärungsversuch stehen jedoch einzelne Tatsachen im Widerspruche. Über das eigenartige Verhalten des Bicarbonats und der HCO_3 können uns bereits alte Untersuchungen Aufschluß geben. Arrhenius[4]) konnte feststellen, daß der Zusatz entsprechend dissoziierter Salze eine Steigerung des Diffusionsvermögens der gleichzeitig in der Lösung vorhandenen Säure des betreffenden Salzes zur Folge hat. Daß diesem Umstande besondere Wirksamkeit zukommen muß, geht aus der nachfolgenden Tabelle hervor, welche wir dem Buche von Arrhenius, die Theorien der Chemie, entnehmen:

n	0	0,1	0,2	0,5	1	2	5	10
K	2,09	2,20	2,30	2,58	2,96	3,52	3,44	5,07

In dieser Tabelle stellt K die Diffusionskonstante der H$\cdot$ der Säure und n die molekulare Konzentration der zugesetzten Chlornatriummenge dar. Wie aus diesen Beobachtungen entnommen werden kann, wird das Diffusionsvermögen durch die gleichzeitig vorhandenen Salze in hohem Maße gesteigert. Die Diffusion von Chlor und H$\cdot$ bzw. auf das Blut übertragen von H und $HCO_3\cdot$ kann nicht nur eine Verschiebung des Säureradikals durch die Zellmembran zur Folge haben, sondern

---

[1]) Gsell: The chemical regulation of respiration. Physiol. review Bd. 5, S. 551. 1925.

[2]) Loeb: The influence of salts on the rate of diffusion of acid through colloidion membrane. Journ. of gen. physiol. Bd. 5, S. 255. 1922.

[3]) Jacobs: To what extent arc the physiological effects of carbon dioxide due to hydrogen jons. Americ. journ. of physiol. Bd. 51, S. 321. 1920.

[4]) Arrhenius: Theories of solution. New Haven 1912, S. 163.

es tritt gleichzeitig ein Mitwandern der Wasserstoffionen auf. Sowohl nach den Untersuchungen von Loeb[1]) als auch unter Berücksichtigung der alten Beobachtungen von Arrhenius hat die Verminderung des Bicarbonatbestandes eine Veränderung der Diffusionsfähigkeit der Kohlensäure zur Folge. Inwieweit dieser Umstand bei den angeführten Experimenten von Dale und Evans u. a. zu berücksichtigen ist, wollen wir vorderhand dahingestellt sein lassen.

Das Schwergewicht wird auf Grund dieser Beobachtungen nicht so sehr auf den Kohlensäuregehalt oder gar der Acidität des *Blutes* gelegt, als vielmehr auf das Geschehen außerhalb der Capillarwandungen, also auf das Verhalten im *Gewebe*.

Bei einer Reihe von Krankheitszuständen, vor allem bei den uns interessierenden Kreislaufkranken treten häufig Störungen auf, die zu beträchtlichen Verschiebungen des für den Organismus wichtigen Carbonatbestandes führen. Die geregelte Abgabe der im Stoffwechsel gebildeten Kohlensäure wird durch die entsprechende Tätigkeit des Atemzentrums und der Lunge in erster Linie gewährleistet. Krankhafte Veränderungen im Bereiche der Lungen, sei es durch stärkere Stauung oder durch Veränderung der Ventilation, z. B. beim Lungenemphysem, rufen eine Erschwerung der Kohlensäureabgabe hervor. Unter solchen Bedingungen wird die Kohlensäure nur zum geringeren Teile aus dem Venenblute an die Alveolenluft abgegeben, es tritt eine *Erhöhung der Kohlensäurespannung in den Alveolen und eine Kohlensäureüberladung des Blutes auf.* Bei diesen Erkrankungen besteht auch zumeist ein beträchtlicher Grad von Dyspnoe, welche durch Vergrößerung der Ventilationsmöglichkeit der den Gasaustausch vermittelnden Alveolen der Kohlensäurestauung im Blute entgegenwirkt. Jedoch trotz dieses Umstandes der so gesteigerten Diffusion der Kohlensäure aus dem Blute gegen die Alveolen besteht bei den geschilderten Erkrankungen der Lungen recht häufig bedeutende Erhöhung des Blutkohlensäuregehaltes (s. Tabelle 50).

Im Gegensatze dazu sehen wir bei Störungen im Kreislaufe auch Zustände mit *vermindertem Kohlensäuregehalte* im Blute oder zum mindesten verminderte Kohlensäurespannung; als Ursache dafür kann teils eine erhöhte Erregbarkeit des Atemzentrums, teils Säuerung des Gewebes in Frage kommen; unter beiderlei Bedingungen kommt es zu einer Erniedrigung der Carbonatbestände; in der Praxis sind die beiden Zustände leicht voneinander zu trennen; bei Kohlensäureverminderung infolge Überventilation ist zwar der Gehalt an Kohlensäure niedrig, aber auf Grund der Spannungskurve erweist sich das Blut als nicht sauer, eher alkalisch, während bei der anderen Form die Sättigung auf den sauren Charakter hinweist.

---

[1]) Loeb, Studies in general physiology. Chicago University Press. 1913.

Tabelle 50.

Nr.	Diagnose	CO_2-Gehalt	CO_2-Kapazität des arteriellen Blutes		CO_2-Spannung		p_H des arteriellen Blutes	Bemerkungen
			CO_2-Spannung mm	CO_2-Gehalt	In der Alveolarluft	Im art. Blute (berechnet)		
1	Aortensklerose, Myomalacien. Kardiale Dyspnoe. Unter Morphinwirkung .	41,3	37,0	35,0	30,0	50	7,15	Acidämie
2	Aortitis luica. Herzinsuffizienz, Cheyne-Stockessches Atmen	43,0 / 44,0	34,1 / —	40,3 / —	20,3 / 24,4	40 / 42	7,27 / 7,26	Hyperpnoe (Ende) Apnoe(Ende)
3	Aortitis luica, Herzinsuffizienz. Kardiale Dyspnoe .	44,5	23,0	37,3	30,3	38	7,32	
4	Herzinsuffizienz (sog. Myodegeneration, kard. Dyspnoe)	43,5	19,0	28,0	25,6	40	7,27	
5	dgl.	37,4	22,5	35,2	22,9	28	7,38	Hypokapnie
6	dgl.	47,8	20,0	37,4	28,2	37	7,36	
7	dgl. (Dyspnoe gering) . .	47,5	39,5	47,0	38,9	39	7,33	Bis auf Anoxyhämie normalerBef.
8	Hypertonie mit Herzinsuffizienz. Kardiale Dyspnoe	54,9	40,1	52,1	40,3	45	7,34	
9	dgl.	31,7	43,7	42,6	25,9	32	7,31	Hypokapnie
10	Lungenemphysem, Aortitis luica, Pulmonalsklerose, Herzinsuffizienz	58,8	16,2	30,1	57,5	—	—	Starke Anoxyhämie, Acidämie?
11	Mitral- u. Aortenfehler, starke Bronchitis	60,3	20,5	48,6	46,9	—	—	Hyperkapnie
12	Hypertonie, keine Dyspnoe	55,5	43,5	54,6	43,3	45	7,34	Norm. Bef.
13	Lungenemphysem, wenig dyspnoisch	51,4	39,8	52,4	36,6	36	—	Stark. Anämie
14	Lungenemphysem, leichte Herzinsuffizienz	60,8	30,0	50,1	32,3	—	—	dgl.
15	Ders. Pat. wie 14, stärkere Herzinsuffizienz	43,1	25,5	32,4	37,5	—	—	dgl.
16	Aorteninsuffizienz m. Herzinsuffizienz, starke Bronchitis und Emphysem	48,7 / —	17,7 / 27,7	32,1 / 41,7	42,9 / —	42 / —	7,31 / —	
17	Mitralfehler, in der Ruhe nicht dyspnoisch	48,7	40,7	46,9	42,2	44	7.29	Norm. Bef.
18	Aortenaneurysma u. Aorteninsuffizienz. $\frac{1}{4}$ Std. nach Asthma kard. Anfall	60,1	41,2	57,2	43,2	47	7,34	Mäßige Anoxyhämie u. Hyperkapnie
19	Im Asthma kardiale Anfall	49,7	34,5	47,0	33,9	38	7,33	Stark. Anox.
20	Lungentuberkulose mit Kavernen	34,8	36,3	36,2	28,7	31	7,28	
21	Chronische Nephritis mit Urämie	24,4	33,7	25,8	21,0	21	7,30	Hypokapnie
22	dgl.	52,9	37,3	51,8	23,4	38	7,38	

Tabelle 50 (Fortsetzung).

Nr.	Diagnose	CO₂-Gehalt	CO₂-Kapazität des arteriellen Blutes		CO₂-Spannung		p_H des arteriellen Blutes	Bemerkungen
			CO₂-Spannung mm	CO₂-Gehalt	In der Alveolarluft	Im art. Blute (berechnet)		
23	Hypertonie mit Herzinsuff.	47,3	39,0	49,0	36,8	36	7,28	
24	Hypertonie, Aortitis, Herz-insuffizienz	41,2	30,1	40,5	28,7	32	7,35	
25	Chron. Nephritis m. Urämie u. Herzinsuffizienz . . .	48,6	29,5	41,2	28,0	41	7,30	
26	Chronische Nephritis, { Urämie, Herzinsuffizienz {	40,4 —	53,2 31,2	47,9 36,5	28,8 —	35 —	7,34 —	
27	Chron. Nephritis, Urämie, Herzinsuffizienz	46,8	32,5	44,3	31,2	37	7,34	
28	Chron. Nephritis, Herz-insuffizienz	50,2	56,1	55,8	32 2	40	7,33	
29	Herzinsuffizienz (Albu-minurie, Hydrops) . . .	45,75	—	—	—	30,5	7,37	
30	Herzinsuffizienz m. Hyper-tonie (Cyanose, Hydrops)	46,77	—	—	—	26,9	7,45	
31	Herzinsuffizienz bei Em-physema pulm. (Cyanose, Dyspnoe, Hydrops) . . .	40,00	—	—	—	29,5	7,34	
32	Herzinsuffizienz (Cyanose, Dyspnoe, Hydrops, Cheyne-Stockes!)	44,82	—	—	—	33,5	7,34	
33	Inkomp. Mitralstenose u. -insuffizienz (Hydrotho-rax, Ödeme, Alb.)	43,73	—	—	—	31,1	7,34	
34	Komb. Vitium cord. (Aort.-Mitralvitium). Kein Ödem	45,55	—	—	—	35,2	7,32	
35	Inkomp. Mitralstenose (Dys-pnoe, Hydrothorax, Alb.)	47,95	—	—	—	40,0	7,29	
36	Herzinsuffizienz (Cyanose, Dyspnoe, Ödeme)	52,28	—	—	—	31,0	7,42	
37	Mitralvitium (Dyspnoe, Cyanose, keine Ödeme) . .	43,80	—	—	—	29,1	7,37	
38	Mitralstenose, Concretio cord. v. peric. (Dyspnoe, zur Zeit Flimmern) . . .	43,57	—	—	—	29,3	7,36	
39	Komb. Vitium cord. (Aorten-Mitralvit., zur Zeit Komp.)	58,04	—	—	—	37,0	7,38	
40	Aorteninsuffizienz (Aort. luet.) keine Ödeme . . .	59,19	—	—	—	40,8	7,37	
41	Herzinsuffizienz (leichte Ödeme)	44,63	—	—	—	27,5	7,42	
42	Herzinsuffizienz mit hoch-gradigster Dyspnoe . . .	42,98	—	—	—	31,0	7,34	

Wir werden im folgenden sehen, daß für das Verständnis der verschiedenen Kreislaufstörungen nicht nur die „Säuerung‟ von Wichtigkeit ist, sondern auch der *Carbonatbestand* als solcher; von diesem Gesichtpunkte aus wird uns daher die Tabelle 50, die die Kohlensäureverhältnisse in einer großen Anzahl von Kreislaufstörungen zur Darstellung bringt, ganz anders interessieren.

Um der Frage zu begegnen, warum wir bei der Analyse der unterschiedlichen Kreislaufstörungen neben der Acidität auch dem Carbonatbestande erhöhte Aufmerksamkeit schenken müssen, erscheint es notwendig, aus der Lehre von der Akapnie einiges zu streifen: HENDERSON studierte den Einfluß der Hyperventilation; durchlüftet man Hunde mit großen Luftmengen, wobei man außerdem noch durch geeignete Einrichtungen den toten Raum auf ein

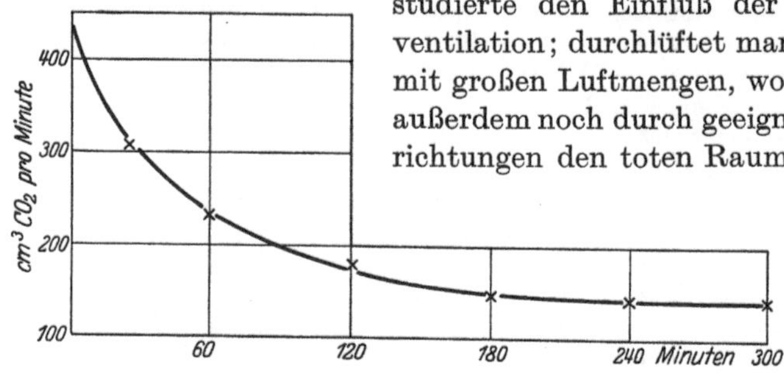

Abb. 40.   Graphische Darstellung der innerhalb von 5 Stunden durch Hyperventilation abgegebenen Kohlensäure. Hund 21 kg (Chloralose Narkose).
Ruhewert: 132 cm³ CO_2 pro Min.; Atemvolumen 4,023 l pro Min. = 39,6 l CO_2 in 5 Stunden.
Tatsächliche Abgabe während der Hyperventilation: 49—50 l Atemvolumen, innerhalb 5 Stunden 53,3 CO_2.
Plus an Angabe gegenüber der Norm: **13,7 l CO_2.**
CO_2-gehalt im Kammerwasser, Ante: 52,16% CO_2. Nach 2 Std. Hyperventilation: 32,88% CO_2. Nach 5 Std. Hyperventilation: 20,34% CO_2.
CO_2-gehalt im Blute, Ante: 38,7% CO_2. Nach 2 Std. Hyperventilation: 14,4% CO_2. Nach 5 Std. Hyperventilation: 12,71% CO_2.
p_H-Werte im Blut, Ante: 7,28. Nach 2 Std. Hyperventilation: 7,65. Nach 5 Std. Hyperventilation: 7,84.

Minimum herabsetzt, so verarmt der Organismus an Kohlensäure, die er offenbar seinen Carbonatbeständen entnimmt. Um sich über die quantitativen Verhältnisse, die dabei stattfinden, ein Urteil zu bilden, sei auf Abb. 40 hingewiesen, die die graphische Darstellung unserer daraufhin durchgeführten Versuchsergebnisse bringt; ein Hund wird hyperventiliert; das Tier, das bei normaler Atmung 132 cm³ Kohlensäure pro Minute ausscheidet, gibt mit Beginn der forcierten Atmung in der ersten Minute schon 430 cm³ Kohlensäure ab; wie sich aus fortlaufenden Untersuchungen ergibt, sinkt dieser Wert allmählich, erreicht aber nach 5 Stunden noch immer nicht den Ausgangspunkt; rechnet man das Plus an Kohlensäure zusammen, was über den ursprünglichen Ruhewert innerhalb von 5 Stunden den Körper verläßt, so kommt man zu dem erstaunlichen Wert von 13,7 Liter. Daß diese Menge unmöglich aus dem Blute, sondern ganz bestimmt dem Gewebe entnommen werden mußte, erscheint wohl eindeutig klargelegt. Die Abnahme an Kohlensäure im Kammerwasser ist als Hinweis dafür anzusehen; warum der Kohlensäurewert im Kammerwasser, das doch dem Gewebe sehr nahe zu stehen scheint, gegenüber dem Blutwert stets höher bleibt, wird verständlich; bei der Hyperventilation wird zunächst die Kohlensäure im Blute geopfert; allmählich sickert aus den großen Beständen Kohlensäure nach; sind die Bestände innerhalb der Gewebe auch erschöpft oder zum mindesten auf ein Minimum herabgesunken, so erfolgt der Tod des Tieres.

Die Kreislaufverhältnisse, die sich im akapnischen Tiere zeigen, sind sehr beachtenswert: der Blutdruck sinkt und die Zirkulation verkleinert sich; das Herzvolumen nimmt ab und ebenso der Druck im venösen System; wird der Versuch entsprechend lange fortgesetzt, so entwickelt sich eine beträchtliche Cyanose der Organe; das Blut scheint in den Geweben liegenzubleiben, was sich pletysmographisch leicht nachweisen läßt. Das Blut, das aus den Venen entnommen wird, ist fast ganz an Sauerstoff verarmt — wohl der sicherste Beweis der trägen Zirkulation im Bereiche der Capillaren.

Läßt man solche Tiere nunmehr Kohlensäure atmen, so stellen sich binnen kürzester Zeit wieder normale Verhältnisse her, wohl der beste Beweis, daß die fehlende Kohlensäure an allem dem Schuld ist.

Bei mangelndem Kohlensäurebestande im Organismus wird das Blut gleichsam der allgemeinen Zirkulation entzogen; es bleibt in den verschiedenen Organen liegen und findet sich von hier nur schwer heraus; HENDERSON hat ein Kreislaufschema konstruiert, das darauf Rücksicht nimmt; da es die Verhältnisse tatsächlich sehr charakteristisch wiedergibt, so haben wir es als Abb. 1 aufgenommen; die Milz-Studien von BARCROFT sind ein neuer Beweis für die Richtigkeit dieser Annahmen; er spricht direkt von Senkgruben, in denen Blut schon unter normalen Bedingungen verborgen liegen kann; offenbar sind diese Senken — BARCROFT gebraucht auch den Ausdruck Banken, in denen Blut deponiert liegt — bald stärker, bald weniger reichlich gefüllt; die unterschiedlichen Shockgifte, wie z. B. das Histamin, scheinen hier regulierend darauf Einfluß zu nehmen; man wird wohl nicht fehlgehen, wenn man auch von der Kohlensäure annimmt, daß diese Senkgruben unter ihrer Machtsphäre stehen. Bis zu einem gewissen Grade deckt sich Mangel an Carbonaten mit Mangel an Puffern; insofern wäre auch mit der Möglichkeit zu rechnen, daß auch ein Zusammenhang zwischen Pufferbestand und Füllung der Blutdepots bestehen könnte.

Ist man über die Störungen im Kreislaufe bei Kohlensäuremangel relativ gut orientiert, so fehlen eigentlich entsprechende Angaben bei Kohlensäureüberladung. Wenn wir im Laufe unserer weiteren Untersuchungen darauf noch zu sprechen kommen, so sind wir zunächst mehr indirekt zur Beantwortung dieser Frage gekommen. In den früheren Kapiteln wurde das Problem der Säuerung vielfach gestreift; ursprünglich wollten wir uns damit beschäftigen, welchen Einfluß eine Säuerung ganz im allgemeinen auf den Kreislauf ausübt; in Analogie zu dem bis jetzt gebrachten wäre es am naheliegendsten gewesen, die Milchsäure heranzuziehen; aus begreiflichen Gründen haben wir aber davon Abstand genommen und der Kohlensäurevergiftung unsere besondere Aufmerksamkeit geschenkt.

Als wirksames Agens für die Säurevergiftung wählten wir die Kohlensäure. Zunächst sahen wir in der Kohlensäure nichts spezifisches, sondern nur die Säuren. Diese Form der Säureintoxikation schien uns aus verschiedenen Gründen zweckmäßig. Die Zufuhr selbst beträchtlicher Säuremengen kann lediglich durch die Kohlensäure ohne stärkere Verschiebungen in der Wasserbilanz erfolgen. Die Verabfolgung verdünnter Säuren kam schon deshalb weniger in Betracht, weil sich unsere Untersuchungen über die Kreislaufinsuffizienz auch mit dem Problem der Ödembildung beschäftigen müssen und hier eine größere Flüssigkeitszufuhr, die sonst nicht zu vermeiden war, die Versuchsanordnung schwer stören mußte. Ein weiterer Vorteil der Kohlensäureapplikation liegt in der genauen Dosierung und der raschen Unterbrechung derartiger Säurevergiftungsversuche. Durch nachfolgende Sauerstoffatmung kann die Austreibung der überschüssigen Kohlensäure jederzeit erfolgen, und wie wir auszuführen Gelegenheit haben werden, tritt solchenfalls auch eine Rückbildung der meisten Vergiftungssymptome auf. Die Kohlensäureintoxikation gestattet ferner in kurzer Zeit eine beträchtliche Anreicherung saurer Valenzen herbeizuführen. Nicht zuletzt war für die Wahl der Kohlensäure der Umstand maßgebend, daß die Vergiftung mit anderen Säuren durch Beanspruchung der Carbonatpuffer zu einer beträchtlichen Erschöpfung der Carbonatbestände zur Hypokapnie führt. Wenn man schließlich bedenkt, daß die Kohlensäure neben der Milchsäure in unserem Organismus die Hauptrepräsentanten darstellen, welche im Kampfe um das physiologische Säurebasengleichgewicht die große Rolle spielen, so scheint es um so mehr gerechtfertigt, sich dem Studium der Kohlensäureintoxikation zuzuwenden. Wollen wir die Bedeutung der Aciditätsverschiebung selbst experimentell festhalten, so erscheint es zweckmäßig, eine Untersuchung des Vorganges ohne Herabsetzung des Kohlensäurebestandes zu ermöglichen.

Da die von uns verwandten Methoden der experimentellen Kohlensäurevergiftung für das Studium verschiedenster Fragen der Pathologie geeignet erscheinen, wollen wir hier auf die spezielle Technik unserer Versuchsanordnung genauer eingehen. Die Experimente wurden fast ausschließlich an Hunden und Katzen vorgenommen; nur für histologische Untersuchungen über den Einfluß der Kohlensäure schien uns auch das Kaninchen ein geeignetes Versuchsobjekt zu bilden.

Die Tiere wurden zunächst vorübergehend narkotisiert, tracheotomiert und mit Hilfe des MEYERschen Respirationsapparates künstlich ventiliert. Die Atemtiefe war der normalen Ventilationsgröße des Tieres nach Möglichkeit angepaßt worden, um jede stärkere Hyperventilation zu vermeiden. Die vollkommene Immobilisierung des Versuchstieres wurde nach der Tracheotomie durch Curare oder tiefe Narkose teils durch Chloralose oder Somnifen erzielt. Die Chloralose eignet sich nach unseren Erfahrungen besonders gut zu experimentellen Beobachtungen. Die Dosierung kann zumeist ohne die geringste Kreislaufschädigung erreicht werden. Für unsere Beobachtungen erwies sich 0,1 g pro kg Körpergewicht als die entsprechende Narkosedosis. Die Einverleibung der Chloralose erfolgt durch intravenöse Injektion der in Kochsalzlösung gelösten Chloralosemenge. Infolge der geringen Löslichkeit muß zumeist 30—40 ccm physiologischer Kochsalzlösung zur Injektion verwandt und außerdem die Flüssigkeit auf entsprechende Temperatur — ca. 40° — gebracht werden (die Chloralose ist seit kurzem wieder bei der Firma Merck erhältlich).

Der MEYERsche Respirationsapparat (zu beziehen bei Otto E. Kobe, Marburg) gestattet in vorteilhafter Weise die Trennung der Ein- und Ausatmungsluft, die voneinander gesondert aufgefangen werden können. Die Inspirationsluft wurde für unsere kürzere Zeit beanspruchenden Versuche in großen 150—200 l fassenden Gummisäcken bereitgehalten. Für länger dauernde Beobachtungen standen zwei große Gasometer von 200 und 400 l Vol. Inhalt zur Verfügung. Die Herstellung der Kohlensäureluftgemische erfolgte mit Hilfe einer Gasuhr. Durch die Gasuhr wurden entsprechende Mengen von Kohlensäure, Luft und Sauerstoff in unsere Inspirationsgasometer eingefüllt. Der Zusatz von Sauerstoff erscheint dabei wesentlich, weil bei Verwendung größerer Kohlensäuremengen eine Verminderung des Sauerstoffgehaltes der zugesetzten Luft in Erscheinung tritt. Eine derartige Erniedrigung des Einatmungssauerstoffes könnte eine Hypoxyämie zur Folge haben, die zu vermeiden wir ängstlich bemüht waren. Das Vorhandensein entsprechender Luftmischungen wurde durch Analyse der Gasometermischung festgestellt, die entsprechende Sauerstoffsättigung des Blutes nach Möglichkeit überprüft.

Die Ausatmungsluft der auf diese Weise künstlich respirierten Tiere wurde, soweit sie für unsere Beobachtungen beachtenswert schien, in evakuierten Gummisäcken aufgefangen. Durch Analyse der Luft in den Gummisäcken und durch Messung des Atemvolumens konnte die in der Versuchszeit aufgenommene Sauerstoff- und abgegebene Kohlensäuremenge bei Berücksichtigung der Zusammensetzung der Einatmungsluft errechnet werden.

In der Vorperiode vor der Kohlensäurezufuhr sind die uns interessierenden Beobachtungen vorgenommen worden. Wir bemühten uns dabei, wie bereits angeführt, das Atemvolumen der normalen Atmung des Tieres anzupassen, um so jede Hyperventilation zu vermeiden, und anderseits durch zu geringe Atmung eine eventuelle Behinderung des Gasaustausches hintanzuhalten. Die eigentlichen Kohlensäureatmungsversuche dauerten zumeist 25—30 Minuten. Bei einer Reihe von Versuchen wurde jedoch die Beobachtungszeit auf über 1—3 Stunden ausgedehnt, ohne daß selbst bei Anwendung 30 proz. Kohlensäure Störungen auftraten, welche ein letales Ende des Versuchstieres zur Folge hatten. Die Beobachtungen im Blut, der Lymphe und den Geweben erfolgten zumeist auf der Höhe der Kohlensäureintoxikation. Sodann wurde der eigentliche Versuch abgeschlossen und die Tiere wieder auf normale Atmungsbedingungen gesetzt. Zumeist verwandten wir schließlich noch eine Versuchsperiode mit starker Hyperventilation. Die Erhöhung der Atemgröße erfolgte dabei durch Vermehrung der Zahl der Atemzüge und durch Steigerung der Atemtiefe — alles Möglichkeiten, die durch den MEYERschen Apparat gewährleistet wurden. Bereits kurze Zeit nach der Rückkehr zu den ursprünglichen Atemverhältnissen konnten im Blute normale Aciditätswerte, bei Anwendung von Überventilation selbst höhergradige Alkalose festgestellt werden. Die genaue Messung der Atemgröße bei der von uns gewählten Versuchsanordnung wurde mittels Durchtreiben der in Gummisäcken aufgefangenen Respirationsluft durch die Gasuhr vorgenommen.

a) Einfluß der Kohlensäureatmung auf die p_H des arteriellen Blutes, der Lymphe und des Kammerwassers.

Die vorliegenden Untersuchungen der Wasserstoffzahl des arteriellen Blutes erfolgte entweder nach der Methode von HENDERSON-HASSELBALCH[1]). Zu diesem Zwecke wurde der Kohlensäuregehalt des Arterienblutes und die Kohlensäurebindungskurve untersucht. Rechnerisch konnte aus diesen beiden Ergebnissen die wahre Kohlensäurespannung des Arterienblutes und die Wasserstoffzahl desselben ermittelt werden. Andernfalls nahmen wir auch elektrometrische Messungen unter Anwendung der Chinchindronmethode vor. Bemerkenswert ist hier nur, daß das Arterienblut sofort nach der Entnahme unter Paraffinum liquid. aufgefangen, die Gerinnung desselben durch Zusatz geringer Oxalatmengen und die Glykolyse durch Anwendung von Fluorid gehemmt wurde. Ferner wollen wir hier erwähnen, daß bei der Chinchindronmessung die Verarbeitung und Fertigstellung der Beobachtung in kürzester Zeit erfolgte.

---

[1]) HASSELBALCH: Biochem. Zeitschr. Bd. 82, S. 282. 1917.

Die beiliegende tabellarische Zusammenstellung gestattet uns eine Übersicht über die Verschiebungen der Wasserstoffzahl, welche bei der experimentellen Kohlensäurevergiftung auftreten.

Tabelle 51.

		Ver-such I	Ver-such II	Ver-such III	Ver-such IV	Ver-such V	Ver-such VI	Ver-such VII	Ver-such VIII	Ver-such IX	Ver-such X
p_H	Vorher	7,67	7,89	7,34	7,46	7,58	7,48	7,75	7,58	7,51	7,51
	Während der CO_2-Atmung	7,03	7,22	7,02	7,32	7,20	7,35	7,30	6,97	7,10	7,08
	Nachher (Hyperventi-lation)	7,67	7,61	7,87	7,87	7,51	7,52	7,79	7,45	7,69	7,34
CO_2-Konzentra-tion der Inspi-rationsluft		circa 30%	circa 15%	30%	circa 10%	circa 12%	circa 15%	20%	30%	30%	30%

Die hohen Anfangswerte sind ein Beweis, daß selbst bei vorsichtigster Anwendung der künstlichen Respiration nur zu leicht eine ungewöhnliche Alkalose im Blute in Erscheinung treten kann.

Aus diesen Ergebnissen ist der mächtige Einfluß der Kohlensäureatmung auf die Wasserstoffzahl des Blutes zu ersehen. Mit der gleichen Genauigkeit kann die Verschiebung der Blutreaktion nach der sauren Seite wieder beseitigt werden. Die erheblichsten Verschiebungen in der Wasserstoffionenkonzentration traten bei Anwendung 30 proz., die geringsten bei 10 proz. Kohlensäure auf. Bei noch geringer gewählter Kohlensäurekonzentration in der Inspirationsluft kann der Ausschlag nahezu vollkommen fehlen; bei Hyperventilation des Tieres tritt sogar paradoxerweise, trotz Kohlensäureatmung, Alkalose auf. Wir fügen zur Illustration der Verhältnisse die entsprechend zusammengestellten Versuchsergebnisse bei.

Tabelle 52.

		Versuch I	Versuch II	Versuch III	Versuch IV
p_H	Vorher	7,30	7,48	7,32	7,30
	Während der CO_2-Atmung . . .	7,29	7,48	7,31	7,38
	10 Minuten später	7,48	7,60	7,42	7,48
Konzentration der Inspirationsluft		5% CO_2	5% CO_2	5% CO_2	5% CO_2
Atemvolumen pro Minute . . .		3,54	5,80	.3,20	6,01

Die Änderung der Wasserstoffionenkonzentration, die bei derartigen Experimenten in Erscheinung tritt, dürfte sich wohl kaum auf das Blut allein beschränken, sondern muß sich anscheinend zwangsläufig auch auf die Gewebe auswirken. p_H-Analysen innerhalb der Gewebe sind gegenwärtig noch mit großen Schwierigkeiten verbunden. Wir mußten uns daher bemühen, auf indirekte Weise über die Vorgänge im Gewebe Aufschluß zu erhalten. Wir verwandten zu diesem Zweck die Beobachtung der Wasserstoffzahl der Lymphe (Ductus thoracicusfistel) und des Kammerwassers, welches durch Punktion der Vorderkammer gewonnen wurde; der eine Bulbus wurde dabei vor der Kohlensäureapplikation punktiert, der andere auf der Höhe der Kohlensäurevergiftung. Beide Versuchsreihen (s. Tab. 53) führten zu vollkommen einheitlichen und eindeutigen Ergebnissen. Die Säuerung des Blutes wirkt sich nach diesen Untersuchungen auch auf die anderen zur Beobachtung gelangten Körperflüssigkeiten aus. Diese Feststellung macht wohl das Bestehen beträchtlicher Störungen im Säurebasengleichgewicht selbst in den Geweben in hohem Grade wahrscheinlich.

Tabelle 53.

	Versuch I		Versuch II		Versuch III		Versuch IV	
	Blut	Lymphe	Blut	Kammerwasser	Blut	Kammerwasser	Blut	Kammerwasser
Vorher	7,34	7,31	7,51	7,48	7,51	7,34	7,42	7,40
Während der CO_2-Atmung	7,02	7,21	7,10	7,13	7,08	7,12	7,01	7,08
Nachher (Hyperventilation	7,87	7,43	7,45	7,34	7,69	7,39	7,50	7,29

Der Anstieg der Kohlensäurespannung im Blute bewirkt anscheinend ein Abdiffundieren der Kohlensäure gegen die Gewebe. Unter Berücksichtigung der kurzen Versuchsdauer, innerhalb welcher so bedeutende Verschiebungen im Blute auftreten, erscheint diese Annahme vollkommen berechtigt.

b) Der Einfluß der Kohlensäurevergiftung auf die Harnsekretion.

In besonders auffälliger Weise erscheinen bei der experimentellen Kohlensäurevergiftung Veränderungen von seiten der Harnsekretion. Zur quantitativen Beurteilung dieser Verhältnisse wurde bei den narkotisierten Tieren der Harn teils durch Sondierung der Ureteren, deren Mündungen durch Sectio alta freigelegt waren, teils durch Einlegen einer Blasenkanüle quantitativ gewonnen. Die letzt angeführte Methode erwies sich nur bei weiblichen Tieren durchführbar. Zwecks Abfangung selbst der kleinsten Harnmengen war bei dieser Anordnung das Peritoneum zunächst geöffnet, sodann die Blase freigelegt und in dieselbe ein Katheter eingeführt, an dessen einem Ende eine durchsiebte Glaskugel angeblasen war. Die Blase wurde sodann durch partielle Resektion entsprechend dem Volumen der eingelegten Glasapparatur verkleinert. Das andere Ende des Katheters wurde von der Harnblase durch die Urethra nach außen geführt. Diese Anordnung gestattete es, selbst geringe Harnmengen einwandsfrei zu gewinnen, und ermöglichte außerdem eine erhebliche Verminderung des Blasenvolumens. Vor Beginn der Versuche war durch entsprechende peroral zugeführte Flüssigkeitsmengen (Milch) die Diurese auf ein höheres Niveau gebracht worden.

Bereits kurze Zeit nach Beginn der Kohlensäureatmung tritt eine beträchtliche Verringerung der Harnmenge in Erscheinung. Bei höheren Kohlensäurekonzentrationen erfolgte zumeist ein vollkommenes Versiegen der Harnausscheidung. Insbesondere bei den Ureterenfisteltieren war die Wirkung deutlich zu verfolgen. Mit Einsetzen der Kohlensäureatmung trat binnen kurzem ein Stillstand der Diurese ein. Bei Unterbrechung der Säurevergiftung und normalen Atmungsbedingungen — Luftventilation — erfolgte nach einiger Zeit allmählich Wiederauftreten der normalen Harnsekretion. Gelegentlich, soweit es nicht infolge erhöhter Ventilation in der Nachperiode zu Akapnie kam, war sogar eine beträchtliche Erhöhung der Diurese eingetreten. Der nach der Kohlensäureintoxikation bei normaler Luftatmung entleerte Harn enthält fast immer Eiweiß. Häufig bestand solchenfalls auch beträchtliche Glykosurie. Hämaturien bzw. Ausscheidung von Erythrocyten im Harn konnten wir bei unseren Versuchen nicht feststellen. Die Versuchsergebnisse sind in der angeführten Tabelle zusammengefaßt.

Tabelle 54.

| | | Blut p_H | Harn | | | | | | Blut p_H | Harn | | | |
			Menge	Eiweiß	Chlor mg-%	p_H				Menge	Eiweiß	Chlor mg-%	p_H
Versuch I	Ante	7,58	73	θ	0,85	7,44	Versuch III	Ante	7,36	19	θ	3,19	7,20
	CO_2	7,20	15	+	0,73	7,16		CO_2	7,01	θ	θ	θ	θ
	Post	7,51	59	++	0,25	7,22		Post	7,46	18	++	0,46	7,08
Versuch II	Ante	7,89	25	θ	0,63	7,70	Versuch IV	Ante	7,40	68	θ	0,69	6,93
	CO_2	7,22	3	θ	—	7,05		CO_2	6,98	θ	θ	θ	
	Post	7,61	32	++	0,12	6,57		Post	7,47	43	++	0,238	6,56

Bei zwei Versuchen studierten wir auch den Einfluß der Kohlensäurevergiftung auf die Kationen und Chlorausscheidung. Wir bedienten uns dabei zur Bestimmung des Natriums, Kaliums und Calciums der Methode von Tisdall u. Kramer[1]). Die Harnportionen wurden zu diesem Zweck in halbstündigen Versuchsperioden gesammelt. Wie

---

[1]) Tisdall u. Kramer: The distribution of sodium, potassium, calcium and magnesium between the corpuscles and serum of human blood. Journ. of biol. chem. Bd. 52, S. 241. 1922.

die angeführten Versuchstabellen zeigen, tritt unter der Einwirkung der Kohlensäureintoxikation eine deutliche Steigerung der Natrium- und Kaliumausscheidung auf, wogegen die Calciumelimination stets erheblich vermindert war.

Tabelle 55.

	Versuch. I							Versuch II					
	cm^3	p_H	Na mg	K mg	Ca mg	Cl mg		cm^3	p_H	Na mg	K mg	Ca mg	Cl mg
Ante .	15	7,40	14,75	37,3	1,85	68,0	Ante .	28,4	7,34	28,4	50,1	27,0	15
CO_2 . .	θ	θ	θ	θ	θ	θ	CO_2 . .	0,3	6,90	—	—	—	—
Post .	13	7,10	18,6	39,8	0,90	8,7	Post .	30,5	7,10	32,5	53,5	17,6	12,9

Die Ergebnisse dieser Versuche erscheinen vollkommen einheitlich. Während der Kohlensäurevergiftung besteht ein Versiegen der Harn-ausscheidung. In der nachfolgenden Versuchsperiode, in welcher die Harnflut wieder in Erscheinung tritt, ist die Kalium- und Natrium-abgabe augenfällig, wogegen die Chlor und Calciumausscheidung deutlich abnimmt. Bemerkenswert erscheint hier noch, daß der Harn der Vorversuchsperiode bei Säurezusatz nur geringfügige Kohlensäure-mengen entwickelt, hingegen scheint die Carbonatausscheidung in der Periode nach der Kohlensäurevergiftung erheblich erhöht zu sein. Bei Zusatz von Säure zum Harn dieses Versuchsabschnittes trat deut-liches Schäumen auf. Es wäre wohl möglich, daß unter Einwirkung der Kohlensäureintoxikation der Organismus bestrebt ist, sich der überschüssigen Kohlensäure durch den Harn zu entledigen. Gleich-zeitig mit diesem Vorgang und anscheinend im kausalen Zusammen-hang mit demselben, erfolgt eine Vermehrung der Natrium- und Kalium-abgabe. Der Chlorretention und der erheblichen Abnahme der Calcium-werte muß jedoch noch eine andere Bedeutung zukommen. Insbesondere die Änderung in der Kalkbilanz scheint sich als eine spezifische Eigen-tümlichkeit der Kohlensäurevergiftung zu erweisen.

Die hier zur Darstellung gebrachten Untersuchungen bemühen sich Verbindungen zur Klinik zu finden. Wenn auch die Ursachen der Oligurie, wie sie im Verlaufe der verschiedenen Kreislaufschädigungen zu sehen sind, mannigfach sind, so drängt sich doch die Vorstellung auf, daß die „Säuerung" der Gewebe, wie wir sie bei den unterschiedlichen Patienten nachweisen konnten, von entscheidender Bedeutung sein kann.

c) Einfluß der Kohlensäureatmung auf die Beschaffenheit des Blutes.

Der bemerkenswerte Befund des Versiegens der Harnsekretion, welcher unter der Kohlensäureeinwirkung regelmäßig zu beobachten war, kann entweder durch Veränderungen von seiten der Nieren selbst oder des Blutes und der Gewebe bedingt sein. Eine Klärung dieser

Frage konnten nur Untersuchungen der Blutbeschaffenheit liefern. Bei isolierter Schädigung der Niere unter der Kohlensäureeinwirkung müßte gleichzeitig mit dem Aussetzen der Harnsekretion auch ein beträchtlicher Grad von Hydrämie auftreten. Unsere ersten Untersuchungen beschäftigten sich mit dieser Frage. Zu diesem Zwecke wurden Bestimmungen der Erythrocyten in den verschiedenen Versuchsperioden vorgenommen. In manchen Fällen bestimmten wir auch mit Hilfe des Hämatokritverfahrens das Erythrocytenvolumen. Im Verlaufe der Säurevergiftung erfolgte fast regelmäßig ein beträchtlicher Anstieg der roten Blutkörperchen. Zum Teil schien dieses Verhalten unter dem Einfluß der Milz zu erfolgen. Bei milzexstirpierten Tieren war recht häufig nur eine geringgradigere Erhöhung der Erythrocytenzahl aufgetreten.

Tabelle 56.

	Versuch I		Versuch II		Versuch III		Versuch IV		Versuch V	
	Hämo-globin	Ery-thro-cyten	Hämo-globin	Ery-thro-cyten	Hämo-globin	Ery-thro-cyten	Hämo-globin	Ery-thro-cyten	Hämo-globin	Ery-thro-cyten
Ante . . .	92	6,58	79	5,07	117	7,52	85	5,72	90	6,38
CO_2 . . .	106	8,00	88	6,15	128	8,79	95	6,48	99	7,10
Post . . .	95	7,07	83	5,40	120	8,12	90	6,02	96	6,73

Die Kohlensäurevergiftung hat jedoch auch eine Eindickung des Blutes zur Folge. Dementsprechend trat konstant eine deutliche Zunahme des Gesamtserumeiweißes auf. Diese Beobachtung, welche in den entsprechenden Daten der folgenden Tabelle illustriert ist, scheint um so bemerkenswerter, als die beträchtlichen Verschiebungen im Gesamteiweißgehalt bereits in so kurzen Versuchszeiten (nach längstens 20—25 Min.) erfolgen.

Tabelle 57.

	Versuch I		Versuch II		Versuch III		Versuch IV		Versuch V	
	p_H	Gesamt-eiweiß	p_H	Gesamt-eiweiß	p_H	Gesamt-eiweiß	p_H	Gesamt-eiweiß	p_H	Gesamt-eiweiß
Ante . . .	7,67	6,57	7,84	5,11	7,51	6,82	7,51	6,01	7,43	5,97
CO_2 . . .	7,03	6,93	7,32	5,83	7,10	8,37	7,08	7,87	7,03	6,83
Post . . .	7,67	7,10	7,87	5,19	7,45	7,65	7,69	7,89	7,53	6,50

Unter dem Einfluß der Säureintoxikation tritt, wie wir ausführten, eine Hemmung der Diurese auf. Trotz dieses Zustandes kann im Blute keine Hydrämie nachgewiesen werden. Es besteht vielmehr eine Eindickung des Blutes, Vermehrung der Erythrocytenzahl, Erhöhung des Eiweißgehaltes, die lediglich durch einen Abstrom von Flüssigkeit in die Gewebe erklärt werden können. Wir bemühten uns, eine etwa beginnende Ödembildung festzustellen. Bei derart kurzfristigen Ver-

11*

suchen war wohl von vornherein kein beträchtlicher Ausschlag in dieser Richtung zu erwarten. Wir waren auch in keinem Fall imstande, eine deutliche Schwellung an der Haut nachzuweisen. Auffällig erscheint uns jedoch die Beobachtung, daß fast immer mit Einsetzen der Kohlensäurevergiftung kleinere, beim experimentellen Eingriff gesetzte Hautwunden anscheinend neuerlich zu bluten anfingen. Hierbei hatten wir jedoch bestimmt den Eindruck, daß es sich keinesfalls um eine gewöhnliche Blutung handeln könne — das Blut war stark hydrämisch. Ebenso beachtenswert ist das starke Nachsickern der Stichwunden, die zum Zwecke der Punktion der vorderen Augenkammern gesetzt wurden.

Bei einigen Versuchsreihen bestimmten wir auch die Mineralbestandteile des Blutes vor und nach der Säureintoxikation. Die entsprechenden Ergebnisse sind in den vorliegenden Versuchstabellen zusammengestellt.

Tabelle 58.

	Blutgehalt in mg-%	Cl	Na	K	Ca	Total mg	Total davon in %		
							Na	K	Ca
Ver-such I	Vorperiode	356	334,4	28,6	10,22	373,22	89,5	7,65	2,74
	CO_2-Atmung	369	335,0	31,15	10,39	376,54	89,0	8,27	2,76
	Nachperiode	353	255,4	28,9	8,90	293,2	87,1	9,85	3,04
Ver-such II	Vorperiode	340	329	38,28	11,72	379	87	10,05	3,005
	$CAtmO_2$-ung	346	325	30,6	11,57	368	88,5	8,29	2,98
	Nachperiode	347	296	22,95	10,5	329	90	6,98	3,34

In diesen Versuchsreihen waren nur verhältnismäßig geringe Unterschiede im Chlor und Kationengehalt des Blutes nach der Säureintoxikation aufgetreten. Auch in einer dritten, hier nicht näher angeführten Untersuchungsserie war das Ergebnis nicht beachtenswerter gewesen. Trotz der beträchtlichen Verschiebung der Acidität des Blutes nach der sauren Seite, konnte somit bei unseren Beobachtungen keine beträchtlichere Veränderung im Bestande der unterschiedlichen Ionen des Blutes (Natrium, Kalium, Calcium und Chlor) erhoben werden. Interessanter und vielleicht auch ergebnisreicher wären Untersuchungen über das Verhalten der freien Ionen. Die entsprechenden Beobachtungen sind jedoch so unverläßlich und wenig präzis definiert, daß wir auf die weitere Verfolgung dieser Frage Verzicht leisten mußten.

Ein ganz eigenartiges Verhalten weist das Bluteiweißbild nach der Säureintoxikation auf. Die Untersuchung der Plasmaeiweißkörper wurde mit Hilfe fraktionierter Ammonsulfatfällung vorgenommen. Die derartig untersuchten Fibrinogen-, Globulin und Albuminkonzentrationen des Plasmas führten wir in folgenden vier Versuchszusammenstellungen an (s. Tab. 59).

Abgesehen von der Zunahme des Gesamteiweiß, einer Tatsache, auf die wir bereits hingewiesen, tritt auf der Höhe der Säurevergiftung fast immer eine beträchtliche prozentuale Erhöhung der Globulinwerte des Blutes auf. Zumeist fällt in gleichem Ausmaße, als die Globulinvermehrung Platz greift, der Albumingehalt des Blutes beträchtlich ab. Bei ca. 10 angeführten Versuchen war nur einmal eine geringgradige Zunahme der Albumine und Ausbleiben der Globulinvermehrung aufgetreten.

Das betreffende Tier zeigte jedoch bereits bei Beginn des Versuches eine erhebliche Globulinvermehrung, so daß wir geneigt sind, hier an besondere, vielleicht pathologische Zustände des Versuchstieres selbst

Tabelle 59.

		p_H im Blut	Gesamteiweiß	Fibrinogen	Globulin	Albumin	Glob.: Alb.
Versuch I	Vor CO_2	7,51	6,01	0,53	2,15	3,33	1 : 1,5
	30% CO_2 (20 Min.). .	7,10	7,87	0,63	4,64	2,60	1,8 : 1
	Nach der CO_2 . . .	7,69	7,98	0,52	4,14	3,32	1,24 : 1
Versuch II	Vor CO_2	7,67	6,57	0,25	0,55	5,77	1 : 10
	30% CO_2 (25 Min.). .	7,03	6,93	0,29	5,57	1,07	5,2 : 1
	Nach der CO_2 . . .	7,67	7,00	0,23	3,83	2,94	1,3 : 1
Versuch III	Vor CO_2	7,51	6,82	0,29	3,67	2,86	1,28 : 1
	30% CO_2 (25 Min.). .	7,10	8,37	0,35	4,83	3,19	1,51 : 1
	Nach der CO_2 . . .	7,45	7,65	0,29	2,92	4,44	1 : 1,52
Versuch IV	Vor CO_2	7,31	4,29	0,38	0,87	3,02	1 : 3,5
	30% CO_2 (24 Min.). .	7,10	4,67	0,41	1,61	2,65	1 : 1,64
	Nach der CO_2 . . .	7,43	4,60	0,39	1,09	2,50	1 : 2,3

zu denken. Jedenfalls ergaben alle anderen 9 Versuchsserien eine beträchtliche Verschiebung des Bluteiweißbildes im Sinne einer prozentuellen und absoluten Vermehrung des Globulins und gleichzeitig entsprechende Abnahme der Albuminfraktion.

Kehren nach Unterbrechung der Kohlensäureatmung die Aciditätsverhältnisse auf den ursprünglichen Zustand zurück, so sinkt das Globulin wieder auf das Ausgangsniveau ab, und die Albumine weisen ein entsprechendes Ansteigen zu den Ursprungswerten auf. Diese Rückkehr der Eiweißverhältnisse des Blutes konnten wir zumeist bereits bei der 30 Minuten nach Beendigung der Kohlensäureatmung vorgenommenen Blutabnahme feststellen. Analog dem Globulin verhalten sich die Fibrinogenwerte des Plasmas. Auf der Höhe der Kohlensäurevergiftung waren fast immer die relativ höchsten Werte zu beobachten.

Höchst beachtenswert erscheinen uns auch die Veränderungen in der Säurebindungsfähigkeit des Blutes. Zum Studium der Säurebindung im

Verlaufe der Kohlensäurevergiftung schüttelten wir die entsprechenden Blutproben mit verschiedenen Kohlensäuregemischen und stellten die Kohlensäurebindungskurven dar. Es erwies sich dabei zweckmäßig,

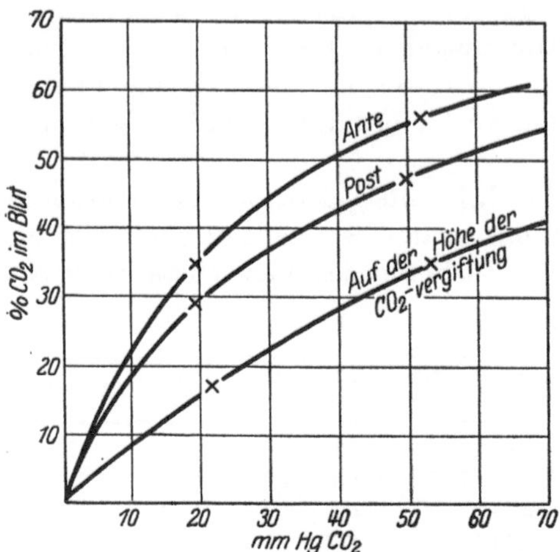

Abb. 41. Kohlensäurespannungskurve im arteriellen Blute vor, während und nach der Kohlensäurevergiftung. Inspirationsluft: 20% CO_2 und 30% O_2; Dauer 20 Minuten.

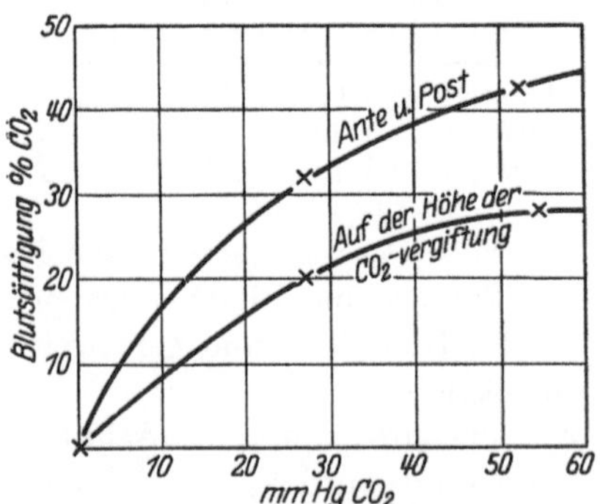

Abb. 42. Kohlensäurespannungskurve im arteriellen Blute vor, während und nach der Kohlensäurevergiftung. Inspirationsluft: 30% CO_2 und 30% O_2; Dauer 15 Minuten.

vor der Durchleitung des Kohlensäuregemisches durch die betreffende Blutprobe das Blut intensiver mit Luft zu schütteln. Auf diese Weise kann von vornherein dem Einwand begegnet werden, daß bei unseren Kohlensäurebindungskurven auf der Höhe der Säurevergiftung eine Kohlensäureübersättigung des Blutes vorgelegen hat. Die Bindungskurven werden durch die beifolgenden Abbildungen 41 und 42 veranschaulicht.

Diese Untersuchungen ergaben, daß das Blut auf der Höhe der Vergiftung ein beträchtlich geringeres Kohlensäurebindungsvermögen als vor derselben aufweist. In dem gleichen Maße als die Säurevergiftung mit der nachfolgenden Lufthyperventilation wieder abklingt, treten normale Verhältnisse der Säurebindungsfähigkeit des Blutes wieder in Erscheinung.

Im Verlaufe der Kohlensäurevergiftung, wahrscheinlich als unmittelbare Folge derselben, nimmt das Säurebindungsvermögen des Blutes beträchtlich ab. Eine Erklärung dieser Feststellungen glaubten wir zunächst durch Untersuchung der Kationenverhältnisse erbringen zu können. Wie wir jedoch bereits vermerkten, konnte eine Verarmung des Blutes an Kationen bei unseren Experimenten nicht beobachtet werden. Ein weiterer Umstand, der hier berücksichtigt werden muß, ist die Verschiebung der Eiweißkörper nach der Globulinfraktion. Die Pufferung der Globuline ist nach unseren Untersuchungen beträchtlich niedriger als die der Albumine, und es ist nicht von der Hand zu weisen, daß vielleicht diesem Umstand die Ursache für die geänderte Kohlensäurebindungsfähigkeit des Blutes zuzuschreiben sei. Im übrigen verweisen wir auf unsere Beobachtungen und auf Abb. 39.

Einen Hinweis auf das eigenartige Verhalten der Kohlensäurebindungskurve im Verlaufe der CO_2-Intoxikation gestatten auch die Untersuchungen von HAMBURGER u. a. über die Ionenverteilung zwischen Erythrocyten und Plasma. Schüttelt man Blut mit CO_2, so wandert das Chlorion in die roten Blutzellen, bzw. nach der ROHONYIschen Annahme lagern sich die Chlorionen an das Hämoglobinmolekül selbst an. Es kommt auf diese Weise zu einer Alkaliabspaltung und Vermehrung des diffusiblen Alkalis des Serums. Wir untersuchten von diesem Gesichtspunkte aus das Verhalten der Gesamtalkalien und der diffusiblen Alkalibestände unter Einfluß der Kohlensäurevergiftung. Wir verwandten dabei die ROHONYIsche Methode[1]) zur Titration der Gesamtalkalien im Serum und bestimmten das diffusible Alkali nach Alkoholfällung durch Titration gegen Neutralrot nach SNAPPER[2]). Aus größeren Versuchsreihen wollen wir hier nur zwei Untersuchungen als Beispiele anführen.

Tabelle 60.

	Versuch I		Versuch II	
	Gesamtalkali in 100 cm³ Serum	Diffusibles Alkali in 100 cm³ Serum	Gesamtalkali in 100 cm³ Serum	Diffusibles Alkali in 100 cm³ Serum
Ante	$100{,}2$ cm³ $n/20$	$12{,}0$ cm³ $n/20$	$92{,}3$ cm³ $n/20$	$11{,}0$ cm³ $n/20$
Während d. CO_2-Atmung	116 cm³ $n/20$	$17{,}1$ cm³ $n/20$	$101{,}1$ cm³ $n/20$	$15{,}8$ cm³ $n/20$

Nach diesen Ergebnissen kann kein Zweifel darüber bestehen, daß die mehrfach diskutierten Ionenverschiebungen zwischen Erythrocyten und Plasma auch in vivo unter der Kohlensäureeinwirkung in Erscheinung treten. Kohlensäureapplikation bewirkt eine Anlagerung der Chlorionen an das Hämoglobin. Gleichzeitig tritt eine Vermehrung der Gesamtalkalien und vor allem des diffusiblen Alkalis auf. Diese Beobachtungen stimmen mit den Untersuchungen von KORANYI überein, auf deren Bedeutung wir hinzuweisen Gelegenheit hatten. Bedeutungsvoll erscheint, daß dieser Vorgang, welcher in vivo bei der Kohlensäurevergiftung besteht, anscheinend nicht vollkommen reversibel ist. Auf diese Weise würde die Absättigung des Hämoglobinmoleküls mit Chlorionen die Kohlensäurebindungsfähigkeit des Blutes und seine Pufferungsfähigkeit einzuschränken imstande sein. Wir können somit unsere Anschauung dahin präzisieren, daß die Verschiebung des Bluteiweiß nach der Globulinfraktion sowie die Ionenverschiebungen zwischen Erythrocyten und Plasma, welche bei der

---

[1]) ROHONYI: Kolloidchem. Beih. Bd. 8, S. 377. 1918.
[2]) SNAPPER: Biochem. Zeitschr. Bd. 51, S. 88. 1913.

CO_2-Vergiftung auftreten, eine Herabsetzung der Pufferung des Blutes zur Folge haben.

Das bemerkenswerte Verhalten der Bluteiweißkörper im Plasma gab uns Anlaß, die früher besprochene Herabminderung der Harnsekretion in diesem Zusammenhange zu betrachten. Nach den meisten Autoren sind für den Flüssigkeitsaustausch zwischen dem Blut und den Geweben vor allem zwei Faktoren von entscheidender Bedeutung: 1. der Filtrationsdruck und 2. die Saugwirkung der Eiweißkörper, auf welche besonders STARLING[1]) hingewiesen hat. Je nach ihrem Quellungsdrucke sind die Eiweißkörper des Blutes bei sonst gleichartigen Verhältnissen befähigt, Flüssigkeit in das Gewebe· abströmen zu lassen bzw. an sich zu ziehen. Nach diesen Arbeiten muß die Beobachtung in

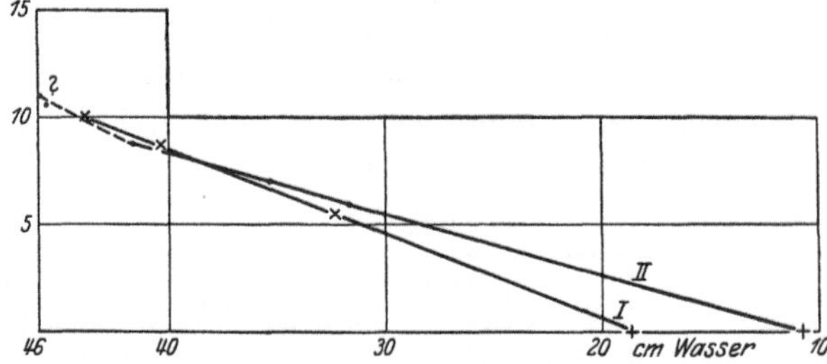

Abb. 43. Kolloidosmotischer Druck im arteriellen Blut vor und während der Kohlensäureatmung. I. Graphisch 18,6, rechnerisch 19,0 cm² Wasser. II. Graphisch 10,8, rechnerich 10,5 cm² Wasser.

Bezug auf den osmotischen Druck der Eiweißkörper für die Beurteilung der Wasserverschiebungen zwischen Blut und den Geweben und für die Lymphbildung in hohem Maße beachtenswert erscheinen. Der osmotische Druck — onkotischer Druck im Sinne von SCHADE[2]) — ist unter anderem von der Wasserstoffionenkonzentration der Eiweißlösung in hervorragendem Grade abhängig. Im isoelektrischen Punkte ist die Saugwirkung der Eiweißlösungen praktisch nahezu Null; obwohl nach diesen theoretischen Betrachtungen die intensive Säuerung des Blutes im Verlaufe der CO_2-Vergiftung eine Verminderung der Wasseranziehungskraft, d. h. des onkotischen Druckes des Blutes im Gefolge haben muß, bemühten wir uns, diese Frage durch direkte Bestimmung des onkotischen Druckes beweisend zu erhärten. Bei unseren Beobachtungen hielten wir uns an die Vorschriften von SCHADE u. CLAUSEN[3]). Aus der angefügten Kurve (Abb. 43), die unter Zugrundelegung der SCHADEschen Methodik konstruiert wurde, geht hervor, daß der onkotische Druck,

---

[1]) STARLING: Americ. journ. of physiol. Bd. 19, S. 312. 1896 und Text-book of Physiol. (SCHÄFER) Bd. 1, S. 285. 1898.

[2]) SCHADE: Zeitschr. f. klin. Med. Bd. 100, S. 363. 1924.

[3]) SCHADE u. CLAUSEN: Der onkotische Druck des Blutplasmas. Zeitschr. f. klin. Med. Bd. 100, S. 363. 1924.

der zu Beginn eines derartigen Versuches 19 cm Wasser betragen hat, auf der Höhe der CO_2-Vergiftung auf nur 10,5 cm abgesunken war. Nach kürzlich veröffentlichten Versuchen von FARKAS[1]) ist das direkte Verfahren der Untersuchung des osmotischen Druckes, das immerhin ziemlich umständlich ist, kaum erforderlich. Die verschiedenen Eiweißfraktionen des Blutplasmas sind durch einen spezifischen kolloidosmotischen Druck ausgezeichnet. Nach diesen Untersuchungen beträgt der osmotische Druck des Fibrinogens nahezu Null. Der des Albumins 6,8 cm Wasser, der des Globulins 2,51 cm. Je höher der Globulingehalt im Blute ist, desto geringer ist demnach der onkotische Druck der Eiweißkörper und die wasseranziehende Kraft des Blutes anzusetzen. Wenn auch, wie wir bereits ausführten, die Wasserstoffionenkonzentration elektiven Einfluß auf den osmotischen Druck kolloider Lösungen nimmt, und demnach jede Verschiebung der Blutreaktion nach der sauren Seite zu einer Abnahme, Veränderungen nach der alkalischen zu einer Zunahme des onkotischen Druckes führt, so scheint diesem Umstand nicht allein maßgebende Bedeutung zuzukommen. Das Minimum des osmotischen Druckes liegt in der Nähe der p_H 5 im Bereiche des isoelektrischen Punktes der Eiweißkörper. Die Verschiebung der Blutreaktion nach der sauren Seite, die bei der CO_2-Vergiftung wohl recht beträchtlich ist, kann einen entscheidenderen Abfall des onkotischen Druckes nicht in Gefolge haben. Die Veränderung des Bluteiweißbildes, d. h. die Vermehrung der Globuline und des Fibrinogens und die Verminderung der Albumine scheinen deshalb an der Herabsetzung der wasserbindenden Kraft des Blutes in erster Linie Anteil zu haben. Das Absinken des Wasserbindungsvermögens der Blutflüssigkeit, das bei der CO_2-Vergiftung auftritt, hat demnach einen Flüssigkeitsabstrom aus dem Blut in die Gewebe zur Folge. Unsere anderen Untersuchungen, welche wir im Zusammenhang mit dem bemerkenswerten Verhalten der Diurese erwähnt haben, sprechen in der gleichen Richtung, so daß wir füglich sagen können, das Versiegen der Harnsekretion bei der CO_2-Vergiftung ist in erster Linie extrarenalen Ursprungs und durch die kolloidosmotischen Veränderungen bedingt.

d) Der Einfluß der Kohlensäureatmung auf den Blutkreislauf.

Bereits alte Untersuchungen von GASKELL[2]) erwiesen, daß unter Milchsäureeinwirkung Erweiterung der Blutgefäße auftritt. In Versuchen an Fröschen konnte GASKELL sowohl durch mikroskopische Beobachtung, als auch durch Bestimmung der Durchflußgeschwindig-

---

[1]) FARKAS: Studien über den kolloidosmotischen Druck. Zeitschr. f. exp. Med. Bd. 53, S. 666. 1926.

[2]) GASKELL: On the tonicity of the heart of the frog and blood-vessels. Journ. of physiol. Bd. 3, S. 53. 1880.

keit feststellen, daß Säureapplikation zu einer Gefäßerweiterung führt, wogegen alkalische Reaktion zu einer beträchtlichen Verengerung des Gefäßquerschnittes Anlaß geben kann. Diese Durchströmungsversuche bildeten vielfach Anlaß zur Diskussion und waren nicht unwidersprochen geblieben. Erst in neuerer Zeit durchgeführte Beobachtungen, vor allem von Fleisch[1]) sowie Atzler u. Lehmann[2]) brachten den Nachweis, daß die Steigerung der Wasserstoffionenkonzentration in der durchströmenden Flüssigkeit eine Erweiterung der Gefäße zur Folge hat. Die Gefäßerweiterung findet jedoch nur innerhalb bestimmter Konzentrationsgrenzen statt, so daß zu starke Säuerung ein Umschlagen der Säuredilation in eine Säurekonstriktion des Gefäßsystems bewirkt. Leider ist dabei auf den Karbonatbestand resp. auf die Pufferfähigkeit der Gewebe nur z. T. Rücksicht genommen. Nach Untersuchungen von Hess[3]) stellt diese Gefäßreaktion keine vorübergehenden Einflußnahmen dar. Die Säureerweiterung besteht vielmehr solange zurecht, als der Säurereiz wirksam ist. Dabei muß die ganze Einflußnahme der Wasserstoffionen auf die Gefäßweite als nahezu gesetzmäßiger und vollkommen reversibler Vorgang aufgefaßt werden. Fleisch konnte in seinen ausgezeichneten Untersuchungen die Einwirkung der Säuerung und Alkalisierung auf die Gefäßweite in fast konform verlaufenden Kurven zur Darstellung bringen. Nach seinen Befunden besteht bei einer bestimmten, im Bereiche des physiologischen Neutralpunktes gelegenen Wasserstoffzahl eine physiologische, anscheinend optimale Gefäßweite. Verschiebung nach der sauren Seite hat eine Gefäßerweiterung, nach der alkalischen eine Vasoconstriction zur Folge. Erst bei verhältnismäßig höherer Ionenkonzentration schlägt die Gefäßerweiterung in die Säureconstriction um. Bemerkenswert erscheint noch aus den Untersuchungen dieses Autors die Ansicht, daß in erster Linie die Veränderungen der Wasserstoffzahl an den geschilderten Erscheinungen Anteil haben. Beobachtungen bei der Durchströmung mit vollkommen carbonatfreier Spülflüssigkeit ergaben die Gefäßreaktionen bei der gleichen Wasserstoffzahl als die Durchblutung mit carbonathaltiger Flüssigkeit. Fleisch konnte außerdem die Wichtigkeit entsprechender Pufferung bei seinen Durchblutungsversuchen nachweisen. Bei gleicher Wasserstoffionenkonzentration kann der Säureeffekt um so leichter ausgelöst werden, je geringer das Pufferungsvermögen der Durchströmungsflüssigkeit ist. Die schlecht gepufferte Lösung ist demnach nicht befähigt, die in den durchströmten

---

[1]) Fleisch: Pflügers Arch. f. d. ges. Physiol. Bd. 171, S. 3. 1918 und Zeitschr. f. allg. Physiol. Bd. 19, S. 269. 1921.

[2]) Atzler u. Lehmann: Pflügers Arch. f. d. ges. Physiol. Bd. 190, S. 118. 1921.

[3]) Hess: Regulierung des peripheren Blutkreislaufes. Ergebn. d. inn. Med. u. Kinderheilk. Bd. 23, S. 1. 1923.

Geweben im Stoffwechsel gebildeten Säuren ohne beträchtlichere Reaktionsverschiebung aufzunehmen. Auf diese Weise tritt bei der Durchblutung eine Erhöhung der Wasserstoffionenkonzentration der nicht entsprechend gepufferten Durchblutungsflüssigkeit auf, so daß die Säuredilatation in die Wege geleitet werden kann.

In der angeführten Arbeit beschäftigte sich GASKELL auch mit der Frage des Herztonus und seiner Beeinflußbarkeit durch Reaktionsveränderungen. Er fand bei Durchblutung des Froschherzens mit alkalischer Ringerlösung eine Verkleinerung des Herzvolumens, während saure Durchblutungsflüssigkeit zum gegenteiligen Effekt führen soll. Auch J. HENDERSON[1]) vertritt auf Grund seiner Untersuchungen die Anschauung, als würde dem Herzen ein diastolischer Tonus zukommen. Die Füllung des Herzens in der Diastole wäre darnach nicht nur von der Geschwindigkeit und der Menge des Zuflusses, sondern auch

____
[1]) HENDERSON: Americ. journ. of physiol. Bd. 35, S. 116. 1914.

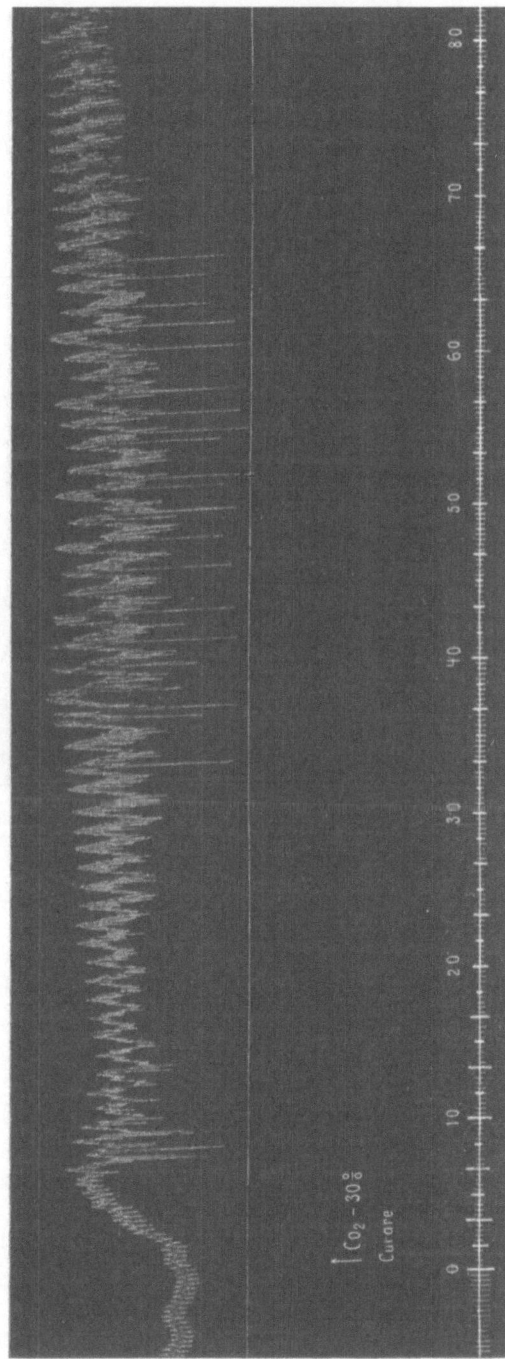

Abb. 44 a. Blutdruckkurve bei einem Hund unter dem Einfluß von Kohlensäureatmung. *Curare.*

vom Widerstand abhängig, welchen das Herz dem Einströmen des
Blutes in der Diastole entgegensetzt. Im Sinne von HENDERSON können
Tonusschwankungen am Herzen unter verschiedenen Einflußnahmen
bestehen und müssen solche für die Kreislaufdynamik von Wichtigkeit
sein. Von klinischer Seite wurde diese Ansicht hauptsächlich von
CLIFFORD ALBUTT[1]) und MACKENZIE[2]) vertreten, und manche Erscheinungen am kranken Herzen von solchen Gesichtspunkten zu betrachten versucht.

Wie wir bereits ausführten, vertritt STARLING und seine Schule die
Meinung, daß die Erweiterung des Herzens ausschließlich von der Größe

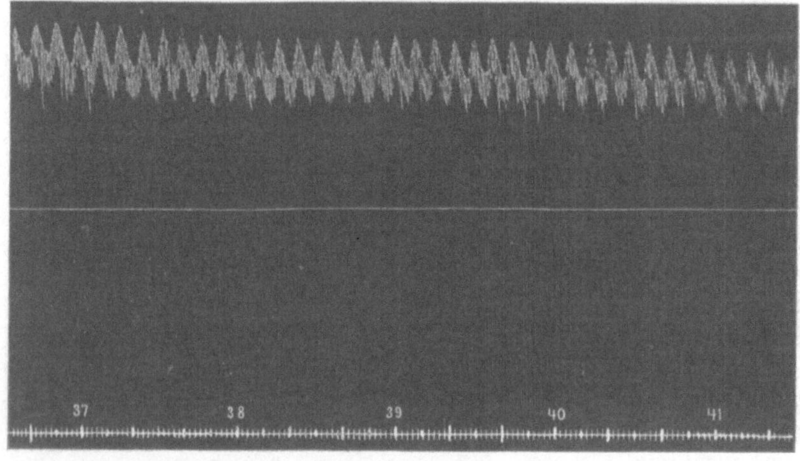

Abb. 44b. Fortsetzung der Abb. 44a. Blutdruck nach wie vor hoch; starke Entwicklung von
HERING-TAUBEschen Wellen. Die Zeitangabe läßt erkennen, wie lang die CO_2-Atmung währt.

des venösen Zuflusses abhängig ist. Wenn diese mit ausgezeichneter
Methodik durchgeführten Beobachtungen unter physiologischen Be-
dingungen auch sicher im Vordergrund stehen, so kann noch keines-
falls gesagt werden, daß dem Tonus bei pathologischen Zuständen keine
Einflußnahme zukommt. Es scheinen vielmehr manche Vorgänge für
Tonusänderungen zu sprechen, und wir werden uns ebenfalls mit dieser
Frage noch zu beschäftigen haben.

Unsere Beobachtungen über das Verhalten des Kreislaufes bei der
Kohlensäurevergiftung erstreckten sich zunächst auf die Feststellung
der hämodynamischen Größen. Wir untersuchten zunächst den *Blutdruck*, und zwar sowohl am curarisierten, als auch an mit Äther oder
Chloralose narkotisierten Hunden. Beim curarisierten aber sonst nicht

---

[1]) CLIFFORD ALBUTT: Over stress of the heart. A system of Medicins Bd. 6,
S. 193. 1909.

[2]) MACKENZIE: Disecases of the heart, 3. edit. 1913.

narkotisierten Tier bewirkt die Kohlensäureatmung nahezu momentan eine beträchtliche Steigerung des Blutdruckes (cf. Abb. 44 a, b, c). Im Verlaufe des weiteren Kohlensäureatmungsversuches kann die Drucksteigerung allerdings wieder etwas abklingen, doch ist sie selbst nach 2 Stunden — länger haben wir nicht untersucht — noch immer vorhanden. Gleichzeitig mit der Erhöhung des arteriellen Druckes tritt eine Vérlangsamung der Pulsfrequenz auf. Bei manchen Tieren besteht bereits bei Versuchsbeginn geringe Schlagfrequenz, anscheinend infolge hohen Vagustonus. In solchen Fällen verursacht die CO_2-Applikation gehäufte und dauernde Extrasystolie; nachdem das extrasystolische Stadium vorbei ist, kommt eine Periode eigentümlicher Druckschwankungen; auch diese — scheinbar HERING-BRÄUERsche Schwankungen — sind *nur* bei nicht narkotisierten Tieren zu sehen; unterbricht man jetzt die CO_2-Atmung, so setzt relativ rasch unter Blutdrucksenkung der ursprüngliche Rhythmus ein.

Die Untersuchung an narkotisierten Hunden zeigt in vieler Hinsicht ein abweichendes Verhalten. Selbst unter Verwendung von 30 proz. Kohlensäure trat bei dieser Anordnung niemals Blutdrucksteigerung auf der Höhe der Säureapplikation auf. In der Mehrzahl der Fälle (cf. Abb. 45 u. 46) war die Kohlensäureatmung sogar von einer geringen, aber nie sehr lange währenden Blutdruckerniedrigung gefolgt. In der gleichen Weise wie bei curaregelähmten Hunden war die Herzschlagfolge herabgesunken. Jedoch gehört jetzt Extrasystolie zu einer seltenen Erscheinung. Der Gegensatz im Verhalten des Blutdruckes zwischen narkotisierten und nur curarisierten Tieren ist besonders deutlich auf Abb. 44 c zu erkennen;

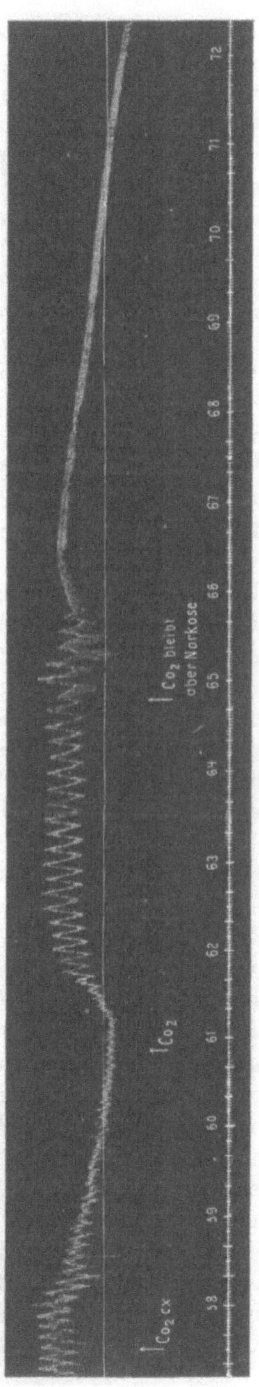

Abb. 44 c. Fortsetzung der Abb. 44 a u. 44 b. Reproduktion der Kurve wesentlich kleiner, was am besten aus der Gegenüberstellung der Zeitmarken zu erkennen ist. Vor der 58. Min. Aussetzen der CO_2 (↑). In der 61. Min. neuerlich CO_2; Blutdruck steigt wieder, ebenso Wiedererscheinen der Blutwellen; vor der 65. Min. Beginn der Narkose, während die CO_2-Atmung bleibt. Wellen verschwinden und Blutdruck sinkt.

wir sehen hier zunächst das Abklingen der bereits fast eine Stunde lang währenden Drucksteigerung; mit Absetzen der CO_2-Atmung kehrt der Druck langsam zur Norm zurück; wir gaben nach kurzer Zeit wieder CO_2; die eigentümlichen Schwankungen im Blutdrucke kehren rasch wieder; im weiteren Verlaufe *bleibt* die Respiration der 30 proz. CO_2, aber das Tier wird jetzt narkotisiert; sofort ändert sich die Blutdruckkurve, und nach einer vorübergehenden Drucksteigerung fällt der arterielle Druck, um sich dann auf ein bestimmtes Niveau einzustellen.

Bemerkenswert erscheint auch das Verhalten der Pulsamplitude, die im Verlaufe der Säurevergiftung beträchtliche Höhen annimmt. Sobald die Kohlensäureatmung unterbrochen und der Blutdruck auf sein ursprüngliches Niveau zurückkehrt, verschwindet in Kürze die Pulsverlangsamung und die Pulsamplitude nimmt gleichfalls ihre ursprüngliche Größe an.

Das eigenartige Verhalten des Blutdruckes einerseits während der Narkose und anderseits beim nur narkotisierten Tier, veranlaßte uns, die gleichen Experimente auch an decerebrierten Katzen vorzunehmen. Die Decerebration wurde mit der üblichen Methodik durchgeführt. Sehr störend erwies sich jedoch die gesteigerte Reflexerregbarkeit, die gelegentlich auch für kurze Zeit von Zwerchfall- und Atemkrämpfen begleitet war. Wir können deshalb diesen Versuchen kein entscheidendes Urteil in der uns interessierenden Frage beimessen. Immerhin erscheint es uns beachtenswert, daß auch hier die Kohlensäurevergiftung zu einer außerordentlich starken Blutdruckerhöhung führte; der Kohlensäure scheint demnach auf Grund unserer Versuche eine doppelte Wirkung in bezug auf das Gefäßsystem und den Gesamtkreislauf zuzukommen. Einerseits verursacht die Säureintoxikation sicherlich eine zentrale Erregung und hat demnach auf diese Weise Vasoconstriction und Blutdrucksteigerung zur Folge. Andererseits hat die Säure auch einen rein peripheren Angriffspunkt, und ruft bei den angewandten Säuremengen Gefäßerweiterung und Blutdrucksenkung hervor. Die vasodilatatorische Wirkung kommt in hervorragenderem Maße bei den von uns verwandten Kohlensäurekonzentrationen nur bei gleichzeitiger Verwendung von Narkotica zur Geltung. Die Narkotica scheinen demnach durch Ausschaltung des zentralen Gefäßtonus der rein peripheren gefäßerweiternden Kohlensäurewirkung Vorschub zu leisten. So scheinen sich am besten die Bedingungen auszuwirken, wie sie vor allem bei der Durchblutung isolierter — also vom Zentralnervensystem unabhängiger — Organe zu verfolgen sind.

Neben der Blutdruckbestimmung ist die Beobachtung des *Herzminutenvolumens* für die Beurteilung der Kreislaufleistung von großer Wichtigkeit. Untersuchungen von FLEISCH[1]), sowie von ATZLER u.

[1]) FLEISCH: Pflügers Arch. f. d. ges. Physiol. Bd. 171, S. 3. 1918.

LEHMANN[1]) zeigten, welche beträchtliche Einflußnahme der Kohlensäure auf die Gefäßweite zukommt. Für die Klärung mancher Kreislauferscheinungen erschien uns das Studium des Herzschlag- bzw. Minutenvolumens von Wichtigkeit. Sieht man von der Bestimmung des Minutenvolumens durch die Stromuhr ab, so sind vor allem zwei Versuchsanordnungen für die Minutenvolumenbeobachtung anwendbar. Die klarsten Resultate ergeben die Methoden, die auf dem FICKschen Prinzip basieren und auf die wir an anderer Stelle bereits hinzuweisen Gelegenheit hatten. Ferner kann die totale Zirkulationsgröße auch mit Hilfe der Herzplethysmographie [nach ROTHBERGER[2])] registriert

Tabelle 61.

		Atemvolumen Liter p. Min.	Arterielle O_2-Sättigung	Venöse Sauerstoffsättigung	Differenz	O_2-Verbrauch pro Min.	Min.-Volumen	p_H	Zunahme während d. CO_2-Vergiftung %
Versuch I Chloralose Narkose	Ante	5,56	18,52	15,83	2,69	89	3,30	7,30	
	Nach 20 Min. } 5% CO_2	5,89	18,01	15,82	2,19	94	4,28	7,25	+29%
	Post (30 Min.)	5,91	18,49	15,89	2,60	90	3,46	7,40	
Versuch II Chloralose Narkose	Ante	4,82	18,29	15,04	3,25	104	3,20	7,48	
	Nach 20 Min. } 10% CO_2	4,95	18,94	16,62	2,32	109	4,70	7,24	+46%
	Post (30 Min.)	4,79	18,25	15,07	3,18	108	3,70	7,48	
Versuch III Chloralose Narkose	Ante	4,73	19,71	17,46	2,25	99	4,39	7,23	
	Nach 20 Min. } 25% CO_2	4,88	19,68	18,03	1,65	91	5,50	7,09	+25%
	Nach 50 Min. } 25% CO_2	5,01	19,50	16,28	3,22	87	2,70	7,08	−38%
	Post (30 Min.)	4,92	19,30	17,10	2,20	86	3,90	7,39	

werden. Diese Methodik ermöglicht vor allem die anschauliche Verfolgung und Darstellung pharmakologischer Einflüsse und gestattet auch gleichzeitig die Beobachtung der wahren Herzgröße.

Wir verwandten zunächst die Schlagvolumbestimmung nach der FICKschen Methode. Zu diesem Zwecke wurden die Tiere narkotisiert und künstlich durch die Trachealkanüle respiriert. Der MEYERsche Respirationsapparat ermöglicht es, wie wir bereits ausführten, die In- und Exspirationsluft voneinander zu trennen. Die Ausatmungsluft wurde in evakuierten Gummisäcken aufgefangen; aus Einatmungsluft, Exspirationsluft und Atemvolumen wird der Sauerstoffverbrauch errechnet.

<hr>

[1]) ATZLER u. LEHMANN: Pflügers Arch. f. d. ges. Physiol. Bd. 190, S. 118. 1921.
[2]) ROTHBERGER: Pflügers Arch. f. d. ges. Physiol. Bd. 118, S. 353. 1907.

Der Sauerstoffgehalt des arteriellen Blutes wurde blutgasanalytisch in Blutproben bestimmt, die der Carotis entnommen wurden. Das gemischte Venenblut kann durch einen in die rechte Jugularis eingeführten dünnen Gummikatheder direkt dem rechten Vorhof entnommen werden. Die Errechnung des Herzminutenvolumens erfolgt nach der FICKschen Formel.

Wir untersuchten die Einflußnahme verschiedener Kohlensäurekonzentrationen und verwandten auch mehrere Versuchsperioden im Verlaufe der Säureintoxikation. Die dabei ermittelten Daten sind in der Tabelle 61 zusammengestellt.

Bei allen hier angeführten drei Untersuchungen erfolgte im Anschluß an die Kohlensäureverabfolgung ein Anstieg des Herzminutenvolumens, und zwar betrug dieser 29,46 und 25% des Ausgangswertes. Im 3. Versuche, der über 50 Minuten ausgedehnt war, trat nach der anfänglichen Steigerung eine Verminderung der Zirkulationsgröße auf. Wenn diese Beobachtung auch zweifellos zu Recht besteht, so kann in ihr keine typische Reaktion des Kreislaufes auf protrahierte Kohlensäureatmung erblickt werden; denn wir verfügen auch über Versuche, bei welchen trotz einstündiger Dauer die Atmung von 30 proz. Kohlensäure keine derartige Verminderung des Herzminutenvolumens im Gefolge hatte.

Unter Anwendung der Herzplethysmographie ergaben sich ganz ähnliche Versuchsresultate. Die beigefügten Kurven (Abb. 45 und 46)

Tabelle 62.

		Vor der CO_2	$1^1/_2$ Min. CO_2	$2^1/_2$ Min. CO_2	3 Min. CO_2	4 Min. CO_2	7 Min. CO_2	2 Min. CO_2 ex.	6 Min. CO_2 ex.
Versuch I 20% CO_2 Äthernarkose	Blutdruck mm Hg	80	85	89	92	96	100	108	110
	Pulszahl	104	92	96	96	98	98	104	104
	Einzelschlagvolumen cm	1,45	1,65	1,85	1,90	1,95	2,0	1,85	1,78
	Minutenvolumen ccm³	150,8	151,9	177,6	182,4	191,1	196	192,4	195,8

		Vor der CO_2	2 Min. CO_2	4 Min. CO_2	7 Min. CO_2	11 Min. CO_2	14 Min. CO_2	3 Min. CO_2 ex.	8 Min. CO_2 ex.
Versuch II 20% CO_2 Äthernarkose	Blutdruck mm Hg	100	88	94	94	100	104	106	108
	Pulszahl	109	86	88	97	92	93	110	108
	Einzelschlagvolumen cm³	1,3	1,2	1,5	1,8	1,9	2,0	1,2	1,2
	Minutenvolumen cm	141	103,2	132	174,6	174,8	186	132	129,6

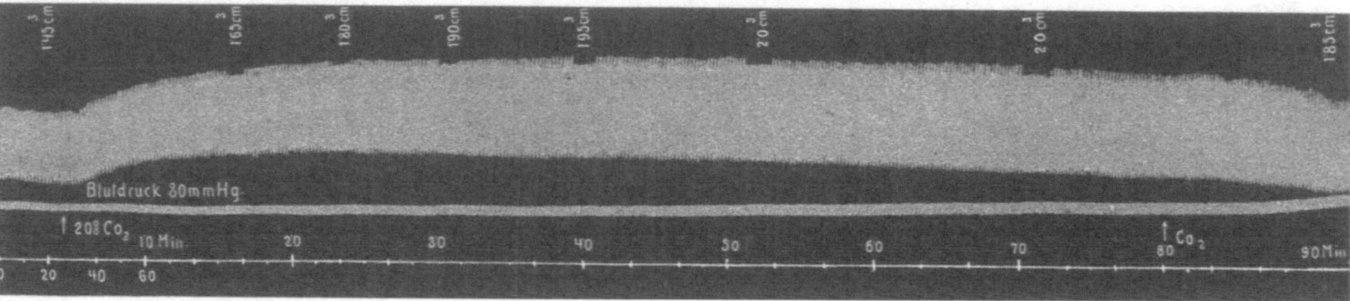

Abb. 45. Herzplethysmogramm einer Katze unter dem Einfluß von 20% CO₂-Atmung und Narkose. Blutdruck bleibt fast unverändert.

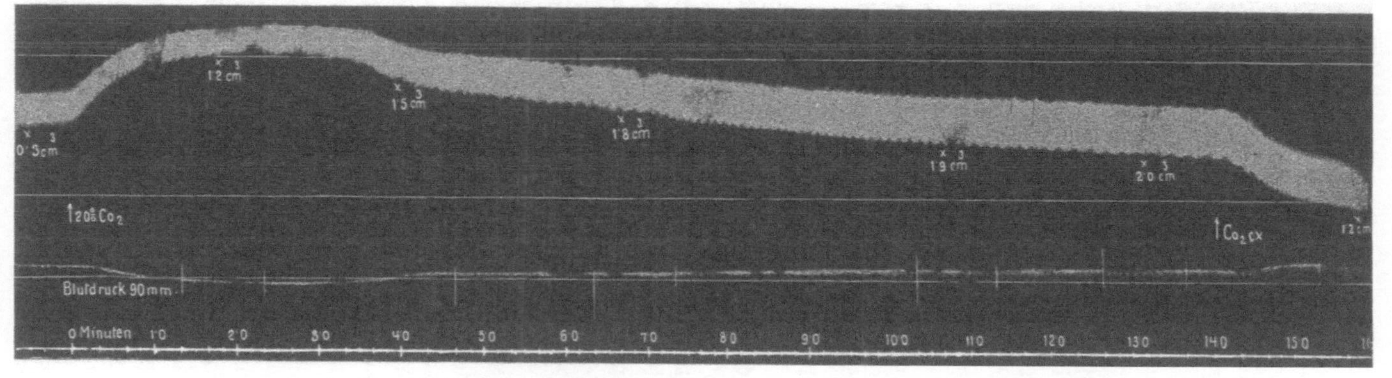

Abb. 46. Einfluß der CO₂-Intoxikation auf Blutdruck und Herzplethysmogramm einer mit Chloralose narkotisierten Katze.

veranschaulichen den Blutdruck und das Herzplethysmogramm, welches die Beurteilung der Zirkulationsgröße und Frequenz sowie des Herzvolumens selbst gestattet. Die rechnerisch aus diesen Kurven erhaltenen Ergebnisse sind in der beigefügten Tabelle 62 registriert.

In beiden hier angeführten Experimenten bewirkt die Säureintoxikation eine Erhöhung des Herzminutenvolumens um ca. 30%. Gleichzeitig besteht Verlangsamung der Herzschlagfrequenz und demnach eine beträchtliche Vergrößerung des Einzelherzschlagvolumens. Die Plethysmogrammkurven gewähren auch eine entsprechende Einsicht in das Verhalten des pro Herzschlag geförderten Blutquantums selbst. Von der Abbildung der Blutdruckkurven während der Narkose haben wir abgesehen, da dies an den Plethysmogrammkurven ebenso zu sehen ist.

Aussetzen der Kohlensäurevergiftung und Rückkehr zu normaler Luftatmung bewirkte im ersten Versuch durch längere Zeit keinen Abfall der geschilderten Zirkulationsvergrößerung. Wogegen im zweiten Versuche das Minutenvolumen sich verhältnismäßig rasch auf das ursprüngliche Niveau einstellt.

Unter Anwendung von zwei vollkommen zuverlässigen Methoden der Herzplethysmographie und der FICKschen Versuchsanordnung läßt sich demnach der bedeutende Einfluß der Säuerung durch Kohlensäureatmung auf die totale Zirkulationsgröße erweisen. Die Erhöhung des Herzminutenvolumens ist offenbar die Folge eines gesteigerten Blutangebots an das Herz. *Die Steigerung der Wasserstoffionenkonzentration des Blutes durch Respiration von Kohlensäure hat demnach eine bessere Durchblutung der Gewebe und eine Erhöhung der Herzleistung zur Folge.*

Unsere plethysmographischen Untersuchungen bieten uns auch Gelegenheit, zum *Herztonusproblem* Stellung zu nehmen. Die mit Hilfe des Piston Recorder nach der ROTHBERGER-Methode registrierten Herzkurven verzeichnen neben den herzsystolischen und diastolischen Schwankungen auch das absolute Herzvolumen. Das Ansteigen der gesamten Plethysmogrammkurve bzw. der der Herzsystole oder Diastole entsprechenden Punkte muß als Vergrößerung des Herzvolumens angesehen werden (cf. Abb. 45, 46, 47, 48 u. 50). In gleicher Weise bildet ein gegenteiliges Verhalten des plethysmographischen Bildes ein genaues Kriterium für eine Verminderung der Herzgröße. Eine solchenfalls festgestellte Vergrößerung des Herzvolumens kann auf verschiedene Ursachen zurückgeführt werden. Vor allem ist es die Größe des venösen Zuflusses, die das diastolische Herzvolumen entscheidend beeinflußt. Bei gleichbleibendem systolisch ausgeworfenem Blutquantum verursacht ein Anstieg des venösen Zuflusses eine entsprechende Erhöhung der absoluten Herzgröße. Andererseits kann die Herzgröße bei konstantem Zufluß beträchtliche Änderungen erfahren, wenn z. B. infolge von vermehrtem arteriellen Widerstand

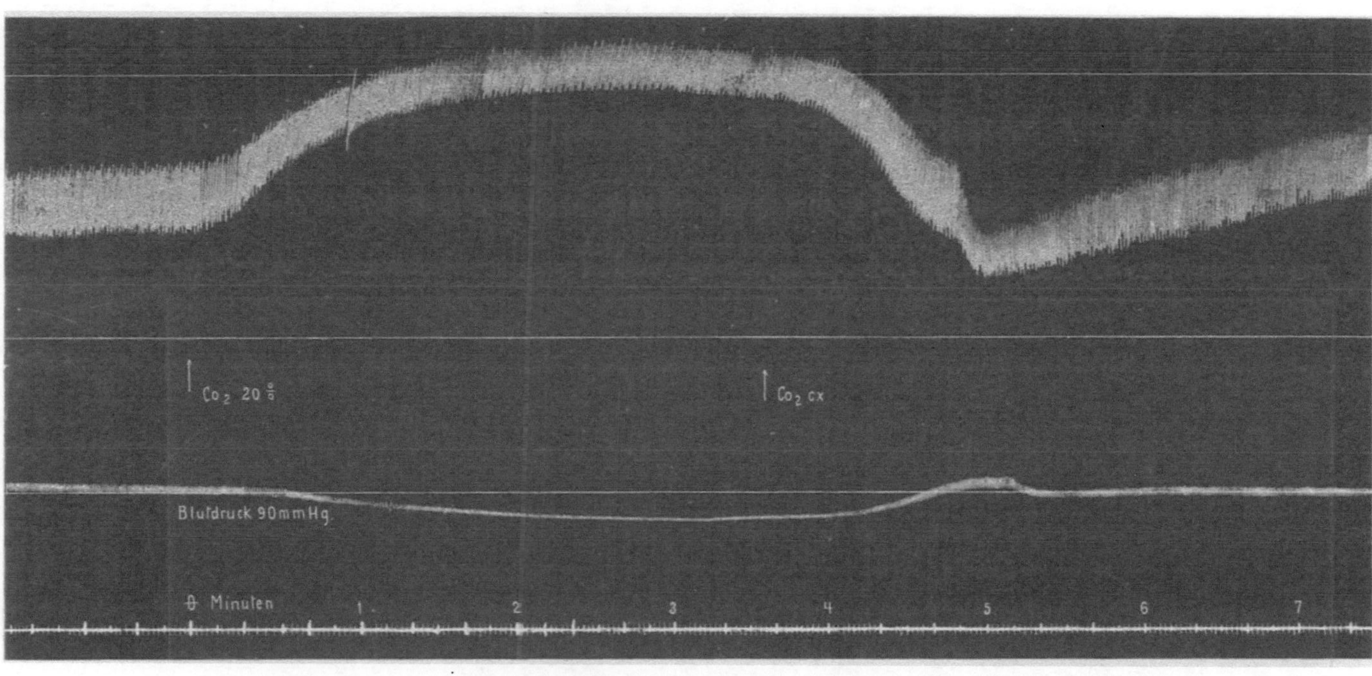

Abb. 47. Einfluß der CO$_2$-Intoxikation auf Plethysmogramm des Herzens und dem Blutdruck einer narkotisierten Katze.

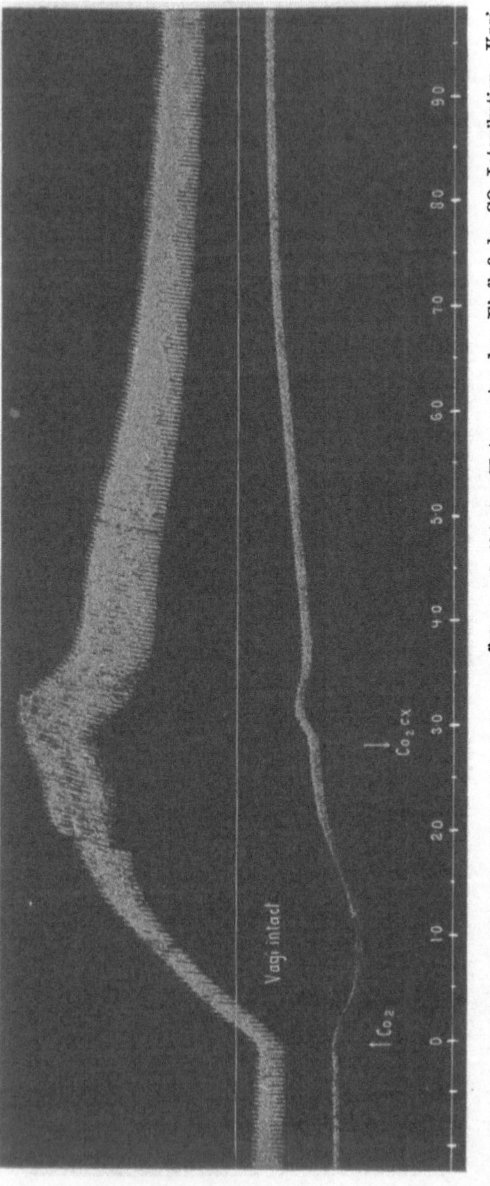

Abb. 48. Herzplethysmogramm und Blutdruck bei der mit Äther narkotisierten Katze unter dem Einfluß der CO_2-Intoxikation. *Vagi intakt.* Inspirationsluft enthält 15% CO_2.

eine Verringerung des systolisch abströmenden Blutquantums eintritt. Schließlich ist die Beschaffenheit der Herzmuskulatur selbst imstande, derartige Verschiebungen im Herzvolumen zu verursachen. Die gesonderte Auseinanderhaltung dieser drei Faktoren kann im einzelnen Fall mit beträchtlichen Schwierigkeiten verbunden sein. Die absolute Herzgröße stellt ja gewissermaßen eine Resultierende aus allen diesen drei Momenten dar.

Auch im Verlaufe der uns hier interessierenden Kohlensäureatmung (chloralosenarkotisiertes Tier, 20% Kohlensäure) traten Erscheinungen von seiten der Plethysmogrammkurven auf, welche nur als Herzerweiterung angesehen werden können. Es bedurfte zumeist kaum der Betrachtung der jedenfalls dargestellten Kurven, denn bereits bei Beobachtung des Herzens durch den Glasbehälter des Plethysmographen waren die geschilderten Erscheinungen absolut augenfällig. Auf der Höhe der Kohlensäurewirkung konnte man auf diese Weise die beträchtliche Blähung des Herzens deutlich verfolgen. Wie wir ausführten, verursacht die CO_2-Intoxikation einen Anstieg der Zirkulation. Es erschien daher zuerst naheliegend, die Vergrößerung des venösen Zuflusses allein für die Herzerweiterung verantwortlich zu machen. Bei genauerer Betrachtung unserer Kurven (cf. Abb. 45—49 und 50) ergaben sich jedoch gegen solche Vorstellungen erhebliche Einwände. Vor allem waren recht häufig die Vergrößerungen der Schlagvolumina zu einem späteren Zeitpunkt als die Herzerweiterung eingetreten (cf. Abb. 48 und 49). Außerdem bestand auch ein gegensätzliches Verhalten von Zirkulation und Herzgröße. Recht häufig war nämlich beträchtliche Herzerweiterung durch längere Zeit bei vollkommen normalgroßen, ja selbst bei verminderten Herzschlagvolumen erfolgt (cf. Abb. 46). Daß es *nur* zu einer Vergrößerung des Schlagvolumens ohne gleichzeitige Erweiterung des gesamten Herzens kam, muß wohl als das seltenere Ereignis bezeichnet werden (cf. Abb. 47). Da der Herztonus wahrscheinlich — soweit er überhaupt in Frage kommt — unter der Kontrolle des autonomen Nervensystems stehen dürfte, so schien es ratsam,

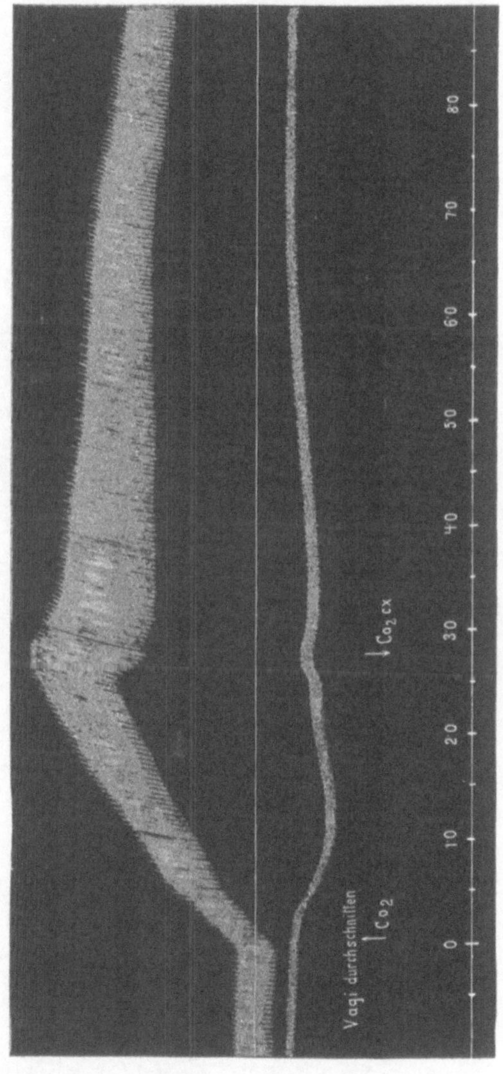

Abb. 49. Fortsetzung der Abb. 48. Nach Rückkehr zu den ursprünglichen Werten werden die *Vagi durchschnitten* und neuerdings der Einfluß der CO_2-Intoxikation studiert; wiederum 15% CO_2.

die Wirkung der Kohlensäureatmung vor und nach der doppelseitigen Vagusdurchschneidung zu verfolgen. Die beiden Abb. 48 u. 49, die uns die Plethysmogramme dieser beiden Versuche wiedergeben, lassen keinerlei Unterschiede erkennen; die beiden Versuchsergebnisse decken

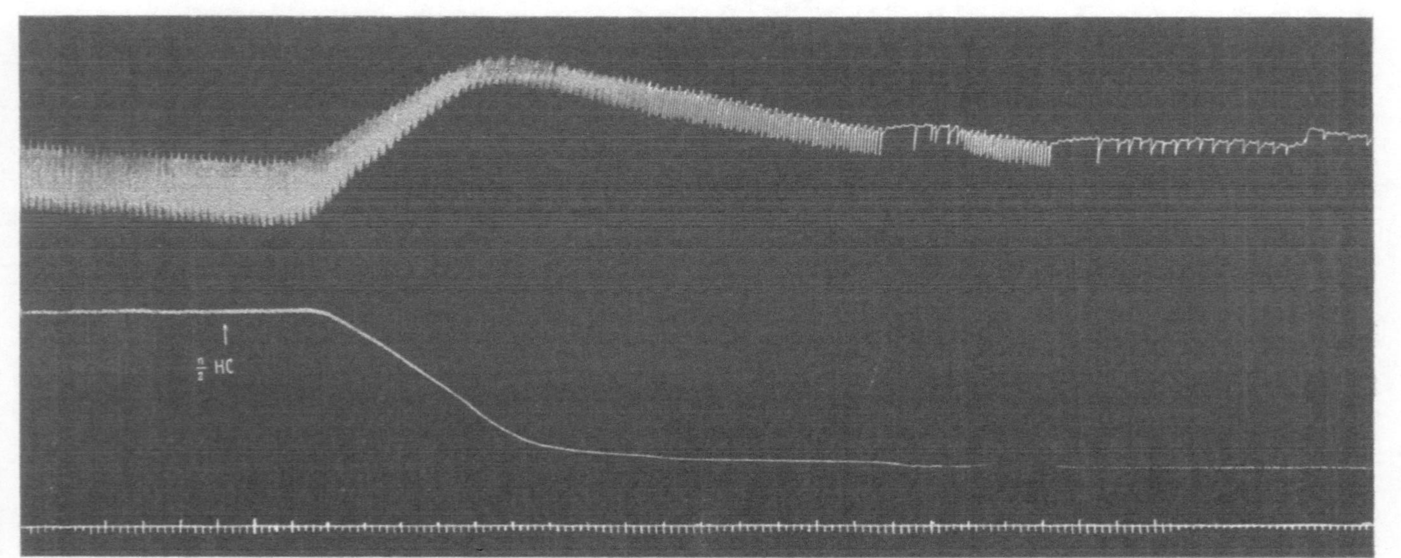

Abb. 50. Einfluß einer langsamen Infusion von verdünnter Salzsäurelösung auf den Blutdruck und das Herzplethysmogramm einer narkotisierten Katze.

sich fast vollständig. Den Tatsachen am meisten entsprechend scheint
es uns, die Erklärung der bei Kohlensäureatmung auftretenden Volum-
änderung in einer vielleicht direkten Beeinflussung des Herztonus
zu suchen. *Die CO_2-Vergiftung verursacht wahrscheinlich eine Abnahme des normalen Herztonus.* Solchenfalls veranlaßt der gleich-
bleibende, venöse Zufluß eine Vergrößerung des Herzvolumens. Nach
Unterbrechung der CO_2-Versuche kann bei kürzerer Versuchsdauer
eine vollkommene Rückbildung der Erscheinungen auftreten und die
Herzgröße auf ihr normales Ausgangsvolumen zurückkehren; eine Mitbeteiligung des Vagus dürfte kaum in Frage kommen.

Entgegen der Anschauung der STARLINGschen Schule möchten wir
daher an der Existenz eines Tonus der Herzmuskulatur nachdrücklichst
festhalten. Unsere Vorstellungen stehen diesbezüglich in Übereinstimmung mit den Untersuchungen von GASKELL[1]) und HENDERSON[2]),
nach welchen den Veränderungen im Tonus der Herzmuskulatur größte
Wichtigkeit für die Herzphysiologie zugeschrieben werden muß. Wir
wollen hier noch kurz bemerken, daß wir die gleichen Beobachtungen
hinsichtlich der Herzgröße auch bei Verabfolgung anderer Mineralsäuren, vor allem bei der relativ raschen intravenösen Applikation von
Salzsäure feststellen konnten. Bei Salzsäurevergiftung bestand zumeist
die Herzerweiterung ohne deutliche Vergrößerung der totalen Zirkulation (cf. Abb. 50).

In recht anschaulicher Weise konnten wir den Einfluß der Kohlensäurevergiftung auf das Herzvolumen auch durch orthodiagraphische
Beobachtung festhalten. Die bei diesen Experimenten gewählte Versuchsanordnung war folgende: Die Hunde, welche ausschließlich zu
solchen Zwecken verwendet wurden, werden narkotisiert und zunächst
orthodiagraphisch photographiert (unter Anwendung einer Entfernung
von $1^1/_2$ m). Nunmehr atmen die Versuchstiere bei künstlicher Respiration 30 proz. Kohlensäure. Die Narkose konnte durch Einschaltung
einer Ätherflasche in das Atmungssystem fortgesetzt werden. Nach
verschiedenen Zeiten, sowohl nach einer halben als auch nach einer
Stunde, wurden weitere Aufnahmen vorgenommen. Aus den beigefügten
Bildern (cf. Abb. 51 a, b, c, d, e) kann der mächtige Einfluß der Kohlensäureatmung auf die Herzgröße entnommen werden. Abb. 52 stellt eine
Kopie der verschiedenen Herzpausen vor; aus den hier festgelegten Zahlen
ist am leichtesten der Größenunterschied des Herzens vor und während
der Kohlensäureatmung zu erkennen. Auch nach Unterbrechung der
Säureintoxikation und Inhalation von reiner Atmosphärenluft durch

---

[1]) GASKELL: On the tonicity of the heart. Journ. of physiol. Bd. 3, S. 53.
1880.

[2]) HENDERSON: The relation of venous pressure to cardiae efficiency. Americ.
journ. of physiol. Bd. 31, S. 352. 1913.

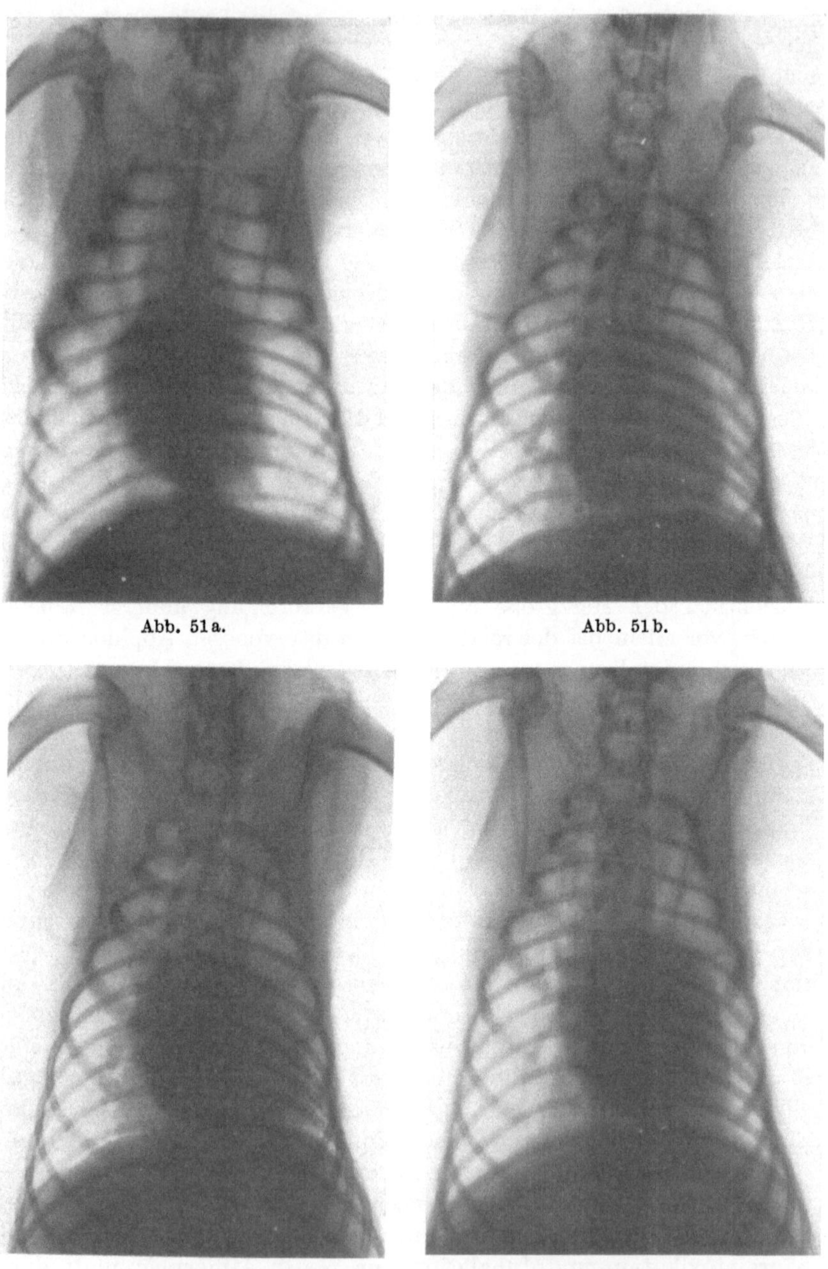

Abb. 51a.   Abb. 51b.

Abb. 51c.   Abb. 51d.

Abb 51a—e, zeigen die Röntgenaufnahmen (orthodiagraphisch) desselben Hundes, vor, während und nach der CO_2-Vergiftung. a) Vor der Vergiftung; b) nach 30 Minuten CO_2-Atmung; c) nach 60 Minuten CO_2-Atmung; d) 30 Minuten nach Aussetzen der CO_2-Vergiftung; e) 48 Stunden nach Beendigung des Versuches.

eine Stunde besteht noch deutliche Vergrößerung des Herzens. Bei
einer Reihe von Tieren war selbst nach 48 Stunden eine vollkommene
Rückbildung der normalen Herzgröße noch nicht eingetreten. Die
entsprechenden Daten sind bei einem Versuche folgende: Herzdurch-
messer auf der Höhe der Kohlensäureatmung 8 bzw. 8,6 cm. Eine
Stunde nach der Kohlensäureatmung 7,9 cm. 48 Stunden nachher beträgt die Herzvergrößerung noch immer 8,1 cm.

Erwähnenswert erscheint hier noch, daß bei Atmung von 30—35proz.
Kohlensäure durch mehr als 2 Stunden eine absolute deletäre Wirkung
nie festzustellen war. Die Tiere befanden sich vielmehr bei anscheinend
recht guter Gesundheit und erholten sich, ähnlich wie Hunde, die nur
narkotisiert waren, verhältnismäßig rasch nach dem Versuche. In
einem Fall nahmen wir Gelegenheit, ein und dasselbe Tier im Verlaufe
von 2 Wochen bei Pausen von 48 Stunden mehrmals hintereinander
(4—6mal) je 2 Stunden 30proz. Kohlensäure atmen zu lassen. Das
Tier befand sich am letzten Versuchstag, nachdem es sich von der Narkose erholt hatte, anscheinend in ausgezeichnetem Zustand und wurde
nur zum Zwecke anatomischer Untersuchung getötet.

Bei der Sektion solcher mit Kohlensäure vergifteter Tiere war
auch anatomisch eine mächtige Er-
weiterung des ganzen Herzens zu
bemerken (cf. Abb. 53). In erster
Linie betraf die Dilatation den rechten Ventrikel. Nach der Öffnung
der Herzhöhle, die gleichfalls eine
erhebliche Herzerweiterung außer
jedem Zweifel setzte, ergab die
Besichtigung des Endokards ein
eigenartiges Bild. Das Endokard
zeigte sich milchig getrübt, und die
Herzklappen schienen gleichsam gequollen. Bisweilen bestanden auch
Blutungen unter dem Endokard. Erwähnenswert ist hier ferner, daß
auch die anatomische Untersuchung
auf eineVerminderung des Herztonus
hinweist. Das nicht eröffnete Herz
war gleichsam zusammengefallen und
schien vollkommen schlaff zu sein.
Über die histologischen Untersuchungen wird im Detail Dozent

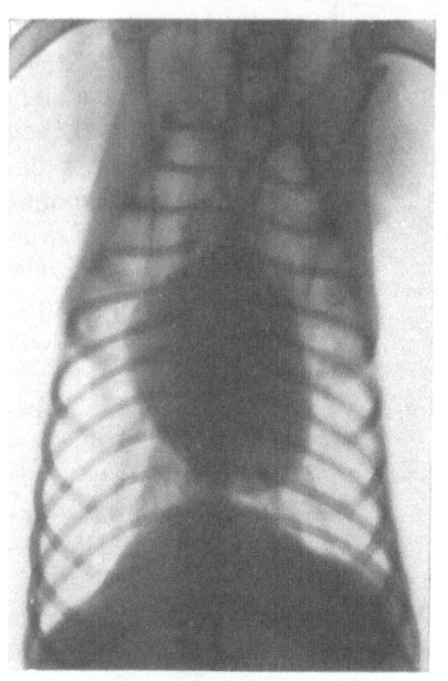

Abb. 51e.

ANDERS berichten. Vorläufig wollen wir hier nur erwähnen, daß bei
nahezu allen Untersuchungen schwere Veränderungen des Herzmuskels

nachgewiesen werden konnten. Vielfach war die Querstreifung der Muskulatur vollkommen verlorengegangen. Daneben waren gelegentlich Muskelveränderungen im Sinne einer beginnenden ZENKERschen Degeneration zu erkennen.

Ganz analoge Bilder ergaben sich an der peripheren Muskulatur. Dabei waren keinerlei prinzipielle Unterschiede bei verschiedenen Tieren (Hund, Katze und Kaninchen) nachweisbar.

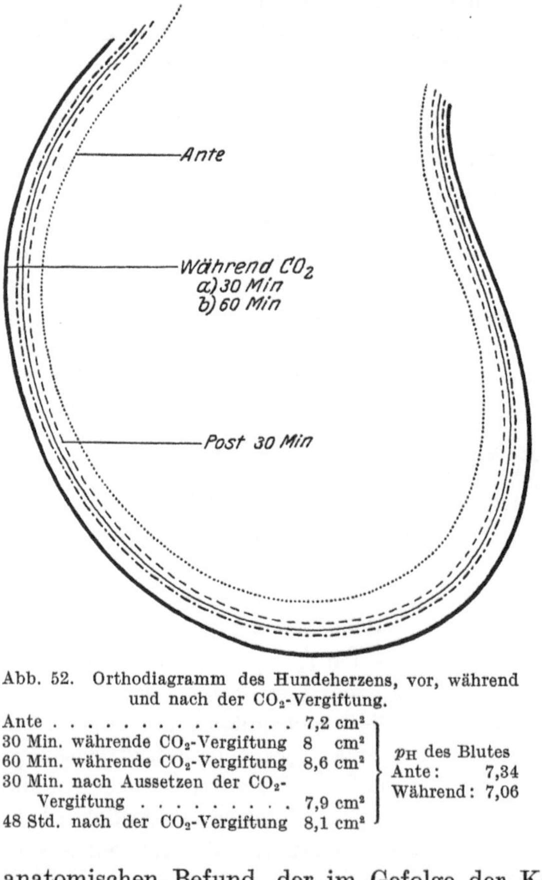

Als weiterer Beweis, daß Respiration von Kohlensäure bei Anwesenheit von genügend Sauerstoff mit dem Leben eines Tieres verträglich ist, können folgende Beobachtungen dienen: Hält man Meerschweinchen in luftdichten Käfigen und leitet man dadurch eine Atmosphäre, die 5—6% Kohlensäure enthält, so kann man die Tiere wochenlang am Leben erhalten; auch unter diesen Bedingungen kommt es zu mächtigen Erweiterungen des Herzens. Zeichen von Kurzatmigkeit sind nur im Anfang zu beobachten.

In hohem Maße beachtenswert ist die Diskrepanz zwischen dem anatomischen Befund, der im Gefolge der Kohlensäurevergiftung beobachtet werden kann und dem relativen Wohlbefinden, welches derartige Tiere nach der Intoxikation zur Schau trugen. Diese Feststellungen an der peripheren und der Herzmuskulatur können wohl kaum anders als die Folgen des Eindringens der Kohlensäure in die Gewebe gedeutet werden; fast unerklärlich erscheint uns die Tatsache, wieso die Funktion der Organe nicht im geringsten Schaden gelitten hatte. Ein solches Verhalten ist nur dann denkbar, wenn in den Geweben selbst eine ausgiebige Pufferung und Absättigung der Kohlen-

Ante

Während CO2
a) 30 Min
b) 60 Min

Post 30 Min

Abb. 52. Orthodiagramm des Hundeherzens, vor, während und nach der CO_2-Vergiftung.

Ante	7,2 cm²	
30 Min. während CO₂-Vergiftung	8 cm²	
60 Min. während CO₂-Vergiftung	8,6 cm²	p_H des Blutes
30 Min. nach Aussetzen der CO₂-		Ante: 7,34
Vergiftung	7,9 cm²	Während: 7,06
48 Std. nach der CO₂-Vergiftung	8,1 cm²	

säure statthaben kann. Vielleicht sind ähnliche Veränderungen auch im ermüdeten Muskel zu finden; verschiedene Anhaltspunkte sprechen dafür. Solche Erwägungen veranlaßten uns, nach einer Methodik Ausschau zu halten, welche die Analyse der *Pufferung des gesamten Organismus* ermöglicht. Die Änderung der Acidität der Gewebe und des Blutes, sowie Verschiebungen im Kohlensäuregehalt derselben bedingen eine Inanspruchnahme der Kompensationseinrichtungen, vor allem eine Steigerung der Atemgröße und Frequenz. Bei Ausschaltung dieser

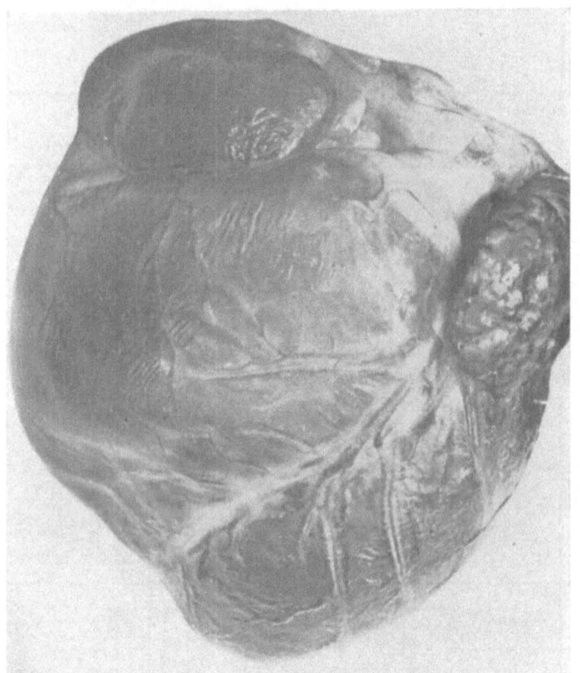

Abb. 53. Dilatation des Herzens, besonders des rechten Abschnittes eines Hundes, der auf der Höhe der CO_2-Intoxikation durch Herausschneiden des Herzens akut getötet wurde.

Regulationsmöglichkeit durch tiefe Narkose resp. Curarisierung und gleichzeitige künstliche Respiration können aber bedeutende Säuremengen vom Gewebe und Blut gebunden werden, und es treten hierbei, wie wir ausführten, bestimmte Veränderungen im Blut und in den Geweben, sowie die geschilderten morphologisch faßbaren Störungen auf.

Ein Maß für die Aufnahmefähigkeit des Organismus für Kohlensäure kann bei den geschilderten Versuchsbedingungen durch die Analyse der Ein- und Ausatmungsluft erhalten werden. Wir verwandten somit zu diesem Zwecke tief narkotisierte Tiere, welche längere Zeit Kohlensäure einatmeten, deren Konzentration genau bestimmt worden

Tabelle 63.

Normalwerte	Inspirierte Luft: 12,02 % CO_2 / 20 60 % O_2			Nachperiode Normale Luft inspiriert	
	Erste 30 Min.	Zweite 30 Min.	Dritte 30 Min.	Erste 30 Min.	Zweite 30 Min.
Atemvolumen 4,227 l 114 cm³ O_2 } pro 95 cm³ CO_2 } Min. RG = 0,85	Inspiriert: 4,92 Exspiriert: 2,12 Retiniert: 2,8 l	Inspiriert: 5,03 Exspiriert: 2,25 Retiniert: 2,78 l	Inspiriert: 5,08 Exspiriert: 2,98 Retiniert: 2,10 l	Inspiriert: 912 Exhaliert: 1232 Exhaliert: 320 cm³	Inspiriert: 935 Exspiriert: 1075 Exhaliert: 140 cm³
Blut CO_2 = 30,27 % p_H = 7,31	*Blut* CO_2 = 45,8 % p_H = 7,15		Blut CO_2 = 44,8 % p_H = 7,17		Blut CO_2 = 31 % p_H = 7,38

Versuch I Hund 14 kg

In 90 Min. retiniert: 7,68 l CO_2
Davon im Blut (5 % des Körpergewichts) = 77,5 cm³ CO_2 = 1 % im Blut = 7602 cm³ CO_2 = 99 % im Gewebe | In der Nachperiode in einer Stunde bloß 460 cm³ wieder exhaliert = zirka 6 %

Normalwerte	Inspirierte Luft: 14,30 % CO_2 / 20,50 % O_2			Nachperiode Normale Luft inspiriert	
	Erste 30 Min.	Zweite 30 Min.	Dritte 30 Min.	Erste 30 Min.	Zweite 30 Min.
Atemvolumen 4,632 l 109 cm³ O_2 } pro 88 cm³ CO_2 } Min. RG = 0,80	Inspiriert: 7,30 Exspiriert: 3,66 Retiniert: 3,64 l	Inspiriert: 7,66 Exspiriert: 5,01 Retiniert: 2,65 l	Inspiriert: 7,52 Exspiriert: 4,80 Retiniert: 2,72 l	Inspiriert: 3,170 Exspiriert: 2454 Exhaliert: 716 cm³	Inspiriert: 3243 Exspiriert; 2963 Exhaliert: 280 cm³
Blut CO_2 = 34 % p_H = 7,38	*Blut* CO_2 = 46 % p_H = 7,19		Blut CO_2 = 49 % p_H = 7,20		Blut CO_2 = 31 % p_H = 7,41

Versuch II Hund 12,8 kg

In 90 Min. retiniert: 9,01 l CO_2
Davon im Blut (5 % des Körpergewichts) = 88,5 cm³ CO_2 = zirka 1 % 8922 cm³ *im Gewebe* = zirka 99 % | In der Nachperiode in einer Stunde bloß 996 cm³ wieder exhaliert = zirka 19 %

war. Bei Zurückhaltung größerer Kohlensäuremengen muß eine entsprechende Verminderung des Kohlensäuregehaltes der Exspirationsluft auftreten. In einer Vorversuchsperiode war außerdem der Sauerstoffverbrauch und die Kohlensäureproduktion vor der CO_2-Atmung bestimmt worden. Die Differenz des Kohlensäuregehaltes der Ein- und Ausatmungsluft zeigt nicht genau die retinierte Kohlensäuremenge an, wir müssen vielmehr die dem Sauerstoffverbrauch und dem entsprechenden respiratorischen Quotienten zukommende CO_2-Mengen berücksichtigen. Analysiert man außerdem unter solchen Versuchsbedingungen den Kohlensäuregehalt des Blutes, so können bei entsprechender Schätzung der Blutmenge die im Blute selbst zurückgehaltenen Säuremengen bestimmt werden. Die Differenz der gesamten aufgenommenen Kohlensäuremengen und der im Blute sich anreichernden kann als genaues Maß der von den Geweben selbst gepufferten resp. zurückgehaltenen CO_2-Mengen angesehen werden.

Im folgenden wollen wir aus einer größeren Versuchsreihe zwei Beispiele herausgreifen, welche das hohe CO_2-Pufferungsvermögen der Gewebe zu beweisen scheinen. Die Einfachheit der Versuchsanordnung schließt jeden möglichen Fehler aus. Die Versuche (cf. Tabelle 63)

Tabelle 64.

		Stoffwechsel	p_H im Blut	Plus an CO_2-ausscheidung in 10 Min.	CO_2-gehalt im Blut %	Verabfolgte $HCl\left(\frac{n}{4}\right)$ Menge
Hund 14 kg (Chlorose) *Spontanatmung*	Vorperiode	3,603 Atemvolumen pro Min. 2,88% CO_2 / 3,16% O_2 / RG = 0,911 · 113,9 cm³ O_2 / 103,7 cm³ CO_2 / pro Min.	7,32	—	31,94	—
	I HCl-periode 10 Min.	5,045 Atomvolumen pro Min. 2,97% CO_2 / 2,60% O_2 / RG = 1,14 · 131,7 cm³ O_2 / 149,8 cm³ CO_2 / pro Min.	7,12	461 cm³ resp. **300** cm³	—	270 cm³
	II HCl-periode 10 Min.	6,315 Atomvolumen pro Min. 2,62% CO_2 / 2,23% O_2 / RG = 1,17 · 140 cm³ O_2 / 165,4 cm³ CO_2 / pro Min.	7,01	617 cm³ resp. 373 cm³	3,72	240 cm³
	III HCl-periode 19 Min.	11,69 l Atomvolumen pro Min. 0,97% CO_2 / 0,91% O_2 / RG = 1,05 · 106 cm³ O_2 / 117 cm³ CO_2 / pro Min.	6,30	152 cm³ resp. 245 cm³	3,75	270 cm³
		In toto:		**1230** cm³ resp. **918** cm³		**780** cm³

selbst wurden nach $1^1/_2$ Stunden unterbrochen und sodann bei Atmung von Atmosphärenluft durch längere Zeit die Ausatmungsluft in kürzeren

Versuchsperioden wiederum analysiert. Die Säureaufnahmefähigkeit in den letzten Versuchsabschnitten war in den einzelnen Experimenten noch immer recht beträchtlich, so daß wir uns des Eindruckes nicht erwehren konnten, daß noch weitere CO_2-Mengen von den Geweben abgebunden werden könnten. Wenn auch gewisse individuelle Unterschiede nicht von der Hand gewiesen werden können, so scheint beim normalen Tiere doch eine verhältnismäßig konstante Aufnahmefähigkeit zu bestehen. Bei ca. 12—14 kg schweren Tieren betrug die in 90 Minuten aufgenommene Kohlensäuremenge 7—9 l. Von diesen war der Großteil, wie sich aus der Gegenüberstellung der Blutkohlensäure zur gesamten resorbierten Menge ergibt, in den Geweben gebunden und nur ein ganz geringfügiger Bruchteil vom Blute in Beschlag genommen. Bemerkenswert erscheint uns hier, daß nach Beendigung der Kohlensäureatmung in der Nachperiode nur ein *geringer Teil* der aufgenommenen Kohlensäure wieder ausgeatmet wird. Der überwiegende Teil scheint im Gewebe zu verbleiben.

Nach diesen Befunden muß dem Organismus ein außerordentlich beträchtliches Kohlensäurebindungsvermögen zukommen, und damit steht auch die Beobachtung von STINZING[1]) in Einklang, welcher im PFLÜGERschen Laboratorium durch Auskochen von Tiermuskulatur bis zu 180% CO_2 aus derselben austreiben konnte. Die Art und Weise der Bindung der Kohlensäure in den Geweben ist gegenwärtig noch unklar. Recht beträchtlich kann bereits die physikalisch gelöste CO_2-Menge sein. Berücksichtigen wir den hohen Wassergehalt des Gewebes und den Absorptionskoeffizienten der Kohlensäure bei Körpertemperatur, so erhalten wir für das physikalische Lösungsvermögen der Gewebe bereits ca. 25—30 l. Das histologische Verhalten der Muskulatur spricht wohl eindeutig dafür, daß auch die Muskulatur viel Kohlensäure bindet.

In einer weiteren Versuchsreihe beschäftigten wir uns einerseits mit der Frage, ob die Zufuhr stärkerer Mineralsäuren eine Abnahme der Alkalidepots zur Folge hat, und solchenfalls Verringerung des CO_2-Pufferungsvermögens der Gewebe zu bewirken imstande ist; andererseits richteten wir unser Augenmerk auch auf die normalerweise vorhandenen Kohlensäuredepots und versuchten durch Salzsäurezufuhr und Analyse der ausgeatmeten Kohlensäuremengen hierüber Aufschluß zu erhalten. Bei der einen Versuchsreihe (cf. Tabelle 65) verabfolgten wir dem Hunde 1 l $^n/_4$-HCl per os und bestimmten während einer Stunde die ausgeatmete Kohlensäure. Sodann ließen wir, wie früher ausgeführt, Kohlensäure bestimmter Konzentration atmen und untersuchten die vom gesamten Tier aufgenommene Säuremenge. Die Salzsäurezufuhr bewirkte eine beträchtliche Erhöhung der Kohlensäure-

---

[1]) STINZING, Pflügers Arch. Bd. 32, S. 320. 1879.

abgabe. Auf diese Weise wurde im Verlaufe von 1 Stunde ca. 2 l Extrakohlensäure abgegeben. Die Zufuhr so großer Salzsäure- mengen (1 l $^n/_4$-HCl) hat jedoch noch keinenfalls eine beträcht- lichere Einschränkung des CO_2- Pufferungsvermögens zur Folge. Wie aus den angeführten Ver- suchen hervorgeht, erscheint viel- mehr kein beträchtlicher Unter- schied der Säureaufnahmefähig- keit gegenüber normalen Ver- suchstieren zu bestehen. Solche Beobachtungen erhellen die große Resistenz verschiedener Tier- arten, speziell der bei unseren Versuchen verwandten Hunde gegenüber der Säureintoxikation. Nahezu gleichartige Resultate er- gab uns eine Versuchsreihe, bei welcher im Verlaufe einer halben Stunde beträchtliche $^n/_4$-Salz- säuremengen intravenös verab- folgt wurden (cf. Tabelle 64).

Die bekannte Tatsache der verschiedenen Widerstandsfähig- keit der Tierarten gegenüber der Säureintoxikation veranlaßte uns, die gleichen Untersuchungen auch an Kaninchen durchzu- führen. Die Kaninchen besitzen bekanntlich nur eine verhältnis- mäßig geringgradige Resistenz; zumeist kann 0,9 g HCl die typi- schen, schließlich zum Tode füh- renden Erscheinungen der Säure- vergiftung an diesen Tieren aus- lösen. Die in der angefügten Tabelle dargestellten Versuche erweisen jedoch ein beträcht- liches CO_2-Pufferungsvermögen, und im Anschluß an die Kohlen-

Tabelle 65.

	Normalwerte	Salzsäureperiode erhält 1000 cm³ HCl $\frac{n}{4}$ per os. Einwirkungsdauer 1 Std.	Inspirierte Luft: 12,29% CO_2 / 20,61% CO_2			Nachperiode. Normale Luft inspiriert	
HCl-Versuch bei Hund 10,8 kg			Erste 30 Minuten	Zweite 30 Min.	Dritte 30 Min.	Erste 30 Minuten	Zweite 30 Minuten
	Atemvolumen: 4,227 l $O_2 = 98,5$ cm³ pr. $CO_2 = 85$ cm³ Min. $RG = 0,85$	$O_2 = 76$ cm³ pr. $CO^3 = 83$ cm³ Min. $RG = 1,09$ Exhal.: 1922 cm³CO_2	Inspiriert: 6,80 Exspiriert: 3,74 Retiniert: 3,06 l	Inspir.: 6,79 Exspir.: 3,99 Retin.: 2,80 l	Inspir.: 7,03 Exspir.: 4,70 Retin.: 2,33 l	Inspiriert: 3,09 Exspiriert: 4,05 Exhaliert: 960 cm³	Inspir.: 3,134 Exspir.: 3,764 Exhal.: 630 cm³
	Blut $CO_2 = 38\%$ $p_H = 7,34$	Blut $CO_2 = 34\%$ $p_H = 7,30$			Blut $CO_2 = 45\%$ $p_H = 7,18$		Blut $CO_2 = 31\%$ $p_H = 7,28$

In 90 Minuten retiniert: 8,19 l CO_2
Davon im Blut (5% des Körpergewichtes) = 59 cm³ CO_2 im Blut = 0,7%
= 8,131 l im Gewebe = 99,3%

In der Nachperiode würden in einer Stunde 1590 cm³ CO_2 exhaliert = 19%

säurevergiftung können auch bei diesen Tieren größere CO_2-Mengen in dem Gewebe deponiert werden (cf. Tabelle 65).

Tabelle 66.

Kaninchen	*Vorperiode* Stoffwechsel pro Minute	Inspirationsluft	Retention an CO_2		Gesamt-retention an CO_2 cm³	Infektion
			In den ersten 30 Min.	In den zweiten 30 Minuten		
Normal-versuch Nr. I 3,2 kg	18,7 cm³ CO_2 22,0 cm³ O_2	11,30 % CO_2 21,06 % O_2	298 cm³	270 cm³	568	—
Normal-versuch Nr. II 3,7 kg	21,3 cm³ CO_2 24,6 cm³ O_2	9,97 % CO_2 20,3 % O_2	320 cm³	265 cm³	585	—
Sepsisversuch Nr. I 3,4 kg	22,5 cm³ CO_2 26,1 cm³ O_2	10,16 % CO_2 20,69 % O_2	180 cm³	Exitus nach 42 Min. von Beginn	180 in 30 Min.	Schweine-pest
Sepsisversuch Nr. II 3,5 kg	24,8 cm³ CO_2 30,5 cm³ O^3	10,82 % CO_2 29,50 % O_2	168 cm³	75 cm³ 15 Min. nach Beendigung d. Versuches Exitus	243 in einer Stunde	Schweine-pest

Auf Grund dieser Beobachtungen glauben wir wichtige Schlüsse ableiten zu können: *In unserem Organismus scheinen Kohlensäure-depots vorhanden zu sein, die bald stärker, bald weniger reichlich gefüllt sind; die Kohlensäure dürfte wohl kaum in Form freier Säure aufgestapelt sein, sondern wahrscheinlich in irgendeiner Weise als Carbonat; ihrer Anwesenheit verdanken wir einen Gutteil unseres Puffervermögens; aus diesen Depots füllt offenbar das Blut, wenn es — wie z. B. bei der Hyperventilation — zu große Verluste erleidet, seine erforderlichen Be-stände wieder auf.*

Im Verlaufe unserer Ausführungen haben wir wiederholt darauf hingewiesen, daß bei dekompensierter Herzerkrankung eine Abnahme der Pufferungsfähigkeit des Organismus besteht. Bei kompensierten Kreislaufkranken scheinen nach unseren Beobachtungen in dieser Hinsicht nur verhälnismäßig geringgradige Störungen vorzuliegen. Die alte klinische Erfahrung, daß nahezu alle akuten Infektionskrankheiten bei Herzfehlern schwere Dekompensationserscheinungen hervorrufen, legte die Vermutung nahe, daß die Infektionskrankheit als solche eine Veränderung im Säurebasenhaushalt hervorruft. Derart würde die Verschiebung im Säurebasengleichgewicht an der Ausbildung des Dekompensationszustandes Anteil haben. Wir versuchten mit der be-sprochenen Methodik über dieses Fragengebiet Aufschluß zu erhalten. Als beträchtliche Schwierigkeit erwies sich hierbei insbesondere bei

Tabelle 67.

	Werte von der CO_2-Atmung	Inspirierte Luft: 10,89% / 20,77% — Erste 30 Minuten	Zweite 30 Min.	Dritte 30 Min.	
Hund 8,9 kg (septisch) t = 39,8	Atemvolumen 3,798 l 96 cm³ O_2 } pr. 76 cm³ CO_2 } Min. RG = 0,78	Inspir.: 5,30 Exspir.: 4,34 Retin.: 960 cm³	Inspir.: 5,69 Exspir.: 4,88 Retin.: 870 cm³	Inspir.: 5,21 Exspir.: 4,51 Retin.: 700 cm³	Wenige Minuten später Exitus
	CO_2 = 22,76 *Blut* p_H = 7,49			36,43% CO_2 p_H = 6,76	

In 90 Minuten retiniert: 2470 cm³ CO_2
Davon im Blut (5% des Körpergewichtes): 60,9 cm³ CO_2 = 2,5% im Blut
2409 cm³ CO^2 = 97,5% in das Gewebe.

Hunden chronische Infektionskrankheiten zu erzeugen. Nur in zwei Versuchen war uns durch subcutane Verabfolgung von Streptokokkenkulturen die Herstellung septischer Erkrankungen am Hunde gelungen. Das erste Versuchstier schien, soweit man das äußerlich beurteilen konnte, vor dem Kohlensäureatmungsversuch in verhältnismäßig gutem Zustande zu sein. Unmittelbar nach Einsetzen der Kohlensäureatmung trat bei diesem Versuchsobjekt der Exitus ein. Die Sektion ergab hierbei eine schwere septische Erkrankung mit multiplen kleinen Absceßbildungen in den Nieren und anderen Organen. Das letale Ende unseres Versuchstieres im Verlaufe der Kohlensäureatmung stand in bemerkenswertem Widerspruch zu dem relativen Wohlbefinden vor den Versuchen. Beim zweiten Versuchstier konnte das Experiment über verhältnismäßig lange Zeitperioden erstreckt werden. Die Betrachtung der Kohlensäureaufnahmefähigkeit des Tieres erscheint (s. Tab. 67) eine erhebliche Verminderung der Pufferungsfähigkeit der Gewebe zu erweisen. Auch bei diesem Versuchstier war im Verlaufe der etwas längerdauernden Kohlensäureatmung der Exitus eingetreten. Das Verhalten der septischen Tiere gegenüber der Kohlensäure ist um so auffälliger, als wir bei Verwendung von hohen Kohlensäurekonzentrationen an nicht infizierten Tieren niemals im Versuche tödliche Störungen auftreten sahen. Wir glauben somit, diese Untersuchungen dahin zusammenfassen zu können, daß wir sagen: *Infizierte Hunde verhalten sich gegenüber der Kohlensäurevergiftung viel weniger widerstandsfähig als gesunde und wahrscheinlich ist diese geringere Resistenz auf eine Unfähigkeit des Puffersystems zu beziehen.* In diesem Zusammenhange ist auch die außerordentlich beträchtliche Verschiebung der Wasserstoffionenkonzentration bei den letzt angeführten Versuchen beachtenswert; nach Einatmung 10proz. Kohlensäure trat hier ein Absinken der p_H auf 6,76 in Erscheinung; solch niedere Werte haben wir selbst nach mehrstündigem Atmen von 30% Kohlensäure nie gesehen.

Die Schwierigkeit der Erzeugung septischer Zustände am Hunde veranlaßte uns, unsere Beobachtungen auf Kaninchenversuche auszudehnen. Wir infizierten zu diesem Zwecke Kaninchen mit Schweinepest. Die Tiere gehen nach zweckentsprechender Injektion innerhalb weniger Tage im typischen Infekt zugrunde. Nachdem wir uns in Kontrollversuchen davon überzeugt hatten, daß die Tiere nach 5×24 Stunden der Infektion erlagen, wurden die Kohlensäureversuche ca. 24 Stunden früher durchgeführt. Wie aus den Protokollen, die in der Tabelle 66 zusammengefaßt sind, zu entnehmen, retinieren solche infizierte Tiere innerhalb der ersten halben Stunde beträchtlich weniger Kohlensäure, als die ungefähr gleich schweren gesunden Kontrolltiere; in der zweiten Periode geht das eine Tier zugrunde, das zweite überlebt auch diese Zeit, doch übersteht es auch diesen Versuch nicht und geht an den Folgen der Intoxikation ein; das letzte Tier hat in der Periode ante exitum noch weniger Kohlensäure retinieren können, als in der vorangehenden. Es sei ausdrücklich betont, daß unsere Tiere 24 Stunden vor dem zu erwarteten Tode kaum krankhafte Erscheinungen zeigten, und doch war schon eine wesentliche Herabsetzung im Puffervermögen zu erkennen, die schließlich auch den Tod bedingte.

Wurden die Tiere mit CO_2 vergiftet, zu einer Zeit, wo sie bereits Zeichen des Infektes zeigten, also ca. 12 Stunden vor dem zu erwartenden Tode, so genügte bereits eine kurze Kohlensäureperiode, um den Exitus zu bedingen.

Jedenfalls setzen Infektionen durch den Schweinepestbacillus die Widerstandsfähigkeit der Tiere gegen Kohlensäurevergiftung beträchtlich herab; sicher ist daran, wie die CO_2-Analysen beweisen, die Herabsetzung der Pufferfähigkeit mit beteiligt.

Auch in einer anderen Richtung zeigte sich die geringe Widerstandsfähigkeit eines infizierten Tieres gegenüber einer Kohlensäurevergiftung; daß sich das auch herzplethysmographisch beobachten läßt, wurde uns zufällig bekannt; bei Katzen läßt sich der Einfluß der Kohlensäureatmung auf das Schlagvolumen unzähligemal hintereinander wiederholen, ohne dabei das Tier zu gefährden; bei einer Katze schien dagegen der Versuch zu versagen, indem das Tier, obwohl sonst keine störenden Momente vorlagen, während des Experimentes zugrunde ging; die Tatsache, daß das eine Bein total vereitert war, ließ uns die Frage offen, ob ein solches Versagen des Kreislaufes unter dem Einflusse einer Kohlensäureintoxikation bei infizierten Tieren nicht öfter zu sehen wäre. Obwohl es sehr schwer ist, Katzen zu infizieren, so ist uns schließlich doch ein solcher Versuch gelungen; die Kurve (cf. Abb. 54 a u. b) stammt von einer mit Paratyphus infizierten Katze, bei der das Herzplethysmogram die deletäre Wirkung der Kohlensäure erkennen läßt. Das Herz erweiterte sich immer mehr, so daß der Pistonrekorder mehrmals aus seiner ursprünglichen Nullstellung gebracht werden mußte; nur im Anfang erwies sich das Schlagvolumen etwas vergrößert; allmählich fiel der Druck; schließlich schlug das Herz ante exitum nur mehr extrasystolisch.

Wollen wir diesen Befunden allgemeinere Gültigkeit beimessen, so können wir sagen, *daß im Verlaufe von infektiösen Erkrankungen, und zwar sowohl bei Hunden, als ganz besonders bei Kaninchen, beträchtliche Störungen im Säurenbasenhaushalt auftreten, welche zu einer Verminderung des Säurebindungsvermögens ihrer Gewebe führen.* Dürfte man diese Versuchsergebnisse auf die menschliche Pathologie übertragen, so könnte man sagen, daß bei kreislaufdekompensierten bzw. an der Grenze der Dekompensation stehenden Herzkranken jede schwerere infektiöse Erkrankung Änderungen bedingt, welche wegen Störung im Puffersystem leicht ein vollständiges Versagen des Kreislaufapparates im Gefolge haben kann.

Bei den vorliegenden experimentellen Untersuchungen beschäftigten wir uns mit der Kohlensäurevergiftung, wobei wir unser Hauptaugenmerk zunächst nur auf die *Säurewirkung* also auf das p_H selbst richteten. Kohlensäureatmung, wie sie von uns durchgeführt wurde, bewirkt einen beträchtlichen Anstieg der Wasserstoffionenkonzentration der Gewebe und des Blutes und hat auf diese Weise erhebliche Störungen zur Folge. In den einleitenden Ausführungen dieses Abschnittes haben wir bereits darauf hingewiesen, *daß die Säurevergiftung und die Kohlensäureanreicherung nicht unbedingt gleichartige Wirkungen auslösen müssen.* Speziell in der Atmungsphysiologie muß man zwischen der p_H-Wirkung und der Wirkung von HCO_3 unterscheiden. Das ist auch bei jeder Säurevergiftung zu berücksichtigen. Verabreichung von stärkeren Mineralsäuren führt dadurch zu beträchtlichen Verschiebungen der Acidität, daß dabei auch gleichzeitig die Carbonatpuffer in Anspruch genommen werden; auf diese Weise artet diese Vergiftung zu einer Verminderung des Carbonatbestandes des Organismus aus, also zu einer Hypocapnie. Die Änderungen im Carbonatbestande können von mehr oder weniger schwerwiegenden Krankheitserscheinungen begleitet sein, die zu kennen uns wichtig erscheint. Diesem Umstand wurde vor allem durch experimentelle Beobachtungen von Y. HENDERSON[1]) Rechnung getragen. Dieser Autor beobachtete vor allem die Hypocapnie, welche im Anschluß an exzessive Hyperventilation aufzutreten pflegt. Bei willkürlicher hochgradiger Erhöhung der Atemfrequenz und des Atemvolumens wird gewissermaßen die Kohlensäure in der Lunge aus-

---

[1]) HENDERSON: Acapnia and shock. Americ. journ. of physiol. Bd. 21, S. 345. 1909.

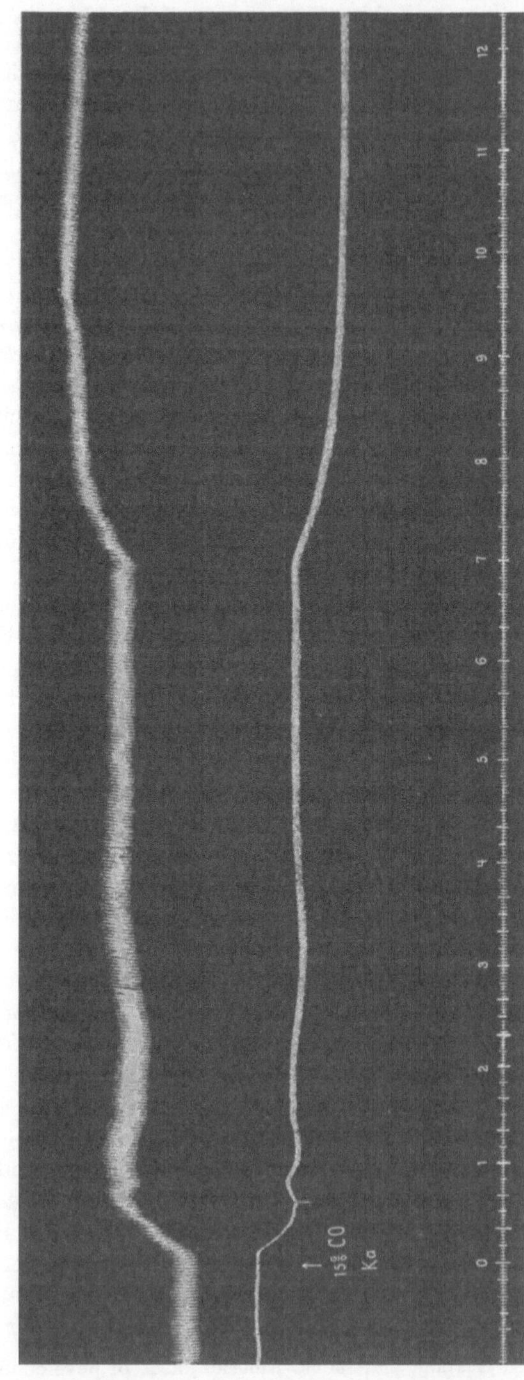

Abb. 54 a. Einfluß einer CO_2-Intoxikation (15%) auf Blutdruck und Herzplethysmogramm einer septisch infizierten Katze (Chloralosenarkose).

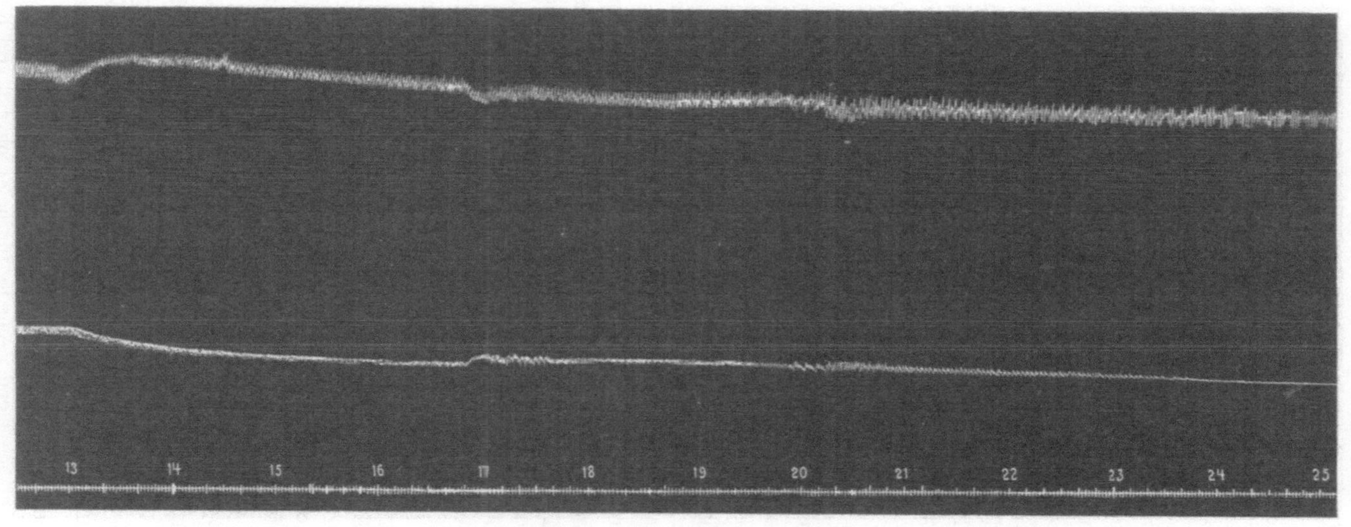

Abb. 54 b. Fortsetzung der Abb. 54 a. Weiteres Absinken des Blutdruckes; das Herz schlägt vollkommen arrhythmisch.

gewaschen, und es können solcherart sehr bedeutende Kohlensäureverluste in Erscheinung treten. So sinkt z. B., wie wir selbst feststellen konnten (s. Abb. 52), der Kohlensäuregehalt des Blutes unter derartigen Versuchsbedingungen sehr oft auf die Hälfte des Ausgangswertes ab. Bei diesen Versuchen fand Henderson stets eine beträchtliche Störung der Herztätigkeit und des Gesamtkreislaufes. Es kommt bei diesen Beobachtungen stets zu einem erheblichen Absinken des arteriellen und venösen Druckes, zu einer Beschleunigung und Verschlechterung der Herztätigkeit, Verkleinerung des Minutenvolumens, und schließlich kann der Tod bei länger bestehender Hyperventilation unter Erscheinungen allgemeiner Kreislaufinsuffizienz eintreten. Bei der Sektion von unter derartigen Krankheitssymptomen verstorbenen Tieren ist vor allem der anatomische Herzbefund beachtenswert. Das Herz erweist sich als klein, seine Konsistenz ist erhöht; es fühlt sich auffallend hart an und Henderson spricht deswegen sogar von einem *Tetanus cordis*. Das geringe Blutangebot muß als eine der Ursachen des kleinen Herzens angesehen werden. Bei Unterbrechung des Hyperventilationsversuches im Stadium bedrohlicher Kreislaufinsuffizienz und Zufuhr von Kohlensäure zur Einatmungsluft kehren in kurzer Zeit wieder völlig normale Kreislaufbedingungen zurück. Besonders schön ist dies an Hand der Abbildungen bei Deale u. Evans[1]) zu erkennen, die die Hypocapnieversuche von Henderson bestätigen konnten. Bei der Beurteilung des Zustandekommens dieser eigenartigen Kreislaufschäden glaubt Henderson[2]), daß hier weniger eine direkte Schädigung des Herzens im Vordergrund steht als Läsionen in der Peripherie. Gegen die Annahme einer primären Herzinsuffizienz scheint ja auch das beachtenswerte Verhalten des Venendruckes zu sprechen, welcher trotz verlangsamter Zirkulation beträchtlich absinkt. Henderson dachte daher an ein Nachlassen von Regulationseinrichtungen, die eine normale Strömung in den Venen gewährleisten und für den entsprechenden Tonus des Venensystems bedeutungsvoll sind. Er spricht von einem *Venopressormechanismus*, welchem die Kontrolle der Venenströmung und der Herzfüllung obliegen soll. Ein Versagen dieses Venopressormechanismus verursacht gewissermaßen eine Verblutung ins Venensystem. Die erhebliche Vergrößerung des Füllungsvolumens der Venen und die Tonusabnahme im Venensystem hat ein Darniederliegen des Venendruckes und insofern eine verminderte Herzfüllung zur Folge. Auf diese Weise sinkt infolge des mangelhaften venösen Zuflusses die gesamte Zirkulation. Solche Betrachtungen sind gegenwärtig zweifels-

---

[1]) Deale u. Evans: The effects on the circulation of changes in the carbon dioxyde content of the blood. Americ. journ. of physiol. Bd. 56, S. 125. 1922.

[2]) Henderson: The vensopressormechanismus. Americ. journ. of physiol. Bd. 46, S. 533. 1918.

ohne mit manchen Schwierigkeiten verbunden, vor allem, weil uns das ganze Problem des Venentonus noch ziemlich wenig bekannt ist. Immerhin muß der Zirkulation in den Venen besondere Aufmerksamkeit zugewendet werden. Das bedeutende Füllungsvolumen und der verhältnismäßig geringe Druck im Venensystem gestatten beträchtliche Blutverschiebungen, ohne daß dabei entsprechende Veränderungen im arteriellen Blutdruck auftreten müssen. Auf diesen Umstand wurde insbesondere von R. W. Hess[1]) hingewiesen, welcher den Venen Einflußnahme auf die Regulation der totalen Zirkulationsgröße zuschreibt. *Der sog. Venopressormechanismus scheint nach den Beobachtungen von* Henderson *vor allem durch die Kohlensäurespannung des Blutes und der Gewebe reguliert zu sein.* Verminderung des Kohlensäurebestandes und Hypocapnie veranlaßt ein Nachlassen der venopressorischen Einrichtung und hat auf diese Weise Erweiterung der Venen, Absinken des Venendruckes und Verringerung der Herzfüllung zur Folge. Die innige Beziehung des Kohlensäurestoffwechsels und der Atmungsregulation verursachen eine Einflußnahme der Atmung selbst auf das Venopressorsystem.

Im Gegensatz zu den Erscheinungen der Hypocapnie veranlaßt Anreicherung der Kohlensäure im Blute und in den Geweben offenbar Reizung des Venopressormechanismus. Es kommt also in diesem Falle zur Erhöhung des arteriellen und venösen Druckes, Beschleunigung der Herzfüllung und bedeutender Steigerung der totalen Zirkulation — alles Tatsachen, auf die wir im vorangehenden hinweisen konnten. Die im Gefolge der Hypocapnie bestehende Überfüllung des Venensystems und Verringerung der Zirkulation veranlaßt eine erhöhte Ausnützung des arteriellen Sauerstoffes und bedingt auf diese Weise hochgradige venöse Anoxyämie. Diese Anoxyämie ihrerseits hat wieder gewissermaßen Asphyxie der Gewebe und Acidose zur Folge. *Im Rahmen solcher Betrachtungen scheint somit dem normalen Carbonatbestand des Blutes und der Gewebe größte Bedeutung für den Kreislauf und im weiteren Sinne auch für die Zelltätigkeit zuzukommen.*

Verwandten wir in den vorliegenden Untersuchungen hauptsächlich die Kohlensäure zum Zwecke der Säurevergiftung, um einerseits der durch stärkere Mineralsäuren bewirkten Kohlensäureaustreibung aus dem Wege zu gehen und andererseits um auch den Körper mit nicht zu viel Flüssigkeit zu belasten, so wollen wir uns nun doch der Wirkung anderer Säuren zuwenden. Wir verwendeten vor allem Salzsäure und saures Natriumphosphat und verfolgten dabei Blutdruck, Herzschlagvolumen und Herzgröße. Bei derart durchgeführter Säurevergiftung bestehen anscheinend prinzipielle Unterschiede gegenüber der Kohlensäureintoxi-

---

[1]) Hess, R. W.: Regulierung des peripheren Blutkreislaufes. Ergebn. d. inn. Med. u. Kinderheilk. Bd. 23, S. 1. 1923.

kation. Bei curarisierten Tieren kommt es nach HCl- oder NaH_2PO_4-Injektionen zumeist zu einer vorübergehenden Blutdrucksteigerung [cf. Spiro[1])] und einer Erhöhung des Herzminutenvolumens. Nach kürzester Zeit schlägt jedoch diese Wirkung in das Gegenteil um. Es treten Blutdrucksenkung und Verringerung des Minutenvolumens auf, und gleichzeitig setzt zumeist eine immer beträchtlicher werdende Herzdilatation ein. Bei der Kohlensäurevergiftung beobachteten wir hingegen selbst bei stundenlanger Applikation stets Drucksteigerung und Erhöhung der totalen Zirkulationsgröße. Bei Verwendung von narkotisierten Tieren kommt es selbst bei exzessiver Kohlensäurevergiftung und beträchtlichem Anstieg der Wasserstoffionenkonzentration nach den früher angeführten Versuchen stets zu einer Erhöhung des Minutenvolumens. Salzsäure und Phosphatintoxikation hingegen haben, sobald die Hauptmenge der CO_2 ausgetrieben ist, ein Absinken des arteriellen Blutdruckes und des Minutenvolumens zur Folge. Während die CO_2-Vergiftung zumeist ohne akut einsetzenden Schäden vertragen wird, kann die Salzsäurevergiftung unter den angeführten Erscheinungen recht häufig in kurzer Zeit den Tod verursachen. Hierbei muß bemerkt werden, daß die bei entsprechender Anordung durch die verschiedenen Arten der Säurevergiftung erzielten Änderungen, also sowohl Intoxikation mit CO_2 als auch mit HCl, in der Wasserstoffionenkonzentration sich in nahezu vollkommen entsprechenden Größenordnungen bewegen. Die Kohlensäure scheint demnach bei derartigen Experimenten eine verschiedenartige Wirksamkeit als alle anderen Säuren zu besitzen. Das prinzipiell Verschiedene ist aber, daß *die stärkeren Mineralsäuren neben der Veränderung in der Wasserstoffionenkonzentration auch eine erhebliche Verminderung des Carbonatbestandes verursachen. Der Mineralsäurewirkung pfropft sich anscheinend die Schädigung auf, die wir bei hypocapnischen Zuständen zu beobachten Gelegenheit haben.*

Von physiologischer Seite wurde, wie wir bereits in der Einleitung dieses Abschnittes ausführten, der spezifischen Wirksamkeit der Kohlensäure immer mehr Augenmerk zugewandt. Besonders klar werden diese Momente in den Referaten von Henderson[2]) sowie Gsell[3]) in den Physiological Reviews dargestellt. Die beiden Autoren verweisen nachdrücklichst auf die Bedeutung der Kohlensäure und auf die Schäden, welche bei Störungen im Carbonatbestande des Organismus in Er-

---

[1]) Spiro: Lehre von der Säurevergiftung bei Hund und Kaninchen. Hofmeisters Beitr. Bd. 1, S. 269. 1902.

[2]) Henderson: Physiological relation of the acid-base balance. Physiol. review Bd. 4, S. 329. 1924.

[3]) Gsell: The chemical regulation of respiration. Physiol. review Bd. 5, S. 551. 1925.

scheinung treten. Die erwähnte Beobachtung von Collip[1]), nach welchen bei schwach narkotisierten Tieren Natriumbicarbonat beträchtliche Erhöhung der Atemgröße verursacht und dieses selbst die bei Morphium auftretenden Atemlähmungen zu beseitigen imstande ist, schien uns von besonderem Interesse. Zu ähnlichen Schlüssen führten auch Untersuchungen von Mansfeld[2]) an mit Ringerlösung durchspülten schlagenden Herzen. Mansfeld versuchte das Natriumbicarbonat der Durchspülungsflüssigkeit durch Natriumhydroxyd zu ersetzen und fand solchenfalls innerhalb kurzer Zeit Versagen der Herztätigkeit, wogegen Natriumbicarbonatzufuhr Anregung der Herzaktion zu bewirken schien.

Diese Feststellungen veranlaßten uns, der Bicarbonatwirkung auf den Kreislauf näherzutreten. Wir verfolgten zu diesem Zwecke an tief narkotisierten Katzen den Einfluß einer langsamen Infusion von 5 proz. Natr.-bicarbonat-Lösung auf das Schlagvolumen und den Blutdruck. Unter der Bicarbonatapplikation trat eine Minute nach dem Einsetzen derselben eine bedeutende Erhöhung des Herzschlagvolumens auf (cf. Abb. 55 und 56). Da gleichzeitig keine wesentliche Veränderung der Pulsfrequenz in Erscheinung trat, bestand somit auch Vergrößerung des Herzminutenvolumens. Der Anstieg des Herzschlagvolumens erreichte gelegentlich auch sehr hohe Grade, denn wir sahen öfter Steigerungen auf das Doppelte des Ausgangswertes. Besonders schön ließen sich die Unterschiede im Schlagvolumen vor und nach Natriumbicarbonat bei Tieren demonstrieren, die vor der Natriumbicarbonatinfusion zur stärkeren Hyperventilation veranlaßt worden waren. Bekanntlich bewirkt die Hyperventilation Erniedrigung des Schlagvolumens, und solchenfalls erwies sich die Bicarbonatwirkung im Sinne einer Erhöhung des Schlagvolumens besonders augenfällig. Bei curarisierten oder nur schwach narkotisierten Tieren besteht nach Natriumbicarbonatinfusion manchmal sogar besonders beträchtliche Blutdrucksteigerung. Wir konnten somit in Bestätigung der Befunde von Henderson[3]) sowie Dale u. Evans[4]) den Einfluß des Kohlensäuremangels auf den Gesamtkreislauf nachweisen und uns von der Richtigkeit der von diesen Autoren vertretenen Anschauung überzeugen. *Natriumbicarbonat verursacht nach unseren Beobachtungen trotz seiner alkalischen Reaktion analoge Kreislaufwirkungen, wie wir sie bei der Kohlensäureapplikation zu beobachten Gelegenheit hatten.* Bezüglich des Herztonus scheint aber doch

---

[1]) Collip: The action of the HCO_3-ion on the respiratory centre. Americ. journ. of physiol. Bd. 54, S. 58. 1920.

[2]) Mansfeld u. Szent György: Pflügers Arch. f. d. ges. Physiol. Bd. 184, S. 236. 1920.

[3]) Henderson: The CO_2-tension of the venous blood and the circulations rate. Journ. of biol. chem. Bd. 32, S. 325. 1917.

[4]) Dale u. Evans: Americ. journ. of physiol. Bd. 56, S. 125. 1922.

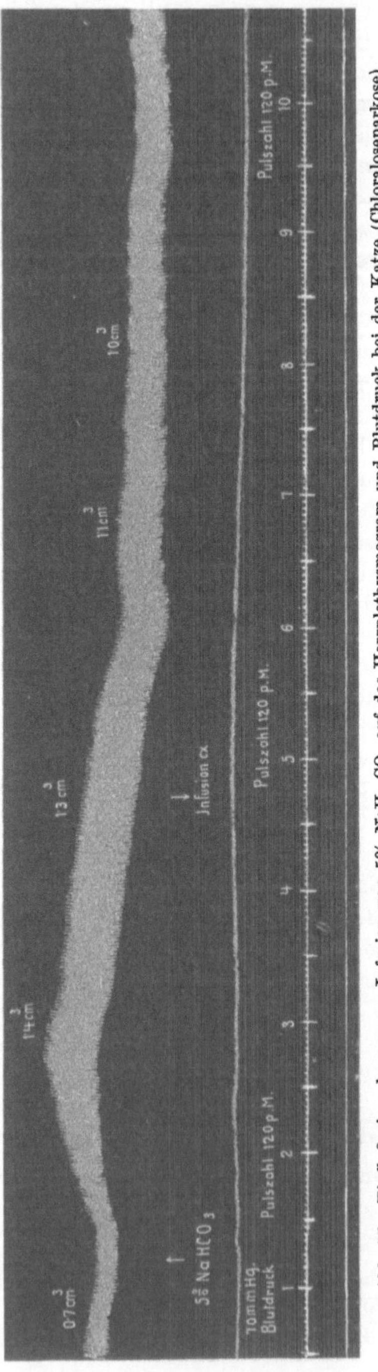

Abb. 55. Einfluß einer langsamen Infusion von 5% NaH·CO₃ auf das Herzplethysmogram und Blutdruck bei der Katze (Chloralosenarkose).

ein Unterschied zu bestehen, denn jene mächtigen Dilatationen des Herzens, wie wir sie bei der Kohlensäurevergiftung gesehen haben, kamen hier nicht vor. Offenbar ist dieses Moment doch auf die Säuerung allein zu beziehen.

Überblicken wir diese Untersuchungen, so scheint uns die Behauptung durchaus berechtigt, *daß die Kohlensäure ein wichtiger Regulator des Kreislaufs ist; Kohlensäuremangel im Blut und in den Geweben setzt die Zirkulation herab und verursacht eine Überfüllung des Venensystems und Verringerung der diastolischen Herzfüllung. Als wichtiges Kriterium der Einflußnahme der Hypocapnie auf den Kreislauf muß das Verhalten des Venendruckes angesehen werden, welcher unter diesen experimentellen Bedingungen beträchtlich absinken kann. Kohlensäureüberladung hat den gegenteiligen Effekt zur Folge. Auf der Höhe des acapnischen Zustandes ist das Herz zumeist erheblich verkleinert. Die Kohlensäurevergiftung hingegen verursacht mächtige Herzdilatation. Bei Kohlensäuremangel sinkt der arterielle Blutdruck, ebenso der Venendruck und das Herzschlagvolumen. Die Hypercapnie hat im Gegensatz hierzu Erhöhung des Schlagvolumens und an nicht narkotisierten Tieren auch des Blutdruckes zur Folge.* HENDERSON diskutiert in diesem Zusammenhang die Bedeutung des Venopressormechanismus, ohne jedoch die Einflußnahme der Vasomotoren beim Zustandekommen des hypocapnischen Schocks vollkommen

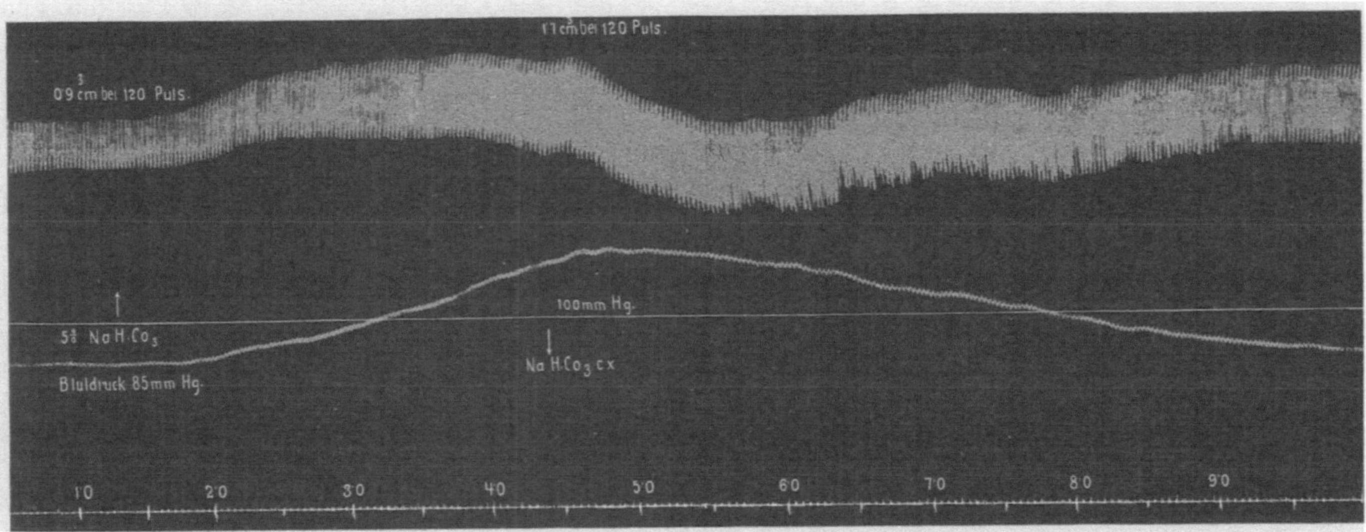

Abb. 56. Einfluß einer langsamen Infusion von 5% NaH · CO₃ auf das Herzplethysmogram und den Blutdruck einer curarisierten Katze.

negieren zu wollen. Im Gegensatz zu ihm bringen DALE u. EVANS die Störungen bei CO_2-Mangel doch mit dem Vasomotorensystem in Zusammenhang. Wie dem auch sei, so muß nach diesen Untersuchungen die Kohlensäure als wichtiges, an der Kreislaufperipherie angreifendes Agens betrachtet werden. *Schwerere Störungen in den Carbonatbeständen, sei es durch Säuerung oder durch Hyperventilation, verursachen daher bedeutende Schädigung der Kreislaufperipherie und insofern des Gesamtkreislaufs.*

Bei einer großen Reihe von Kreislaufkranken konnten wir hochgradige Störungen des Säurebasenhaushaltes nachweisen. Es bestanden in diesen Fällen Veränderungen der Wasserstoffionenkonzentration und der Pufferung des Blutes und der Gewebe. Zum Teil als Folge des Auftretens fixer Säuren, zum Teil durch Hyperventilation infolge nervöser Momente, Hypoxyämie oder zentrale Atemstörungen bedingt, wiesen viele der von uns untersuchten Herzpatienten Veränderungen auf, die auf Hypocapnie hinwiesen. Bei anderen Kreislaufkranken, vor allem solchen, bei denen schwerere Behinderung des Gasaustausches in der Lunge bestand — Emphysem, Stauungslunge u. dgl. —, kam es zu Kohlensäureüberladung des Blutes und der Gewebe. Den gleichen Effekt können auch Untererregbarkeitszustände des Atemzentrums nach sich ziehen, die man jedoch in der Klinik viel seltener zu beobachten Gelegenheit hat. Bei diesen Erkrankungen besteht somit manchmal besonders beträchtliche Hypercapnie.

Nach diesen klinischen Beobachtungen und unseren experimentellen Untersuchungen und Betrachtungen muß die Bedeutung von Veränderungen im Säurebasenhaushalte als notwendige Folge einer Störung im Carbonatbestande des Blutes und der Gewebe als erwiesen angesehen werden. Diesen Tatsachen werden wir in der Pathologie und Klinik in erhöhtem Maße Rechnung tragen müssen, wenn wir der Klarlegung des so wichtig erscheinenden Problems der Kreislaufinsuffizienz näherkommen wollen.

VI. Theorie der Herzinsuffizienz.

Eines der ungeklärtesten Probleme der Kreislaufpathologie ist die Ursache der Herzinsuffizienz. Warum erleidet ein Kranker, welcher mit einem Herzklappenfehler behaftet, möglicherweise sogar sehr lange Zeit fast wie ein Gesunder auch schwere physische Leistungen zu vollbringen imstande war, dann mit einemmal einen völligen Niederbruch seiner Kreislauffunktion, so daß er schnell ermüdet, später kaum mehr gehen kann, ohne kurzatmig zu werden, so daß sein Puls klein und frequent wird, seine Harnmenge abnimmt, Stauungen und Ödeme sich einstellen? Wohl spricht man da von einem „Nachlassen der Herzkraft" und nennt das Krankheitsbild einen „inkompensierten Herzfehler", doch die Frage nach den Ursachen eines solchen Debakels kann zumeist nur mit Vermutungen beantwortet werden. Auch der pathologische Anatom ist hier dem Kliniker nicht überlegen; gewiß vermag der Obduzent hier und da Anhaltspunkte für das Versagen der Herzleistungsfähigkeit aufzudecken, so z. B. wenn an den Coronargefäßen ausgesprochene Veränderungen vorliegen, die zu einer Schwielenbildung im Herzmuskel führten; doch im allgemeinen ist er bei der Befunderhebung nur auf das Fahnden nach „Stauungsorganen" angewiesen; wenn die Frage der „Insuffizienz" entschieden werden soll, da zumeist am Herzen selbst — außer den Veränderungen am Klappenapparat — nichts zu erkennen ist, was das Nachlassen der Herzfunktion erklären könnte, so muß man sich in theoretische Erwägungen ergehen. In lebhafter Erinnerung haben wir folgendes Erlebnis am Sektionstisch: zwei Fälle von Mitralinsuffizienz lagen gleichzeitig zur Lustration vor, der eine hatte im Zustand bester Kompensation durch Suicid geendet, der andere nach monatelangem kardialem Siechtum; beide Herzen glichen einander; an der Konsistenz des Herzmuskels war kein Unterschied bemerkbar; auf unsere Frage, wodurch das kompensierte vom inkompensierten Herzen absteche, wies der Prosektor auf die Leber des kardial insuffizienten Falles: „Man müsse sich an die Stauungsorgane halten!"

Ein gewisser Fingerzeig in der Richtung nach der Ursache des Herzversagens bietet sich dem Anatomen, wenn er auf pathologische Prozesse in der Nachbarschaft des Herzens hinweisen kann, welche das Cor rein mechanisch beeinträchtigen; wir denken da nicht nur an die Ansammlung von Flüssigkeit im Perikard oder im Pleuraraum, sondern auch an den Zwerchfellhochstand bei Ascites, an die ungünstige Lagerung des Herzens bei Kyphoskoliose, sowie an die Bewegungseinschränkung des Herzens in Fällen von chronischer Mediastinitis.

Die klinische Empirie kennt sehr wohl den ungünstigen Einfluß fieberhafter Prozesse, insbesonders von längerer Dauer, z. B. bei Infektionskrankheiten, auf das Kreislaufverhalten von Menschen, die mit einem Herzklappenfehler bereits behaftet sind; von den Anatomen wird diese am Krankenbett gewonnene Beobachtung gern als Ursache für das Versagen des Herzens aufgegriffen, trotzdem eigentlich nur in einer geringen Zahl von Fällen sich im Anschluß an Infektionskrankheiten tatsächlich charakteristische und markante histologische Veränderungen im Herzen nachweisen lassen; ausgenommen die Diphtherie, bei welcher meistens ein Parallelismus zwischen dem sich bietenden histologischen Bild der Myolyse am Herzen und den kardialen Störungen zu Lebzeiten besteht; andererseits aber finden sich gelegentlich ausgesprochen schwere Zerstörungen im Herzfleisch, z. B. Abscesse im Verlauf einer Sepsis, ohne daß in vivo irgend auffällige Befunde von seiten des Kreislaufs in Erscheinung getreten wären.

Sicherlich vermögen mannigfache Faktoren das Insuffizientwerden eines Herzklappenfehlers zu befördern, wie z. B. das Auftreten von Störungen der Blutmischung (Blutverluste, Erkrankungen des Knochenmarks, des Stoffwechsels) oder das stärkere Hervortreten konstitutioneller Änderungen (Fettsucht, hochgradige Abmagerung), ja sie können auch dem Herzen ihren Stempel im Sinn histologischer oder sogar makroskopischer Veränderungen aufdrücken, doch geht es nicht an, ausschließlich von gewissen degenerativen Prozessen her weitgehende Schlüsse auf die Beschaffenheit der Herzfunktion ableiten zu wollen. So muß sich auch der Anatom zu dem Eingeständnis bequemen, nur in seltenen Fällen allein auf Grund seiner morphologischen Methoden die Frage des Klinikers befriedigend beantworten zu können, warum es im gegebenen Fall zu einem Erlahmen der Herzkraft kam.

Die am Krankenbett immer mehr in den Vordergrund tretende Berücksichtigung funktioneller oder besser gesagt biologischer Momente hat ihren Einfluß auch bei der Beurteilung der verschiedenen Herzkrankheiten geltend zu machen begonnen; als erster Erfolg dieser Denkrichtung des Arztes mag die Abtrennung der peripheren Kreislaufstörungen von den reinen Herzkrankheiten gebucht werden; nimmt z. B. eine Pneumonie bedrohlichen Charakter an und geht der Kranke mit fliegendem und kleinem Puls zugrunde, so glaubte man früher, ausschließlich dem Herzen die Schuld an der Katastrophe beimessen zu müssen; daß es sich dabei auch um „Lähmung der Vasomotoren" handeln kann und daß das Herz hier nur deswegen so kleine Blutmengen auswirft, weil es wegen des geringen peripheren Angebotes zu wenig Blut bekommt, ist gegenwärtig als Faktor von größter Bedeutung anzuerkennen, dessen richtige Bewertung allerdings noch nicht Gemeingut der Ärzte zu sein scheint. Zu einem gewissen Nachteil wuchs sich das Denken in funktioneller Richtung allerdings insoweit aus, als sich solcherart der Begriff der „Myodegeneratio cordis" allmählich immer mehr einbürgerte; mit dieser Diagnose wurden schließlich alle jene Schädigungen der Herzfunktion versehen, die aus dem gewöhnlichen Rahmen fallen; diese zunächst rein klinische Einstellung wurde dann auch von der Morphologie übernommen und die Diagnose Myodegeneratio cordis auch vom Prosektor gestellt. Weiter sind wir damit auf dem Wege zur Erklärung jener Vorgänge, welche sich bei der Entwicklung einer Herzinsuffizienz abspielen, nicht gekommen!

In den vorangehenden Kapiteln legten wir die Resultate dar, welche wir bei der in mannigfacher Weise unternommenen Analyse der verschiedenartigen „Herzinsuffizienzen" gewannen; wir deckten Eigentümlichkeiten des inkompensierten Herzfehlers auf, die geeignet erscheinen, eine gangbare Brücke zwischen Kreislaufphysiologie und -pathologie zu bilden. Wir wollen nun versuchen, unser Tatsachenmaterial nach einem einheitlichen Gesichtspunkte zu ordnen, um auf ihm aufbauend unsere Vorstellungen von der Entstehung der Herzinsuffizienz zu präzisieren.

Da der Muskel jederzeit bereit sein muß, Arbeit zu leisten, so muß in ihm potentielle Energie aufgestapelt sein, die sofort frei wird, wenn es zu irgendeiner Arbeitsleistung kommt; die dabei statthabende Milchsäureproduktion geht ohne Sauerstoffverbrauch und ohne Kohlensäureabgabe vor sich, so daß es sich hier kaum um einen oxydativen Prozeß handeln kann; die Muskelkontraktion muß vielmehr der Effekt einer Oberflächenenergie oder eines osmotischen Geschehens sein. Ähnlich wie ein geladener Akkumulator Energie entwickeln kann, vermag auch der Muskel ohne Oxydation Energie abzugeben. Hat sich der Akkumulator erschöpft, so muß er frisch geladen werden, um neuerdings ein Guthaben an potentieller Energie zu erhalten; zum Wiederladen des Akkumulators aber muß Arbeit aufgewendet werden. Im Bilde eines Gleichnisses zwischen Muskel und Akkumulator: die Muskelkontraktion, ebenso wie die Entladung des Akkumulators, ist mit einem beträchtlichen Verlust an potentieller Energie verbunden, an deren Stelle nun Milchsäure aufgespeichert wird; der Wiedergewinn potentieller Energie, die Rückversetzung des Muskels in seinen ursprünglichen Zustand, kann — ebenso wie das Frischladen des Akkumulators — nur mittels Arbeitsaufwandes vonstatten gehen.

Anfänglich war man der Meinung, daß die bei der Muskelkontraktion gebildete Milchsäure restlos zu ihrem Ausgangsprodukt, zu Glykogen, rückverwandelt werde, und daß das eigentliche Brennmaterial in einer anderen Substanz zu suchen sei; der Grund, warum man an eine Oxydation der Milchsäure nicht denken wollte, lag darin, daß man in der Anhäufung saurer Produkte ein Moment sah, das jede weitere Oxydation zu hemmen schien. De facto findet aber doch eine Verbrennung der Milchsäure zu Kohlensäure und Wasser statt, allerdings nur eines ganz bestimmten Teiles. Die Wärmemenge, die frei wird, wenn z. B. 1 g Milchsäure vollständig oxydiert wird, beträgt 3700 Calorien; das Verschwinden von 1 g Milchsäure im Muskel ist aber effektiv nur mit einer Produktion von 450 Calorien verbunden; auch der tatsächliche Sauerstoffverbrauch ist bedeutend geringer, als er zur Verbrennung der gesamten gebildeten Milchsäure im Muskel notwendig wäre, da die verschwundene Menge an Milchsäure gemäß exakter Untersuchungen fast immer 4- bis 5mal so groß ist, wie nach dem wirklichen Sauerstoffverbrauch zu errechnen wäre. Diese Zahlen drängen zu der Annahme, daß die bei der Muskelkontraktion sich bildende Milchsäure zum größten

Teil zu Glykogen rückverwandelt wird, während nur etwa $^1/_4 - ^1/_5$ der Verbrennung zu Kohlensäure und Wasser anheimfällt. Der Vorgang der Muskelkontraktion stellt sich somit als außerordentlich ökonomisch dar, da beträchtliche Quantitäten der dabei entstehenden Milchsäure neuen energetischen Aufwendungen wieder zur Verfügung gestellt werden. Ideal wäre die Betriebsökonomie allerdings, wenn die gesamte gebildete Milchsäure restlos zu Glykogen resynthetisiert würde; aber ebensowenig wie es ein Perpetuum mobile gibt, ist solch eine vollständige Resynthese möglich.. Ein Teil der bei der Muskelkontraktion gebildeten Milchsäure muß zwecks frischer Aufladung potentieller Energie im Muskel im Sinn einer Verbrennung geopfert werden, damit mindestens so viel Energie verfügbar wird als die endothermale Resynthese der Milchsäure zu Glykogen für sich in Anspruch nimmt. Der Oxydationsprozeß ist daher für die Kontraktion des Muskels nur von indirekter Bedeutung, indem er bloß jene Energie für die spätere Arbeit bereitstellt, welche der Muskel bei der folgenden Kontraktion in Freiheit setzt. Daß es sich hier nicht allein um Feststellungen an herausgeschnittenen Kaltblütermuskeln handelt, sondern daß dies auch für den Warmblüter Geltung hat, ist aus den Untersuchungen Verzars wahrscheinlich geworden: der Sauerstoffverbrauch des Gastrocnemius einer betäubten Katze ist während der Reizung des zuführenden Nerven nicht erhöht, nimmt aber in der folgenden Ruheperiode beträchtlich zu und bleibt dann für lange Zeit gesteigert.

Alle diese Erkenntnisse haben auch für uns Ärzte die größte Bedeutung, weil es gelungen ist, sie von der rein experimentellen Sphäre auf den Menschen zu übertragen. Die Arbeit, welche der lebende Organismus selbst bei kontinuierlicher Anstrengung leistet, setzt sich nicht aus stetigen Muskelkontraktionen zusammen; vielmehr werden immer wieder Erholungsphasen eingeschaltet, die dann von neuerlichen Kontraktionen abgelöst werden. So ist es denn verständlich, daß der Sauerstoffverbrauch auch während der Arbeitsleistung selbst ansteigt, trotzdem das Experiment den Kontraktionsvorgang als ein anoxybiotisches Geschehen hinstellt. Die Milchsäure, welche sich bei der Kontraktion unserer Muskeln bildet, verfällt daher zum Teil während der Arbeit schon der Verbrennung, doch ihre Hauptmenge wird erst in der Erholungsperiode zerstört. Durig und Zuntz wiesen als erste nach, daß in der, einer selbst nur kurzdauernden Arbeitsleistung nachfolgenden Ruheperiode, beträchtliche Mengen Sauerstoff „nachgeatmet" werden; diesem nachgeatmeten Sauerstoffquantum schenkt Hill besondere Beachtung und spricht da von einem „Oxygen Debt" (Sauerstoffschulden). Mittels des Douglasschen Sackverfahrens kann der Sauerstoffverbrauch jeder einzelnen Minute (auch Halbminute) während einer Arbeitsleistung selbst, sowie im Anschluß an eine solche genau

bestimmt werden. Die Sauerstoffmenge, welche nach Schluß irgendeiner Muskelarbeit noch mehr verbraucht wird als im Ruhezustand,
gibt ein Maß der verbrannten Milchsäure und gestattet sonach auch
ein Urteil über den im Muskel statthabenden Restitutionsprozeß der
Milchsäure zu Glykogen. Je größer der Sauerstoffnachverbrauch (Debt)
post laborem ist, desto mehr Milchsäure hat sich der Resynthese zu Glykogen entzogen, und desto unökonomischer gestaltete sich die Arbeitsleistung. Bei gesunden Menschen geht die Erholung bei der von uns
gewählten Arbeit — also die Milchsäuresynthese zu Glykogen — sehr
rasch vonstatten; die Größe des Sauerstoffverbrauches klingt innerhalb höchstens 10 Minuten nach Arbeitsbeendigung zum Ruhewert ab,
zumeist bereits binnen 3 bis 4 Minuten; selbst nach erschöpfender
Arbeit nimmt — wie HILL berichtet — die Erholung nicht viel mehr
Zeit in Anspruch.

Geht die Erholung bei Gesunden und auch bei vielen geschwächten
Kranken rasch vor sich, so zeigen sich Herzfehlerpatienten, insbesondere
solche, die inkompensiert zu werden beginnen, in dieser Hinsicht sehr
häufig übel bestellt! Es muß wohl als eine prinzipiell bedeutungsvolle
Tatsache gebucht werden, daß eine große Zahl von mit Herzfehler
behafteten Kranken Debtwerte aufweisen, die eindeutig dafür sprechen,
daß hier das Ökonomieprinzip bei der Arbeitsleistung gegenüber Gesunden sehr zuungunsten des herzkranken Organismus verschoben ist.

In langwierigen Untersuchungen mußten wir uns erst eine Basis
für die Möglichkeit einer vergleichenden Beurteilung der Debtwerte
bei Gesunden und Herzfehlerkranken schaffen; da letzteren doch nur
relativ geringe Arbeitsleistungen zugemutet werden konnten, und da
für derart unbedeutende Leistungen in der Literatur keine verwert-
baren Kontrollwerte bei Gesunden zur Verfügung standen, erschien es
notwendig, zunächst physiologische Vorbedigungen zu schaffen. Wir vermochten festzustellen, daß sich da prinzipielle Unterschiede zwischen
normalen und herzkranken Menschen ergaben: der Gesunde weist bei
einer verhältnismäßig geringen Arbeitsleistung, wie z. B. beim Hinaufsteigen einer 18 m hohen Treppe, während der Arbeitsleistung selbst
das Maximum seines Sauerstoffverbrauches auf, der Sauerstoffverbrauch
nach der Arbeitsbeendigung macht viel geringere Werte aus, und die
Rückkehr zum Ruhewert erfolgt innerhalb weniger Minuten; ganz
anders bei einer großen Reihe Herzfehlerkranker; der nach Arbeitsschluß
verbrauchte Sauerstoff (Debt) erreicht größere Werte als der Sauerstoffverbrauch während der Arbeit selbst, und oft ist noch 20 Minuten
nach der Arbeitsbeendigung der Sauerstoffverbrauch hier größer als
im Ruhezustand. Bringt man die Größe der geleisteten Arbeit (kg/m)
in Relation zum „Requirement" (d. i. nach HILL, der während und
nach der Arbeit insgesamt gegenüber dem Ruhezustand mehrver-

brauchte Sauerstoff), so zeigt es sich, daß Herzfehlerkranke bedeutend mehr Sauerstoff bei Bewältigung einer Arbeit verbrauchen als normale Kontrollpersonen.. Der Organismus Herzfehlerkranker stellt sich sonach als eine unökonomische Arbeitsmaschine dar, die zuviel Heizmaterial benötigt. Wir kennen, soweit unsere bisherigen Erfahrungen reichen, in der Pathologie außer den Herzleiden nur noch einen Krankheitszustand mit einem gleich ungünstigen Verhalten, den Morbus Basedowii.

Unter Abschluß von Sauerstoff wird auch im *ruhenden* Muskel Milchsäure gebildet, wobei es zu einer entsprechenden Abnahme des Glykogens kommt; wird das Muskelpräparat in Sauerstoff zurückgebracht, so verschwindet die Milchsäure; jetzt erfolgt auch ein mäßiger Sauerstoffverbrauch und eine entsprechende Kohlensäureproduktion. Die chemischen Vorgänge im Muskel scheinen also im Zustande der Ruhe wie auch in dem der Tätigkeit die gleichen zu sein, nur sind sie bei letzterer intensiver; diese Erkenntnis der Identität der chemischen Vorgänge innerhalb des Muskels bei Ruhe und Arbeit (mit dem Unterschiede ihrer Steigerung bei Arbeit) führte MEYERHOF zu folgender Hypothese: die Bedeutung der Ruheatmung des Muskels besteht in der Aufrechterhaltung eines labilen Zustandes, wahrscheinlich charakterisiert durch einen mittleren Grad von Permeabilität der Trennungsschichten zwischen Enzym und Substrat, welche auf einen bestimmten Reiz hin plötzlich gesteigert werden kann; auf Grund der bestehenden geringen Permeabilität findet ständig ein langsamer Zerfall des Zuckers zu Milchsäure statt; der Sauerstoff dient danach nur dazu, für die stetige Beseitigung der spontan auftretenden Milchsäure zu sorgen.

Wir wiesen bereits darauf hin (2. Kapitel), daß viele Herzfehlerkranke einen auffallend großen Ruhesauerstoffverbrauch (Grundumsatz) haben; unsere einschlägigen Ergebnisse stützen sich nicht nur auf kurzfristige, mittels des KROGHschen Apparates oder der HALDANEschen Methode vorgenommene Untersuchungen, sondern auch auf solche, die nach der Versuchsanordnung von GRAFE in stundenlang währenden Versuchen ermittelt wurden. Diese Grundumsatzsteigerung ist nicht nur bei Hypertonie, sondern in mehr oder weniger ausgesprochener Weise auch bei den meisten inkompensierten Vitien feststellbar. Den eventuellen Einwand, daß solche Kranke vielleicht zufolge ihrer gesteigerten Atemtätigkeit mehr Sauerstoff benötigen, kann man unseres Erachtens am besten mit dem Hinweis auf die Beobachtungen bei der Dyspnöe des Asthma bronchiale entkräften; bei diesem Zustand intensivster Atemnot, wobei alle Aushilfsmuskeln hochgradig mit betätigt werden, erhebt sich der Sauerstoffverbrauch nicht in entsprechendem Ausmaße. Daß wir bei unseren Bestimmungen des Grundumsatzes der Herzpatienten alle notwendigen Kautelen zur Vermeidung von Fehlresultaten beobachteten (vorbereitende Ruhelagerung,

Nüchternzustand, Fernhaltung von Störungen usw.), braucht wohl nicht erst besonders vermerkt zu werden.

Während manche Autoren, z. B. MANNABERG, die Grundumsatzerhöhung bei Hypertonien auf thyreotoxische Einflüsse bezogen wissen wollen, dünkt es uns, im Hinblick auf die Theorie von MEYERHOF und in Anbetracht unserer Beobachtungen bei der Arbeit richtiger, hier an spezifische Änderungen im Milchsäurestoffwechsel zu denken.

Jedenfalls bieten die abnorm hohen Grundumsatzwerte und die außerordentlich hohen Debtzahlen, welche sich bei vielen Herzkranken, insbesondere im Zustand der Inkompensation finden, Anhaltspunkte für die Annahme, daß der Muskelstoffwechsel hier nicht so ökonomisch vor sich geht wie bei Gesunden. Wahrscheinlich ist hier die Resynthese der während einer Arbeitsleistung gebildeten Milchsäure zu Glykogen ungünstiger als bei Gesunden; während normalerweise bloß ein bestimmter kleiner Bruchteil der gebildeten Milchsäure zu Wasser und Kohlensäure abverbrannt, ihr Großteil aber zur Glykogenrückbildung verwendet wird, scheint bei Herzfehlern eine viel größere Milchsäuremenge der Glykogenresynthese entzogen zu werden. HILL hat zwei höchst sinnreiche Verfahren ausgearbeitet, um auch beim Menschen feststellen zu können, wieviel von der während der Muskelarbeit gebildeten Milchsäure zu Glykogen resynthetisiert wird; bezüglich der Details dieser Verfahren verweisen wir auf unsere gegenständlichen Besprechungen im 3. Kapitel. Die Berechnungen und die Resultate HILLS erscheinen außerordentlich überzeugend; bestehen sie de facto zu Recht, woran eigentlich zu zweifeln kein Grund vorliegt, so sind sie als Beweis dafür zu werten, daß auch beim Menschen — ebenso wie im Experiment am herausgeschnittenen Kaltblütermuskel — die während einer Arbeitsleistung im Muskel gebildete Milchsäure zu ungefähr $^1/_5$ der Oxydation anheimfällt, zu ca. $^4/_5$ der Glykogensynthese zugeführt wird. Da das HILLsche Verfahren keine unüberwindlichen Schwierigkeiten zur Anwendung an Herzkranken bietet, führten wir analoge Versuche an diesen aus; die erhaltenen Zahlen würden bei Zutreffen der HILLschen Erwägungen bedeuten, daß inkompensierte Herzfehlerkranke vielleicht nur etwa die Hälfte der während der Arbeit im Muskel gebildeten Milchsäure einer Glykogenresynthese zuzuführen vermögen; da — wie bereits wiederholt erwähnt — Gesunde etwa $^4/_5$ ihrer bei Arbeit gebildeten Milchsäure für die Glykogenresynthese verwenden, so ergibt sich da ein wesentliches Abweichen von der Norm.

Unserer Vorstellung nach ist der *inkompensierte Herzfehlerkranke* also gewissermaßen *ein Stoffwechselkranker*, dessen Schädigung dort gelegen ist, wo der ökonomische Umsatz der bei der Arbeit gebildeten Milchsäure zu erfolgen hat; da nun die Muskeln in erster Linie als Orte des Milchsäureumsatzes in Frage kommen, halten wir uns für berechtigt, den peripheren Muskeln unter den mannigfachen Faktoren, welche beim Zustandekommen einer Inkompensation eine Rolle zu spielen vermögen, eine entscheidende Bedeutung beizumessen. Die mancherseits schon bestehende Neigung, die Schuld an einer auftretenden Verschlechterung bei Herzfehlerpatienten zum Teil auf die „Peripherie" zu schieben, sind wir nun zu konkretisieren imstande, indem wir auf die periphere Muskulatur als ein Substrat hinweisen, das gemäß unseren Untersuchungen, Versuchen, Beobachtungen und Darlegungen tatsächlich einen wichtigen peripheren Kreislauffaktor darstellt.

Die Konsequenzen, die sich aus dem Neuen unserer Vorstellung ableiten lassen, sind mannigfach: in Anbetracht des gesteigerten Grundumsatzes und des höchst unökonomischen Verhalten bei der Arbeit stellt sich der Herzfehlerkranke in mancher Beziehung ähnlich einer Thyreotoxikose dar; der Basedowkranke magert ab, weil er einen zu großen Sauerstoffverbrauch hat; da auch der Herzfehlerpatient insbesondere im Zustand der Inkompensation sich als sehr unzweckmäßig arbeitende Maschine erweist, so kann es nicht wundernehmen, wenn er gleichfalls mächtig am Gewicht abnimmt; daß diese — oft beängstigende — Abmagerung nicht immer kraß augenfällig wird, liegt sozusagen an einer Vorspiegelung falscher Tatsachen, indem mancher Herzkranke solche Mengen Wasser retiniert, daß eine Korpulenz vorgetäuscht werden kann, deren Nichtigkeit erst so recht zutage tritt, wenn mittels geeigneter Therapie eine ausreichende Wasserausschüttung zustandekommt.

Noch ein anderes Moment bedarf hier eingehenderer Würdigung: das ist die Gefahr einer „Säuerung" des Organismus; zufolge der erhöhten Milchsäureproduktion, mit welcher man bei inkompensierten Herzfehlerkranken auch schon im Zustande der Ruhe zu rechnen hat, noch viel mehr aber natürlich bei Arbeitsleistung, muß es da zu Änderungen im Säure-Basenhaushalt des Organismus kommen. Schon das normale Geschehen mit seinen wechselvollen Vorgängen im Organismus bietet reichlich Gelegenheit zum Kampf um die Bilanzierung zwischen Säuren und Basen, wobei höchstwahrscheinlich der Milchsäure auch eine große Rolle zukommt. Die Kräfte, die unter physiologischen Bedingungen am Werke sind, um eine Übersäuerung hintanzuhalten, müßten noch nachdrücklicher in den Vordergrund treten, wenn es sich darum handelt, pathologisch gesteigerte Milchsäurewerte unwirksam zu machen.

Das Moment der Säuerung ist bei den Studien der verschiedenen Kreislaufstörungen, namentlich im Zusammenhang mit den Erklärungsversuchen der Dyspnöe, wiederholt herangezogen worden; vor allem schenkte O. Porges diesem Faktor höchste Aufmerksamkeit und maß ihm auf Grund von Alveolarluftanalysen große Bedeutung bei. Auch wenn man von den prinzipiellen Einwänden, die spezielle unter pathologischen Bedingungen (Stauungslunge) gegen die Verwertung der Alveolarluftanalysen erhoben werden können absieht, so vermag die Alveolarluft ja nur über die Kohlensäurespannung innerhalb des Blutes einen Aufschluß zu geben, nicht aber über die Acidität, die ausschließlich aus der Bindungskurve im Sinn der HASSELBALCHschen Formel errechnet werden kann. Die alveolare Kohlensäurespannung ist keine einfach zu definierende Größe, sie ist vielmehr von der Neutralisationsregulation des Blutes und der Erregbarkeit des Atemzentrums abhängig. So kommt es — um nur auf Extremstes hinzuweisen —, daß eine Herabsetzung der Kohlensäurespannung sowohl bei der Acidose als auch bei der Acapnie beobachtet werden kann; in dem einen Fall wird die Kohlensäure durch die im Körper gebildeten stärkeren Säuren verdrängt, während in dem anderen Fall die Kohlensäure teils durch Hyperventilation, teils durch andere Faktoren abgeraucht wird; letzterer Zustand wurde von mancher Seite sogar als Alkalose angesprochen.

Wir müssen — wie bereits erwähnt — bei dekompensierten Herzfehlerkranken mit einer erhöhten Milchsäureproduktion rechnen, und zwar nicht nur zur Zeit einer Arbeitsleistung, sondern auch — allerdings in geringerem Maß — im Ruhezustand. Demzufolge oblag es uns auch, uns darüber zu orientieren, ob es dabei zu einer wirklichen Säuerung kommt. Zieht man zu diesem Behuf die Methode der Kohlensäurebindungskurve, welche heute als die verläßlichste anzusehen ist, zurate, so läßt sich auf Grund unserer solcherweise gewonnener Resultate folgendes sagen: es gibt inkompensierte Herzfehler, die auch bei absoluter Bettruhe Änderungen des Blutes im Sinn einer echten Säuerung erkennen lassen; vor allem ist bei der Agonie Herzkranker eine recht beträchtliche Säuerung zu konstatieren; bemerkenswert erscheint, daß die p_H-Werte mancher dekompensierter Herzfehlerkranker, die eine Säuerung aufweisen, normal werden, wenn ein Zustand der Kompensation erreicht wird. Es gibt aber auch hochgradig inkompensierte Herzfehler, welche durchaus keine von der Norm abweichende Blutreaktion erkennen lassen. Doch sahen wir auch Fälle, deren Kohlensäurebindungskurven am oberen Rand des Normalbezirkes liegen oder sogar über denselben hinausgehen. — Es sei ausdrücklich hervorgehoben, daß die hier herangezogenen Ergebnisse sich ausnahmslos auf Untersuchungen im arteriellen Blut beziehen; dadurch wird zumindest der Einwand hinfällig, daß hier evtl. eine Stauung in Betracht kommen könne.

Unserem Körper stehen vielfache und wirksame Vorrichtungen zu Gebote, den normalen p_H-Wert aufrecht zu erhalten; handelt es sich darum, eine Säuerung hintanzuhalten, so werden zuerst die Carbonate als Hilfsfaktoren herangezogen; wird z. B. Milchsäure an das Blut abgegeben, so tritt — falls die Säure nicht rasch abgebaut wird oder zur Ausscheidung gelangt — Kohlensäure aus den entsprechenden Bicarbonatverbänden aus, um der Milchsäure Platz zu machen, während unter physiologischen Bedingungen die Kohlensäure selbst von der Lunge abgeraucht wird. Dieser Mechanismus scheint bei vielen Herzfehlern tadellos zu funktionieren; wo dies aber nicht der Fall ist, muß es zu einer Kohlensäurestauung im Blut kommen, was sich ja auch zahlenmäßig demonstrieren läßt, indem dann die Kohlensäurespannung im Blut höher wird als in der Alveolarluft. Tatsächlich findet sich solch ein Mißverhältnis bei manchen Herzfehlerkranken, besonders dort, wo die Lungenfunktion, sei es infolge eines bestehenden Emphysems oder einer Stauungsbronchitis oder eines Ödems, behindert ist. Die normale Lunge kommt mit einem durchschnittlichen Luftquantum von 4—6 l per Minute aus, um des Angebotes an gebildeter Kohlensäure Herr zu werden; sind die Diffusionsbedingungen ungünstig, so bedarf es hierzu eines größeren Atemvolumens, was auch als Dyspnöe empfunden werden kann. Zweifelsohne spielt die Lunge bei dem Ablauf so manchen Herzfehlers hinsichtlich der Hintanhaltung einer drohenden Säuerung eine große Rolle. Da der Lungenmechanismus in direkter Beziehung zur Tätigkeit des Atemzentrums steht, so ist letzteres eben auch an der Regulation der Blutreaktion funktionell beteiligt; jede Herabsetzung der Empfindlichkeit dieses Apparates leistet der Säuerung durch Kohlensäureretention Vorschub, worauf bei Fällen gestörter Lungenfunktion auch therapeutisch Bedacht genommen werden muß, da hier selbst kleine Morphiumdosen für den Patienten leicht gefährlich werden können. — Sicherlich werden Säuren, welche in das Blut gelangen, eher in den Geweben retiniert bleiben, als daß sie im Blut zur Geltung gelangen; so werden weniger Alkalien frei und retiniert, was sich auch dadurch bemerkbar macht, daß der Harn sehr vieler inkompensierter Herzfehlerkranker stark sauer zu sein pflegt.

Die wichtigsten Austauschvorkehrungen, welche dem Organismus zur Verhütung einer wirklichen Säuerung zu Gebote stehen, spielen sich sozusagen mehr hinter den Kulissen ab, also im Bereich der Gewebe, als auf dem der Beobachtung leicht zugänglichen Schauplatze des Blutes. Kommt es aber doch zu einer wirklichen Säuerung im Blut, dann müssen wohl schon sehr weitgehende Veränderungen im Bereiche der Gewebe stattgefunden haben. Am ehesten noch können im Blut gewisse Verschiebungen der einzelnen Anionen — vor allem der Kohlensäure —, vielleicht auch der Kationen, vor sich gehen, aber zu einer Abweichung, welche sich in einer Veränderung der p_H-Werte des arteriellen Blutes erkennen ließe, kommt es nur außerordentlich selten.

Sauere Produkte, wie die Milchsäure, und auch die in den Muskeln freiwerdende Kohlensäure, gelangen durch die Venen zum rechten

Herzen; wenn die Möglichkeit einer Säuerung überhaupt gegeben erscheint, so könnte sie sich also hier noch am leichtesten Geltung verschaffen, da die eigentliche Regulation im Sinn des Kohlensäureaustausches ja erst in der Lunge erfolgt. In Erkenntnis und Berücksichtigung dieser Momente trachteten wir, unsere Folgerungen ausschließlich aus den Befunden am arteriellen Blut abzuleiten.

Bringen wir unsere gegenständlichen Betrachtungen unter einen einheitlichen Gesichtspunkt, so ließe sich sagen, daß eine Bewertung der Lungenfunktion aus drei Größen abgeleitet werden könnte: aus dem Kohlensäuregehalt des arteriellen und des venösen Blutes sowie aus der Größe des Atemvolumens.

Die Milchsäurebestimmungen im Blut, welche an dyspnoischen Herzfehlerpatienten im Zustand der Ruhe vorgenommen wurden (*eigene* Analysen und sehr exakte Untersuchungen von VALENTIN), weisen wohl allgemein höhere Werte auf (der höchste Ruhewert der Blutmilchsäure, den VALENTIN fand, betrug über 20 mg%), doch ergibt sich kein Parallelismus zwischen der Schwere der Inkompensation und dem Milchsäuregehalt des Blutes.

Es ist bekannt, daß Herzfehlerpatienten sehr bedeutende Milchsäuremengen mit dem Harn ausscheiden können; tritt bei einem solchen Kranken, welcher beträchtliche Ödeme aufweist, gelegentlich eine ausgiebige Harnflut ein, so wird mit dem Harn oft auch eine ganz ansehnliche Milchsäuremenge ausgeschwemmt; man hat fast den Eindruck, als würde es sich da um die Ausscheidungen von im Organismus retinierten Milchsäuremengen handeln. Da wir darauf hinweisen können, daß in der Ödemflüssigkeit Milchsäure auch zu finden ist, gewinnt dieser Eindruck an sicherem Boden.

Um die Verhältnisse der Säuerung im Herzfehlerorganismus eindeutig beurteilen zu können, mangelt es an sicheren Konturen bei den einschlägigen Untersuchungen des im Zustand der Ruhe befindlichen Kranken, doch gewinnen die gegenständlichen Versuchsresultate bedeutend an Schärfe, wenn die bezüglichen Beobachtungen bei der Arbeitsleistung solcher Patienten angestellt werden.

Schon bei exzessiver Arbeit *normaler* Menschen macht sich eine „Säuerung" geltend, die wahrscheinlich ihre letzte Ursache in einer Mehrproduktion von Milchsäure haben dürfte. Den ersten derartigen Untersuchungen lagen Alveolarluftbestimmungen zugrunde; die Analysen unmittelbar nach Beendigung einer Arbeit sind jedoch nicht bindend verwertbar, weil sie entsprechend der vermehrten Kohlensäureausscheidung sehr hoch ausfallen müssen; wenn dann nach geraumer Zeit die Kohlensäurespannung geringere Werte aufweist, so kann dies wohl auf eine Verdrängung des Kohlensäureions im Blut durch ein anderes Anion bezogen werden; eine Veränderung des p_H-Wertes im

Blut ist daraus nicht ableitbar. Klarere Einsichtnahme in diese Verhältnisse gewinnt man, wenn das Kohlensäurebindungsvermögen des Blutes zu Rate gezogen wird. Nach schwerer Arbeit zeigt sich da fast immer eine Veränderung im Sinn einer Säuerung; wie aus Untersuchungen von HILL hervorgeht, kann der Milchsäuregehalt des Blutes nach einer Arbeit mächtig ansteigen; je größer die Arbeitsleistung, desto größer auch die Milchsäurekonzentration des Blutes. Man wäre fast versucht, die hier erfolgende Aciditätsänderung direkt auf das Konto der Milchsäureanreicherung zu setzen, doch ist dies nicht sehr wahrscheinlich, da das Maximum des Milchsäurewertes erst erreicht wird, wenn die p_H-Werte sich bereits wieder von der sauren Seite entfernt haben; wahrscheinlicher ist, daß die hier bestehende Säuerung und die gleichzeitig einsetzende Dyspnöe — da sie hauptsächlich unmittelbar nach der Beendigung einer Arbeitsleistung auftritt — in gewissem Ausmaße vielleicht auf eine Kohlensäureretention infolge nicht ausreichender Lungentätigkeit zurückzuführen ist.

Die Milchsäure entsteht innerhalb der Muskeln und erreicht nach Diffusion in das Blut ihren höchsten Wert erst nach etwa 6—8 Minuten; während dieser Zeit aber kann die Milchsäure innerhalb der Gewebe hinreichende Kohlensäuremengen aus den Carbonaten mobilisieren; bevor diese großen Mengen, welche am besten an dem Ansteigen des respiratorischen Quotienten und an der absoluten Zunahme der Kohlensäureausscheidung zu erkennen sind, den Körper durch die Lunge verlassen, müssen sie auch das Blut passieren; bei exzessiv schwerer Körperarbeit scheint auch der vollkommen gesunde Organismus nicht derart rationell zu funktionieren, daß es nicht doch zu einer Retention von Kohlensäure kommen könnte; und unsere Kohlensäureversuche erwiesen eindeutig, daß eine Kohlensäureretention im Blut eine beträchtliche Verschiebung der p_H nach der sauren Seite hin herbeizuführen vermag; die Säuerung macht sich auch in der Harnausscheidung bemerkbar, indem der Harn nach anstrengender Arbeit saurer wird. Dies alles spricht dafür, daß es bei sehr intensiver Arbeit auch beim allergesündesten Menschen zu einer Säuerung kommt; bei nicht sehr hochgradigen Arbeitsleistungen jedoch gehen beim gesunden Menschen keine Veränderungen der normalen Blutreaktion vor sich, wie aus unseren Untersuchungen ersichtlich ist; offenbar verfügt ein gesundes Individuum über ausreichende Hilfsvorrichtungen, die leicht imstande sind, jene bei mäßigen Arbeitsleistungen gebildete Milchsäuremenge aus dem Weg zu räumen, ohne daß eine bleibende Verschiebung des Säure-Basengleichgewichts resultieren muß; daß die Lunge dabei eine wichtige Rolle zu spielen hat, wurde bereits gebührend betont.

Der *minder oder hochgradiger inkompensierte Herzfehlerkranke* verhält sich in dieser Hinsicht ganz anders wie ein Gesunder. Wenn wir uns auch in Anbetracht der bereits angeführten Erwägungen auf die Alveolarluftanalysen nicht verlassen zu dürfen glauben, zumal bei Herzfehlerpatienten doch sehr oft Stauungen in der Lunge bestehen, und außerdem Herzkranke auch bei geringer Arbeit schon durch geraume Zeit viel Kohlensäure ausgeschieden haben, so sei doch angeführt, daß die Kohlensäurewerte der Alveolarluft etwa 7—10 Minuten nach Beendigung einer mäßigen Arbeit, wie sie von einem gesunden Individuum ohne die geringste nachfolgende Veränderung der Blutreaktion geleistet wird, bei Herzfehlerpatienten eine mächtige Verschiebung der Anionen und Kationen erschließen lassen. Dieses Verhalten inkompensierter Herzkranker kommt in den Kohlensäurebindungskurven des Blutes eindeutig zum Ausdruck; durch Vergleich solcher Kurven vor und etwa 1—2 Minuten nach einer mäßigen Arbeit (Erklimmen einer 3—4 Stockwerk hohen Treppe) ergibt sich bei inkompensierten Herzpatienten im Anschluß an die Arbeit fast ausnahmslos eine beträchtliche „Säuerung"; diese wurde nicht nur nach der HASSELBALCHschen Formel, sondern gelegentlich auch elektrometrisch sichergestellt; nochmals sei hervorgehoben, daß alle unsere gegenständlichen Analysen im *arteriellen* Blut vorgenommen wurden.

Die oft diskutierte Frage, ob die Dyspnöe Herzkranker, welche sich im Zustand absoluter Bettruhe befinden, unter allen Umständen auf eine Säuerung des Blutes zu beziehen sei, wurde von uns verneint; demgegenüber müssen wir aber feststellen, daß die im Anschluß an eine Arbeit auftretende — manchmal außerordentlich hochgradige — Kurzatmigkeit vieler Herzfehlerpatienten mit ziemlicher Gewißheit auf einer wirklichen Säuerung auch des arteriellen Blutes beruhen dürfte; zumindest muß dieser Faktor die Tendenz zur Dyspnöe wesentlich steigern.

Außer der Kohlensäure kommt als Ursache einer „Säuerung" des Blutes nur noch die Milchsäure in Betracht; nach HILL steigt der Milchsäurespiegel des Blutes nach anstrengender Arbeit mächtig an. Wir überzeugten uns in zahlreichen Untersuchungen davon, daß die Bewältigung eines mäßigen Arbeitspensums (z. B. das Hinaufgehen einer ca. 18 m hohen Treppe) bei Gesunden zu keiner Änderung der Milchsäuremenge im Blut führt; bei Herzfehlerkranken aber, welche sich gerade auf der Schneide zwischen Kompensation und Inkompensation befanden oder bereits Zeichen einer Inkompensation darboten, zeigten sich da aufdringliche Veränderungen; unmittelbar nach Beendigung der mäßigen Arbeit steigt der Milchsäuregehalt des Blutes an und erreicht binnen 5—6 Minuten ein Maximum, sodann kann er sehr geraume Zeit auf einem Wert verharren, der weit über dem ursprünglichen Niveau liegt; bei manchen Herzfehlerpatienten konnten wir noch 1 Stunde nach Arbeitsschluß hohe Milchsäurewerte konstatieren.

Diese Befunde lassen unter gleichzeitiger Berücksichtigung der hier vorliegenden niedrigen Kohlensäurebindungskurven wohl den Schluß zu, daß ein Teil der sich geltend machenden Änderungen der Bindungskurven durch die Anwesenheit von Milchsäure bedingt sein dürfte. Das langsame Verschwinden der Milchsäure aus dem Blut Herzinsuffizienter nach Leistung mäßiger Körperarbeit drängt zur Erwägung der Frage, ob der Organismus eines inkompensierten Herzfehlerkranken die Milchsäure nicht etwa schlechter verbrennt bzw. zum Verschwinden bringen läßt, als ein Gesunder. Wir suchten uns Klarheit hierüber durch die intravenöse Injektion von milchsaurem Natron bei verschiedenartigen Patienten zu verschaffen, bei welchen genau beobachtet wurde, wie schnell das derart herbeigeführte Plus an Milchsäure aus dem Blut wieder verschwindet; bei einem vollkommen gesunden Menschen läßt sich 5 Minuten nach der endovenösen Einverleibung einer ca. 3 proz. Milchsäurelösung kaum noch eine Vermehrung der Milchsäure im Blut nachweisen, während bei einem inkompensierten Herzfehlerkranken noch sehr lange Zeit nach der intravenösen Milchsäuredarreichung ein erhöhter Milchsäurespiegel des Blutes feststellbar ist. Ähnliche Befunde konnten wir auch bei manchen Leberkranken erheben. Da wir hier und da Schüttelfrost nach der intravenösen Einverleibung von Milchsäure auftreten sahen, begnügten wir uns mit einer relativ geringen Zahl derartiger Untersuchungen bei Herzfehlerpatienten, so daß sich diese Befunde auf kein ausreichendes Krankenmaterial stützen können; immerhin läßt sich sagen, daß inkompensierte Herzfehlerpatienten die Milchsäure schlechter aus dem Blut zu eliminieren scheinen als Gesunde.

In diesem Zusammenhang sei nochmals aufmerksam gemacht, daß sich auch in der Ödemflüssigkeit Milchsäure findet; ebenso wie die im Muskel entstehende Milchsäure in das Blut diffundieren kann, tritt sie auch in die interstitielle Flüssigkeit aus, wenn sie in reichlichem Maß vorhanden ist. Wir führten a. a. O. den Fall eines Herzkranken an, welcher bei seiner Aufnahme in die Klinik, welche er zu Fuß aufgesucht hatte, einen bei weitem größeren Milchsäuregehalt aufwies als dann nach 24 stündiger Bettruhe. Jedenfalls dürfen wir in all diesen Momenten einen Beweis dafür erblicken, daß bei Herzfehlerkranken große Milchsäuremengen gebildet werden und daß ihre Verbrennung nicht rasch vonstatten geht. Unsere gegenständlichen Untersuchungen des respiratorischen Stoffwechsels inkompensierter Herzkranker gaben nur die Möglichkeit, indirekt mittels Errechnung eine vermehrte Milchsäurebildung als Charakteristicum inkompensierter Herzfehler anzunehmen; mittels der direkten Analysen im Blut und in der Lymphe ließ sich diese Annahme als richtig erweisen. Die Resultate der direkten Bestimmung des Milchsäuregehaltes im Blut und in der Lymphe inkompensierter Herzfehler lassen auch die aus den Sauerstoffzahlen des Arbeitsversuches hier gefolgerte Annahme als zu Recht bestehend erscheinen, daß bei diesen Kranken im Gegensatze zum Kreislaufgesunden die im Muskel während der Arbeit gebildete Milchsäure zu einem weitaus größeren Teil der Glykogenresynthese entzogen und verbrannt wird.

Nachdrücklich sei betont, daß das Wesentliche dieses pathologischen Verhaltens unserer Annahme nach nicht darin liegt, daß sich der Stoffwechsel inkompensierter Herzfehlerkranker unökonomisch gestaltet, was evtl. durch eine entsprechende Nahrungszufuhr wettgemacht werden könnte, sondern darin, daß sich die Milchsäure auch als Anion Geltung verschafft und das Säure-Basengleichgewicht in verhängnisvoller Weise stört. Die Verbrennung der bei normalen Individuen infolge exzessiver Arbeitsleistungen in gesteigertem Ausmaß gebildeten Milchsäure erfolgt auch nicht sozusagen explosionsartig, denn HILL konnte ja nachweisen, daß sich das Maximum an Milchsäure erst etwa 7—8 Minuten nach der Arbeitsbeendigung im Blut zeigt; wahrscheinlich findet bei den inkompensierten Herzfehlern diese Verbrennung in noch langsamerer Weise statt; unsere Versuche der intravenösen Injektion von milchsaurem Natrium geben wenigstens einen Fingerzeig nach dieser Richtung. Der Beweis dafür, daß die während verhältnismäßig geringer körperlicher Arbeit Herzfehlerkranker gebildete Milchsäure sich als „Säure" geltend macht, wird durch das Verhalten der Kohlensäurebindungskurven im arteriellen Blut erbracht. Wir glauben an der Tatsache festhalten zu müssen, daß der Herzkranke bei jeder körperlichen Leistung acidotisch wird und dadurch schwer gefährdet ist. Wir möchten sogar noch einen Schritt weitergehen und behaupten, daß der inkompensierte Herzfehlerpatient sich nicht nur bei einer Arbeit, sondern *dauernd im Zustand einer latenten Acidose* befindet, was wir hauptsächlich aus den hier bestehenden hohen Grundumsatzwerten erschließen wollen. In diesem Zusammenhang sei auch auf die ständig hier vorhandene stark saure Beschaffenheit des Harns hingewiesen sowie auf die bei inkompensierten Herzfehlerkranken feststellbaren niedrigen p_H-Werte im Harn, wie sie bei Gesunden nur nach sehr anstrengender Arbeit zu finden sind; schließlich sei auch noch mit einiger Reserve der in solchen Fällen bestehenden niedrigen Kohlensäurespannung der Alveolarluft Erwähnung getan.

Mit der Erkenntnis, daß bei inkompensierten Herzkranken eine vermehrte Säureproduktion statthat, ist aber das Problem der Herzinsuffizienz noch nicht gelöst; außer diesem Moment muß ein anderer gewichtiger Faktor hier berücksichtigt werden, über welchen wir uns nun auseinandersetzen wollen; strengt sich ein Schwerarbeiter bis zur Erschöpfung an, wobei er nach den Berechnungen HILLS enorm große Milchsäuremengen produziert, so kann er dann Erscheinungen darbieten, die in mancher Beziehung den Symptomen inkompensierter

Herzkranker entsprechen, die eine viel geringgradigere Arbeit verrichteten; während sich der gesunde Schwerarbeiter jedoch selbst von exzessiv großen Anstrengungen binnen kürzester Frist erholt und neuerlich schweren Arbeitsanforderungen gewachsen ist, verfällt ein inkompensierter Herzkranker oft schon nach minimaler Körperarbeit anhaltendem Siechtum; kann der Gesunde durch entsprechendes Training, also durch systematisch sich wiederholende Produktion größter Milchsäuremengen, zu einer wachsenden Leistungsfähigkeit gebracht werden, so gerät der inkompensierte Herzfehlerpatient durch selbst geringgradigste Übungsversuche in einen nur noch desolateralen Zustand. Wo liegt der Grund für diese Unterschiede? Ist — wie das vielfach angenommen wird — wirklich nur das „Herz" dafür verantwortlich zu machen?

Der normale Organismus vermag den ihm eigenen Standard seiner Molenkonzentration des Blutes, ebenso wie das Δ, die Zahl seiner Erythrocyten, seinen Blutzuckerspiegel und noch viele andere Konstanten trotz der im ständigen Wechsel der gewöhnlichen Lebenserscheinungen gegründeten Möglichkeiten einer Veränderung dieser Werte im großen und ganzen doch stabil zu erhalten; ebenso stehen dem gesunden Körper auch zahlreiche Vorrichtungen zu Gebote, welche die während einer Arbeitsleistung gebildeten Säuremengen derart gründlich zu paralysieren imstande sind, daß sich die p_H weder im Blut noch in den Geweben ändern. Ganz abgesehen von der Fähigkeit unseres Organismus, sich der in Überschuß gebildeten Säuren teils direkt, teils indirekt zu entledigen — wir denken da an die Ausscheidung von Anionen durch die Nieren, während der Körper die Kationen spart, ferner an das Austreiben von Kohlensäure, an die automatische Bildung von Ammoniak —, kommt die Eigenschaft der tierischen Gewebe und Flüssigkeiten hier in Betracht, große Mengen von Säuren zurückhalten zu können, ohne dabei ihre Neutralität einzubüßen. Diesem Umstand ist es auch zuzuschreiben, daß es fast unmöglich ist, mittels Verfütterung von Säuren an lebenden Tieren eine Acidität nennenswerten Grades hervorzurufen; eine Ausnahme hiervon bilden z. B. Kaninchen, bei welchen es — im Gegensatz zu Hunden — leicht gelingt, eine Säurevergiftung heraufzubeschwören, was wohl auf die Tatsache zurückzuführen ist, daß Kaninchen nur sehr wenig Ammoniak zur Neutralisation bereitstellen. Als Träger der neutralisierenden Kraft der verschiedenen Körpergewebe und -flüssigkeiten sind die Phosphate, Carbonate und Eiweißkörper anzusehen, welche im Sinn eben dieser gemeinsamen Funktion auch begrifflich zusammengefaßt als „Puffer" bezeichnet werden. Auf den Vorgang der „Pufferung" übt die Kohlensäure einen bestimmenden Einfluß aus; wenn eine Säure irgendwie den Gleichgewichtszustand im Blut zu stören droht, so geben die Bicarbonatpuffer Kohlensäure ab, welche sofort aus dem Blut entweicht und durch die Lunge abgeraucht wird, so daß wieder das Bestehen physiologisch normaler Verhältnisse gewährleistet wird; dementsprechend ist der Kohlensäuregehalt des Blutes auch der beste Indicator für eine eventuelle Störung im Puffergleichgewicht. In diesem Sinn gibt die Kohlensäurebindungskurve als beste Form der Kohlensäuretitration des Blutes einen sicheren Anhalt für die aktuelle Blutreaktion. Besteht eine Störung des Säure-Basengleichgewichts nach der sauren Seite hin, so kann sie entweder durch eine wirkliche Säuerung oder aber durch eine unzureichende Pufferung, evtl. gleichzeitig durch diese beiden Momente bedingt sein. Mittels Vergleiches der Menge einer zugesetzten Säure und der dabei sich ergebenden Änderung im Kohlensäurebindungs- vermögen lassen sich Einblicke in die Tüchtigkeit der neutralisierenden Faktoren, also der Puffer, gewinnen.

Kommt es im menschlichen Organismus zu einer Säuerung, so können nur zwei Faktoren dafür verantwortlich gemacht werden: entweder ist die Säureproduktion derart mächtig, daß die Puffer eben nicht mehr ausreichen, oder aber die Puffer versagen als solche.

Unsere Betrachtungen mußten sich folgerichtig dem interessanten Gebiet der „Pufferfähigkeit" zuwenden. Diesen Faktor in flüssigen Materien des Körpers zu bestimmen, begegnet keinen Schwierigkeiten, doch ihn in den Geweben sicherzustellen oder sozusagen im Gesamt- organismus, ist sehr schwer. Im Tierversuch vermögen wir eine Vor- stellung von der Pufferfähigkeit des Organismus folgendermaßen zu gewinnen: läßt man ein Tier — bezüglich der Versuchsanordnung sei auf das 5. Kapitel verwiesen! — Kohlensäure inhalieren und bestimmt gasanalytisch, wieviel Kohlensäure eingeatmet und wieviel ausgeschieden wurde, so kann man die retinierte Kohlensäuremenge genau feststellen; mittels fraktionierter Untersuchungen in halbstündigen Perioden läßt sich ermitteln, ob die Bindungsfähigkeit des Organismus sich während des Versuches ändert. Einschlägige Versuche zeigten uns, daß z. B. Hunde enorme Quantitäten Kohlensäure zu retinieren imstande sind, ohne daß ihr Leben akut bedroht wäre; durch gleichzeitig vorgenommene Gasanalysen des Blutes gewannen wir einen Einblick, wieviel der retinierten Kohlensäure sich in dem Blut ablagerte, somit auch, wie- viel in den Geweben zur Ablagerung gelangt sein mußte. Solcherweise war zu ersehen, daß dem Gewebe gesunder Hunde eine ganz bedeutende Bindungsfähigkeit gegenüber Säuren eigen ist.

Die bei Arbeitsleistung im Muskel gebildete Milchsäure muß hier — soweit sie nicht der Glykogenresynthese zugeführt wird — irgendwie abgepuffert werden, was normalerweise auch der Fall ist, da ja während der Muskelkontraktion kaum eine Änderung der p_H-Werte erfolgt. Diffundieren geringe Mengen Milchsäure in das Blut, so stellen sie sicherlich keine großen Anforderungen an die Pufferfähigkeit des Blutes;

kommt es da aber zu einer Verschiebung der aktuellen Blutreaktion nach der sauren Seite, so ist — wenigstens theoretisch — der Schluß statthaft, daß die Puffer innerhalb der Gewebe eine Einbuße an Leistungsfähigkeit erlitten haben müssen. Betrachtet man von diesem Gesichtspunkt aus das Verhalten unserer inkompensierten Herzfehlerpatienten, bei welchen — wie bereits ausführlich dargelegt wurde — bei relativ geringer Milchsäureproduktion sogar die Blutpuffer stark in Anspruch genommen werden, so muß man zu der Überzeugung gelangen, daß dem Organismus bei diesen pathologischen Zuständen ein nur mangelhafter Puffermechanismus innerhalb der Gewebe zur Verfügung steht. Auch auf Grund einer anderen Tatsache noch glauben wir zu dem gleichen Schluß gelangen zu können: entwickelt sich in einem gut gepufferten Organismus eine Säure, so macht sie aus den entsprechenden Carbonatverbänden Kohlensäure frei und tritt an deren Stelle; unsere Versuche an Hunden, welche nach peroraler oder intravenöser Einverleibung von Säuren ein mächtiges Ansteigen der Kohlensäureausscheidung zeigten, weisen auf die beträchtlichen Carbonatbestände im Gewebe hin, denn die tatsächlich eliminierte Kohlensäuremenge ist derart groß, daß sie unmöglich nur aus dem Blut stammen kann. Dem Umstand, daß eine sich entwickelnde Säure im Organismus Kohlensäure freimacht, ist es zuzuschreiben, daß die Kohlensäureausscheidung durch die Lunge unmittelbar im Anschluß an eine physische Arbeit erheblich ansteigt, was in einer Vergrößerung des respiratorischen Quotienten zum Ausdruck kommt; diese Vermehrung der Kohlensäureeliminierung ist ein Maß für die Größe der Milchsäurebildung bei der Arbeit; ebenso ist die Verringerung des respiratorischen Quotienten in jeder Periode, in welcher die gebildete Milchsäure dann der Verbrennung anheimfällt, ein Maß dafür. Die Menge der während einer Arbeitsleistung gebildeten Milchsäure läßt sich aber auch — wie schon des öfteren ausgeführt wurde — aus dem Sauerstoffverbrauch ermitteln. Mit Hilfe dieser beiden Werte — Größe der Kohlensäureausscheidung und Sauerstoffverbrauch — kann festgestellt werden, welche Menge Kohlensäure durch die — aus dem Sauerstoffverbrauch errechenbare — Milchsäurebildung aus den Puffern freigemacht wird. Je mehr Kohlensäure zur Ausscheidung gelangt, desto günstiger muß die Pufferung vonstatten gegangen sein! Ziehen wir die Resultate unserer gegenständlichen Untersuchungen an Gesunden und Herzfehlerpatienten heran, so können wir unter Festhaltung der von uns aufgebauten Annahmen aus dem Verhalten der respiratorischen Quotienten bzw. der Kohlensäureausscheidung bei gleichgroßen Arbeitsleistungen der betreffenden Personen folgern, daß viele inkompensierte Herzkranke bezüglich ihrer Pufferfähigkeit der Gewebe schlechter daran sind als Herzgesunde.

Alles in allem glauben wir auf Grund der von uns bis nun dargelegten Beobachtungen und Feststellungen der Anschauung hinreichende Stütze verliehen zu haben, daß der inkompensierte Herzfehlerkranke tatsächlich durch die Gefahr einer „Säuerung" ernstlich bedroht ist. Nicht so sehr die vermehrte Säurebildung — wie sie auch bei Basedow feststellbar ist —, vielmehr die mangelnde Fähigkeit des Organismus, die Säuren unwirksam zu machen, bildet hier die schwerste Noxe.

Zweifach wären demnach die Schädigungen der „Peripherie" bei inkompensierten Herzfehlern: einmal die unzureichende Resynthese der Milchsäure zu Glykogen innerhalb der Muskulatur und dann die Störung im Puffersystem.

In Anbetracht der noch sehr lückenhaften Kenntnisse über die Stoffwechselphysiologie des Herzmuskels lassen sich keine in Tatsachen begründete Annahmen nach der Richtung ableiten, ob sich im geschädigten Herzmuskel der inkompensierten Kranken nicht etwa analoge Vorgänge abspielen wie in ihrer „Peripherie", doch scheint der Hinweis auf eine solche Möglichkeit nicht unberechtigt; in diesem Zusammenhang sei auf die von Rhode[1]) mitgeteilte Beobachtung aufmerksam gemacht, daß jede Schädigung des Herzens, gleichgültig durch welche Maßnahme immer herbeigeführt, eine Steigerung seines Sauerstoffverbrauches bewirkt.

Mögen sich bei inkompensierten Herzfehlerpatienten vielleicht im Herzen selbst Schädigungen der Milchsäureresynthese zu Glykogen und der Pufferfähigkeit geltend machen, und nicht etwa bloß in der „Peripherie", so handelt es sich in gewissen Stadien der Kreislaufinsuffizienz doch keineswegs um Defekte der Herzmuskulatur allein, sondern gewiß auch um solche im Gebiet der quergestreiften Muskeln des gesamten Organismus. Wir möchten betonen, daß wir den Störungen in der peripheren Muskulatur gegenüber jenen im Herzmuskel keine Vormachtstellung bei der Kreislaufinsuffizienz zuzuerkennen beabsichtigen, es aber immerhin für zweckmäßig erachten, einmal die Wirkung der verschiedenen Herzmittel von diesem Gesichtspunkte aus zu studieren; jedenfalls möchten wir festgestellt wissen, daß zufolge unserer Arbeitsversuche die bedeutende Einflußnahme der peripheren Gewebe bei der Kreislaufinsuffizienz als sicher angesehen werden muß, insbesondere die Bedeutung einer sich hier geltend machenden Stoffwechselanomalie.

Die Säuerung des Organismus, welche sich als Folge einer vermehrten Milchsäureproduktion und einer verminderten Pufferfähigkeit einstellt, wirkt sich in mannigfacher Weise auf den Kreislauf aus. Wenngleich die Kohlensäureintoxikation sicherlich eine ganz spezifische Wirkung hat und demzufolge nicht vollkommen in einer Reihe mit der Milchsäure-

---

[1]) Rhode: Zur Physiologie der Herzstoffwechsel. Zeitschr. f. phys. Chemie Bd. 68, S. 181. 1910.

vergiftung gestellt werden kann, welche uns ja in erster Linie interessieren muß, so sehen wir uns doch gezwungen, die Kohlensäurevergiftung als Substrat für die experimentelle Erforschung der Einflußnahme einer Säuerung auf die Zirkulation zu verwenden, da es kaum gelingen könnte, Milchsäure einem Versuchstiere in ausreichender Menge einzuverleiben, ohne den Wasserbestand dieses Tieres weitgehend zu verändern.

Bei der experimentellen Kohlensäurevergiftung, bei welcher die p_H-Werte des Blutes außerordentlich große Veränderungen aufweisen, kommt es — wie im 5. Kapitel schon besprochen wurde — zu einer mächtigen Vermehrung der Erythrocytenzahl; da das Bestehen einer *Polyglobulie* bei inkompensierten Vitien durchaus nicht zu den Seltenheiten gehört, deren Erklärung auf Schwierigkeiten stößt, wäre in solchen Fällen nach eventuellen Zusammenhängen mit einer Säurevergiftung zu fahnden. Auch konnte festgestellt werden, daß dyspnoische Herzfehlerpatienten nach längerem Umhergehen häufig eine Vermehrung der roten Blutkörperchen zeigen, was wohl ungezwungen gleichfalls im Sinn einer Säurevergiftung gedeutet werden könnte. Allem Anschein nach ist die unter der Kohlensäurevergiftung auftretende Vermehrung der Erythrocytenzahl ein Symptom, das auch anderen Säurevergiftungen eigen ist; so hat H. ELIAS z. B. bei der Salzsäurevergiftung ähnliche Erscheinungen gesehen[1]).

Bei der experimentellen Kohlensäurevergiftung stellt sich auch eine *Oligurie* evtl. sogar Anurie ein; inkompensierte Herzfehlerpatienten zeigen gleichfalls eine Verringerung der Harnausschüttung. Bedenkt man, daß selbst vollkommen Gesunde infolge anstrengender Körperarbeit vorübergehend oligurisch werden, daß aber bei einem inkompensierten Herzfehlerpatienten schon die Ausführung geringer physischer Leistungen Anlaß nicht nur zur Verringerung der Diurese, sondern auch zur Bildung von Ödemen geben kann, so wird man gewissermaßen gezwungen, zwischen Milchsäurevermehrung und Oligurie hier Konnexe anzunehmen. Wir können jedoch die Säuerung allein für das Zustandekommen kardialer Ödeme nicht verantwortlich machen, denn da spielen gewiß auch andere Momente noch mit (Drucksteigerung im venösen Capillargebiet); deshalb soll die Bedeutung der Säuerung hier nicht vernachlässigt werden.

Über den Mechanismus der bei der Kohlensäurevergiftung ziemlich akut einsetzenden Harnsperre im Tierversuch glauben wir folgende Vorstellungen geltend machen zu müssen: die Diurese ist nicht nur eine Funktion der Niere, sondern auch der Gewebe und der Blutflüssigkeit; je größer die osmotischen Unterschiede in den einzelnen Abschnitten sind, desto eher kann es zu einer Bewegung der Flüssigkeit kommen; bei einem

---

[1]) ELIAS, H.: Zeitschr. f. d. ges. exp. Med. Bd. 7, S. 46.

hohen osmotischen Druck im Blut würde also die Diurese gefördert, bei einem niedrigen osmotischen Druck im Blut gehemmt werden können. Nach den neuesten Untersuchungen Rusznyáks spielt das Fibrinogen und das Globulin eine große Rolle bei diesen Änderungen des osmotischen Druckes; sinkt im Blutplasma der Albumingehalt und erhöht sich an dessen Stelle der Gehalt an Globulinen und an Fibrinogen, so erniedrigt sich die wasseranziehende Kraft der Bluteiweißkörper, was zu Retention des Gewebswassers führt. Von diesem Gesichtspunkt aus beansprucht unsere Beobachtung größtes Interesse, daß sich bei der Kohlensäurevergiftung rasch einsetzende Änderungen in der Eiweißzusammensetzung des Blutes konstatieren lassen; schon innerhalb der ersten 10—15 Minuten sinkt der Albumingehalt unter gleichzeitiger Vermehrung der Globuline und des Fibrinogens. Obwohl in jüngster Zeit von Farkas der experimentelle Nachweis erbracht wurde, daß aus der Zusammensetzung des Blutes sein kolloidosmotischer Druck zahlenmäßig angegeben werden kann, bestimmten wir doch in eigens darauf gerichteten Versuchen nach der Methode von Schade und Claussen den osmotischen Druck des Blutes und konnten auf der Höhe der Kohlensäurevergiftung auch tatsächlich eine wesentliche Abnahme desselben feststellen. — Im Blute vieler inkompensierter Herzfehlerpatienten läßt sich eine analoge *Verschiebung der Eiweißkörper* konstatieren; wenn eine wesentliche Säuerung bei inkompensierten Herzkranken eigentlich nur bei Arbeitsleistungen in Erscheinung tritt, so muß unser Hinweis auf die Veränderungen des Bluteiweißbildes im Verlaufe der Kohlensäurevergiftung doch als wichtig gewertet werden.

Außer der Vermehrung der Erythrocytenzahl, der Oligurie und der Veränderung des Bluteiweißbildes kommt es bei der experimentellen Kohlensäurevergiftung auch noch zu einem anderen Symptom, das gleichfalls bei inkompensierten Herzfehlerkranken vorhanden zu sein pflegt, nämlich zu einer *erhöhten Gerinnbarkeit des Blutes.* Zwar ist dies eine vieldeutige Erscheinung, aber es muß doch berücksichtigt werden, daß einerseits Herzfehlerpatienten besonders leicht zu Thrombosen neigen und daß andererseits der Nachweis einer Fibrinogenvermehrung bei ihnen und auch bei der Kohlensäurevergiftung erbracht wurde; ein gewisser Zusammenhang zwischen Acidität und Gerinnungsförderung kann daher nicht von der Hand gewiesen werden; hier sind natürlich auch andere Faktoren, wie z. B. die Trägheit der Blutströmung, der Druck der Ödemflüssigkeit auf die Venen usw. nicht außer acht zu lassen.

Bei der (im 2. Kapitel dieses Buches gebrachten) Darlegung des Einflusses der Arbeit auf das hämodynamische Verhalten Kreislaufkranker wurde auch hervorgehoben, daß sich gelegentlich ein Mißverhältnis zwischen der Größe der Arbeitsleistung und dem Herzminutenvolumen ergibt. Ebenso wie bei dem gesunden Menschen eine gewisse Durchschnittsrelation zwischen geleisteter Arbeit und Sauerstoffverbrauch besteht, ist bei ihm auch ein bestimmtes Verhältnis zwischen Arbeitsleistung und Herzminutenvolumen vorhanden. Konstruiert man eine Kurve, die die zahlenmäßigen Beziehungen zwischen den verschiedenen Arbeitsgrößen und den entsprechenden Werten des Herzminutenvolumens bei Gesunden darstellt, und fügt in diese, die bei Herzfehlerpatienten gewonnenen Kurven, so erkennt man auf den ersten Blick das auch in dieser Richtung unökonomische Verhalten der Kreislaufkranken. In nicht wenigen Fällen ist das Herzminutenvolumen über diese Relation hinausgehend gesteigert. In Anbetracht der großen Bedeutung, die der Wegsamkeit des Capillargebietes für die Strömungsgeschwindigkeit des Blutes zukommt, scheint das in dieser Hinsicht unökonomische Verhalten mancher Herzkranker vorwiegend auf eine Funktionsstörung in den arteriovenösen Gefäßverbindungen zurückzuführen zu sein. Bei kreislaufgesunden Individuen wird die bei einer Arbeitsleistung notwendige stärkere Beanspruchung des Herzens zu einem guten Teil dadurch in maßvollen Grenzen gehalten, daß das in den tätigen Organen strömende Blut besser ausgenutzt wird; das Blut fließt infolgedessen zwar sauerstoffärmer und kohlensäurereicher zum rechten Herzen zurück, doch wird das Herz hierdurch geschont, weil es weniger Blut gegen die Peripherie zu befördern hat. Da ein geschädigtes Herz einer solchen Erleichterung infolge der Funktionsstörung im capillaren Gebiet nicht teilhaftig wird, so hat es eben bei einer gegebenen Arbeit eine größere Triebarbeit zu leisten als das gesunde. — Über die Ursachen, warum das Blut die Verbindungswege zwischen der arteriellen und der venösen Strombahn im Bereich der Peripherie einmal langsamer, einmal schneller passiert, gehen die Meinungen auseinander. Nervöse und endokrine Faktoren wurden vielfach zur Erklärung herangezogen, doch auch den Stoffwechselprodukten wird große Bedeutung beigemessen; insbesondere den bei der Muskeltätigkeit freiwerdenden Substanzen, also vor allem der Milchsäure und der Kohlensäure, ist man da eine bedeutende Rolle zuzuerkennen geneigt. So spricht FLEISCH den Säuren hinsichtlich der Regulierung der Gewebsdurchblutung die allergrößte Bedeutung zu, ohne etwa in der „Säuerung" den einzigen Reiz für eine Gefäßdilatation erblicken zu wollen.

Gelegentlich unserer Untersuchungen über die Kreislaufwirkung der Kohlensäureintoxikation konnten wir auf die dabei statthabende Zunahme der Blutströmungsgeschwindigkeit hinweisen; sowohl mittels der gasanalytischen Methode wie auch mittels plethysmographischer Aufnahmen konnten wir einwandfrei feststellen, daß das Herzminutenvolumen unter dem Einfluß von Kohlensäureatmung (10%) für längere

Zeit ansteigt; nur wenn die Acidität ganz exorbitant hohe Grade erreicht, kann ausnahmsweise auch eine Strömungsverlangsamung einsetzen. Diese auf Kohlensäureatmung hin gewonnene Erfahrung könnte aller Wahrscheinlichkeit nach auch für alle anderen Säuren Geltung haben; dieser Befund steht mit den Beobachtungen von FLEISCH gut in Einklang, welcher die Reaktion der Blutgefäße in Abhängigkeit von der Wasserstoffzahl der die Gefäße durchspülenden Flüssigkeit stellt.

Auf Grund unserer gasanalytischen Studien am Herzkranken sowie des bei ihnen zu beobachtenden Verhaltens der Kohlensäurebindungskurven gelangten wir zur Überzeugung, daß kreislaufgeschädigte Kranke — insbesondere auf Arbeitsleistungen hin — mehr Milchsäure produzieren als Gesunde, und daß diese Säuremengen infolge der hier bestehenden Unzulänglichkeit der Pufferung im Gewebe bereits genügen, um eine wirkliche Säuerung, selbst des Blutes, heraufzubeschwören; wir glauben daher nicht zu weit zu gehen, wenn wir behaupten, daß die erhöhte Strömungsgeschwindigkeit des Blutes, welche sich als ein für die Herzarbeit auch nur leicht inkompensierter Kreislaufkranker vor allem bei physischer Betätigung höchst unökonomisches Verhalten dokumentiert, der Blutsäuerung zuzuschreiben ist. Während bei einem gesunden Menschen die Strömungsgeschwindigkeit des Blutes nach Arbeitsschluß allmählich wieder zu dem vor der Arbeit innegehabten Wert abklingt, gewöhnlich wird der Ruhewert binnen 3 Minuten nach Arbeitsbeendigung wieder erreicht, verharrt das Minutenvolumen Herzkranker noch lange nach Arbeitsschluß auf einem hohen Niveau; ja, wir sahen einmal, daß der Höchstwert des Minutenvolumens sogar erst nach Arbeitsbeendigung erreicht wurde. Wenn nun in Betracht gezogen wird, daß bei Herzfehlerkranken auch die Milchsäurewerte noch lange nach Beendigung einer Arbeit hoch bleiben und daß auch die Debtzahlen größere Werte aufweisen, als die Werte des Sauerstoffverbrauches während der Arbeit, so läßt sich ein gewisser Parallelismus aller dieser Faktoren feststellen, welcher es ganz gut verständlich macht, warum bei manchen Herzfehlerpatienten das Herzminutenvolumen noch längere Zeit nach Arbeitsschluß auf einer nennenswerten Höhe bleibt.

Aus der vermehrten Milchsäurebildung, die Herzkranke aufzuweisen pflegen, erwächst ihnen nicht nur aus dem Grunde ein Schaden, daß sich ihre Arbeit unökonomisch gestaltet, sondern auch deshalb, weil ihr Herz infolge der großen Strömungsgeschwindigkeit des Blutes in außerordentlich starker Weise in Anspruch genommen, und so allzusehr belastet wird.

Wir konnten in Tierversuchen eindeutig ad oculos demonstrieren, daß bei der direkten Überleitung des Blutes aus der Bauchaorta in die Vena cava inf. das Herzminutenvolumen prompt und mächtig ansteigt, daß also dem Herzen da ein Plus an Arbeit zugemutet wird; auch bei der Mehrproduktion von Milchsäure wird dem Herzen inkompensierter Kreislaufkranker infolge der Vergrößerung des Herzminutenvolumens eine stärkere Arbeitsleistung aufgebürdet. Vergleicht man aber die Wirkung des „Kurzschlusses" zwischen Bauchaorta und Vena cava inf. mit der Wirkung der durch die „Säuerung" hervorgerufenen Vergrößerung des Herzminutenvolumens an der plethysmographischen Kurve, so zeigen sich insofern Unterschiede, als beim „Kurzschluß" eine nur ganz geringgradige Dilatation des Herzens, bei der Kohlensäureintoxikation jedoch eine sehr bedeutende Dilatation in Erscheinung tritt. Zum Beweis dafür, daß dieser Unterschied nicht etwa darin seine Ursache hat, daß bei dem „Kurzschlußversuch" keine so mächtige Vergrößerung des Minutenvolumens erfolgt wie bei der „Säureintoxikation", fügten wir hier eine Kurve bei (Abb. 47), die einen Fall demonstriert, in welchem trotz relativ mäßiger Zunahme des Herzschlagvolumens auf Säureintoxikation hin doch eine beträchtliche Dilatation des Herzens zu beobachten war. Überdies sind wir auch in der Lage, auf Versuche hinweisen zu können, in welchen es uns gelang, orthodiagraphisch das Zustandekommen einer Herzerweiterung beim lebenden Hund auf eine Kohlensäureintoxikation hin festzustellen; in Fällen, in welchen das Versuchstier den Eingriff der mehrstündigen Kohlensäurevergiftung überlebte, konnte auch das Weiterbestehen dieser Dilatation konstatiert werden. Das Fazit dieser Beobachtungen und Versuche wäre somit: unter dem Einfluß einer Säuerung kommt es nicht nur zu einer Vergrößerung des Herzminutenvolumens, sondern auch zu einer Schädigung des Herzens, die bei entsprechender Dauer eine mächtige Dilatation im Gefolge hat. Auch die Versuche mit Injektion von Natriumbicarbonatlösungen scheinen dafür zu sprechen; obwohl das Minutenvolumen beträchtlich in die Höhe geht, kommt es nicht zu einer Dilatation, weil offenbar das Blut nicht sauer, sondern eher alkalisch wird.

Daß der Zusatz von Säuren zu der Durchströmungsflüssigkeit isolierter Herzen ihre Erweiterung hervorruft, wurde bereits von GASKELL beobachtet; insofern stellen auch unsere Feststellungen in Bezug auf den Zusammenhang zwischen Herzerweiterung und Säuerung kein absolutes Novum dar; doch diese Veränderungen auch am lebenden Tier sichergestellt zu haben, ist prinzipiell beachtenswert.

Wie bereits erwähnt, zeigt das Herz von Hunden, welche ungefähr 1—2 Stunden lang ein Luftgemisch von 20- bis 30 proz. Kohlensäuregehalt geatmet haben, bei der Obduktion eine ganz bedeutende Dilatation; bezüglich der näheren Details sei auf eine Zusammenstellung von ANDERS verwiesen; der Muskel des dilatierten Herzens ist ganz weich; histologisch ergibt sich, daß die Muskelzellen gequollen sind und vielfach auch ihrer Querstreifung verlustig wurden; es bestehen also Zeichen schwerster Schädigung, so daß man fast glauben sollte, ein solches Herz könne gar nicht mehr weiter funktionieren; wenn man sich aber davon zu überzeugen imstande ist, daß Hunde, bei welchen infolge einer derartigen Kohlensäurevergiftung orthodiagraphisch eine mächtige Herzdilatation nachweislich ist, solch eine Intoxikation nicht nur einmal überstehen, sondern drei- bis viermal, ja, daß man schließlich genötigt ist, das betreffende Tier zu töten, um die dermaßen gesetzten Schädigungen der chronischen Kohlensäurevergiftung studieren zu können, dann drängt sich denn doch die Überzeugung auf, daß aus der histologischen Beschaffenheit des Parenchyms allein keine bindenden Schlüsse auf seine Funktionsfähigkeit gezogen werden dürfen. Wohl aber ist es angängig, aus der Tatsache der auftretenden Dilatation des Herzens eine Beeinträchtigung der Herzmuskulatur auch in funktioneller Beziehung zu folgern.

Natürlich soll nicht in Abrede gestellt sein, daß der Tierversuch der Kohlensäurevergiftung einen unphysiologischen Eingriff darstellt, was ja schon daraus ersichtlich ist, daß die p_H-Werte dabei von ca. 7,35 auf 7,06 abstürzen, also einen Eingriff, dessen Konsequenzen nicht ohne weiteres auf die menschliche Pathologie übertragen werden können; immerhin illustrieren diese Beobachtungen sinnfällig das Geschehen bei einer längerdauernden Säuerung des Organismus, zumal wenn es sich um Verhältnisse handelt, bei denen ein an sich bereits geschädigtes Herz solchen Noxen ausgesetzt wird. — Zweifellos spielt bei der Regulation der Säuerung im Blut die Lungenventilation eine bedeutende Rolle, wie wir stets zu betonen Gelegenheit nahmen; daß dem tatsächlich so ist, geht wohl daraus deutlich hervor, daß es mittels intravenöser Applikation noch so großer Kohlensäuremengen nicht gelingt, die p_H-Werte im Blut herabzusetzen, während bei constanter Atmung die Inhalation eines auch nur 10% Kohlensäure enthaltenden Luftgemisches solches zu bewirken vermag. Bei der endovenösen Einverleibung der Kohlensäure wird diese ohne weiteres durch die Lunge abgeraucht, bei der Inhalation der Kohlensäure und künstlicher Respiration ist sie aber nicht imstande, aus dem Blut auszutreten.

Neu sind die Beobachtungen an Meerschweinchen, welche wir durch Wochen in einer Atmosphäre von 5—6% CO_2 hielten; die Tiere leben, fressen und nehmen an Gewicht zu; auch sie bekommen eine mächtige Herzdilatation; bloß im Anfang zeigt sich Dyspnoe, an die sich die Tiere allmählich gewöhnen.

Wir wollen nun einmal kurz resümieren: unseres Erachtens beeinträchtigt die bei einem kreislaufgeschädigten Menschen sich einstellende „Säuerung", deren letzte Ursache in einer fehlerhaften Aktion der peripheren Muskulatur gelegen ist, das Herz in zweifacher Weise, sowohl dadurch, daß sie den Anlaß zu einer Mehrbelastung des Herzens — vornehmlich bei physischer Betätigung — infolge eines unverhältnismäßig stark gesteigerten Minutenvolumens gibt, wie auch dadurch, daß sie in spezifisch schädigender Einflußnahme auf den Herzmuskel einer Dilatation des Herzens Vorschub leistet.

Ein drittes Moment kommt hier aber noch als „herzschädigend" in Betracht: ist auch der histologische Aufbau der Herzmuskelzellen von jenem der peripheren Muskulatur verschieden, so dürfte sich doch der Stoffwechsel im Herzmuskel ähnlich verhalten wie in den Körpermuskeln; in der Tatsache, daß ein geschädigter Herzmuskel mehr Sauerstoff verbraucht als ein gesunder [vgl. die Versuche von RHODE und die neuesten eindeutigen Untersuchungsergebnisse von STARLING und VISCHER[1])], ist eine Stütze für unsere Annahme zu erblicken; jedenfalls kann es als wahrscheinlich gelten, daß ein krankes Herz mehr Milchsäure produziert als ein normales. Da nun aus den Versuchen von HILL und HARTREE[2]) hervorgeht, daß ein Muskel sich um so später erholt, in je sauererem Milieu er sich befindet, so läßt sich aus diesem Faktum in Verknüpfung mit unseren vorausgegangenen Deduktionen die Annahme eines hierin zu erblickenden herzschädigenden Momentes rechtfertigen.

Bei jeder Muskelermüdung kommt es zu einer Ansammlung von Säuren, speziell von Milchsäure innerhalb der Muskulatur; daß die Muskelelemente dabei eine Quellung erleiden, wird allgemein angenommen. Man kann sich ja jederzeit davon überzeugen, wie hart die Muskeln nach einer ermüdenden Arbeit sind, doch ist uns nur eine einzige Literaturangabe bekannt, welche dies deutlich illustriert, nämlich die von SCHADE[3]) gebrachte Abbildung der Muskeländerung nach starker Ermüdung bei einer Fliege; hier fehlt jede ausgesprochene Strukturierung der Muskelzelle, genau so wie ja auch bei unseren durch Kohlensäureintoxikation zur Quellung gebrachten Muskelelementen die Querstreifung verlorengegangen ist. Daß sich solche Veränderungen der Muskeln, wie sie infolge Ermüdung oder auch infolge einer Kohlensäurevergiftung auftreten, bei normalen Individuen nicht tiefgreifender auswirken, sondern derart rückbilden, daß die Muskeln wieder vollkommen leistungsfähig werden, kann nur auf einem ausgezeichnet funktionierenden Puffersystem beruhen.

Über das Ausmaß der Pufferfähigkeit eines normalen Tieres kann man sich — wie bereits angeführt wurde — sehr gut in der Weise informieren, daß man es mit kohlensäurehaltigen Luftgemischen respiriert und die Menge der hierbei retinierten Kohlensäure feststellt; gesunde Hunde von etwa 10—14 kg Körpergewicht halten — wie unsere Versuche zeigen — bei einstündiger Atmung eines 10 proz. Kohlensäuregas-

---

[1]) STARLING u. VISCHER, Journal of physiol. Bd. 62, S. 243. 1927.
[2]) HARTREE u. HILL, Journal of physiol. Bd. 55, S. 133. 1921.
[3]) SCHADE: „Physikalische Chemie", 2. Aufl., Abb. 50, S. 419.

gemisches an 10 l Kohlensäure zurück, ohne daß dabei die Aufnahmefähigkeit für Kohlensäure irgend wesentlich vermindert wird; dies ist
aus entsprechenden Analysen der Exspirationsluft ersichtlich. Daß
hieran in erster Linie die Gewebe Anteil haben, läßt sich durch den
Unterschied zwischen der tatsächlich zurückgehaltenen Kohlensäuremenge und dem innerhalb des Blutes nachweislichen Plus an Kohlensäure anschaulich demonstrieren. Die erstaunlich große Pufferfähigkeit
eines normalen Hundes gibt sich auch in Versuchen kund, bei welchen
solche Versuchstiere nach Darreichung eines Liters $n/_4$-Salzsäure (mittels
Magenschlauch) noch eine Stunde lang einer Kohlensäureatmung ausgesetzt wurden, ohne daß sich die Kohlensäureretention jetzt wesentlich
vermindert hätte; das besagt, daß die Pufferfähigkeit hier trotz der
Salzsäureeinverleibung kaum gelitten hat.

Da wir von der vollen Berechtigung der Annahme überzeugt sind,
daß die inkompensierten Herzfehler in ihrer Pufferfähigkeit Schiffbruch
gelitten haben, trachteten wir auch nach Wegen, welche die Möglichkeit
einer experimentellen Herabsetzung der Pufferbestände in Aussicht
stellten, um auf diese Weise die Probe auf das Exempel zu machen. In
Berücksichtigung unserer Erfahrung, daß interkurrente fieberhafte Erkrankungen (Infektionskrankheiten) einen besonders ungünstigen Einfluß auf den Verlauf Herzfehlerkranker zu nehmen pflegen, versuchten
wir mittels experimentell gesetzter Infekte bei Tieren eine geeignete
Basis für weitere Studien zu schaffen; in einigen Fällen gelang uns
dies auch; da vermochten wir auch festzustellen, daß derart kranke
Hunde und Kaninchen eine Kohlensäureintoxikation überaus schlecht
vertragen, jedenfalls bedeutend schlechter als normale Tiere; es ist
doch sicher zumindest auffällig, daß z. B. gesunde Hunde Kohlensäure-
vergiftungen — wie wir zu erwähnen bereits mehrfach Gelegenheit nahmen
— ohne bedrohliche Erscheinungen überstehen, während schwer septische Tiere dieser Art, bereits in der ersten halben Stunde einer Kohlen-
säureveratmung zugrunde zu gehen pflegen. Eingehendere Beobachtungen in dieser Richtung anzustellen, war uns bedauerlicherweise nicht
möglich, da es außerordentlich schwierig, an Tieren Infektionskrankheiten in gewünschtem Grade heraufzubeschwören; entweder erfolgt
die Infektion so stürmisch, daß der Exitus sehr bald eintritt, oder aber
sie verläuft derart harmlos, daß sie für unsere Zwecke unbrauchbar
ist. Jedenfalls erscheint es wünschenswert, weitere Versuche in dieser
Richtung anzustellen.

Durch chronische Vergiftungen mit Arsen oder Phosphor etwa ein
geeignetes Experimentierterrain für die Fortsetzung unserer Studien
schaffen zu wollen, wäre wohl zwecklos, da zwischen derartigen Schädigungen und den Bedingungen einer Dekompensation klinisch keine
Beziehungen bestehen.

Die schlechtere Sauerstoffausnutzung an der Körperperipherie, eine von uns bei einer Reihe Herzfehlerkranker während Arbeitsleistungen konstatierte Erscheinung, bedeutet eine Steigerung des Herzminutenvolumens, also auch eine Mehrbeanspruchung und -belastung des Herzens, welche zunächst zu einer Erweiterung der Herzhöhlen Anlaß gibt; ob sich im weiteren Verlauf dann auch eine konsekutive Hypertrophie der Herzwand einstellt, müßte erst durch entsprechende Untersuchungen erwiesen werden; die Wahrscheinlichkeit spricht jedenfalls dafür. Der Umstand, daß sich das Herz unter dem Einfluß der Säuerung nicht nur tonisch erweitert, sondern daß der Herzmuskel dabei auch an Tonus einbüßt, trägt zum Verständnis mancher Herzveränderungen bei. Das Herz eines Menschen, der über eine normale, ausreichende Pufferfähigkeit verfügt, bei welchem es also auch zu keiner effektiven Säuerung kommt, wird unter dem Einfluß einer Mehrbelastung offenbar nur hypertrophisch werden; das Herz kreislaufgeschädigter Menschen dagegen, bei welchen einerseits eine vermehrte Säureproduktion, andererseits eine verminderte Bindungsfähigkeit der Säuren besteht, wird nur allzu leicht eine Verringerung seines Tonus auf physische Anstrengung hin erleiden; dies muß in weiterer Folge zu einer Herzerweiterung führen.

Der pathologisch-anatomische Befund an Tieren, welche durch eine Kohlensäurevergiftung zugrunde gegangen waren, zeigt eine gleichmäßige milchige Trübung des Endokards; histologisch ist ein Quellungszustand feststellbar, der wohl auf die Einwirkung der Säure bezogen werden kann, zumal sich ein ganz ähnliches Bild bei der akuten Salzsäurevergiftung ergibt. Inwieweit solche Veränderungen in vivo nach dem Abklingen einer Kohlensäureintoxikation rückbildungsfähig sind, ist eine noch der endgültigen Entscheidung harrende Frage. Jedenfalls fordern diese Beobachtungen auf, die sog. Endokardfibrose, die sich bei chronischen Vitien häufig darbietet, von einem ähnlichen Gesichtspunkt aus zu studieren. Vielleicht sind auch die insbesondere bei inkompensierten Mitralklappenfehlern recht häufig vorkommenden Venenverdickungen, bei welchen ebenfalls die milchige Trübung, und zwar der Intima, als auffälligster Befund zu vermerken ist, in gleicher Richtung zu deuten —, doch gehören diese Erwägungen noch weiteren Untersuchungen vorbehalten.

Ein höchst bemerkenswerter, bei chronischer Kohlensäurevergiftung fast ausnahmslos zu erhebender Befund verdient ausdrückliche Erwähnung: nämlich Quellungszustände an den Klappen, hauptsächlich an der Tricuspidalis und an der Mitralis. Bei der recht schwer zu erklärenden Pathogenese einer relativen Tricuspidalinsuffizienz könnte möglicherweise das Moment einer durch die Acidität bewirkten Quellung eine gewisse Rolle spielen. Bedenkt man, daß wir bei Arbeitsleistungen

unserer Herzkranken eine Verschiebung der p_H nach der sauren Seite
hin im arteriellen Blut festzustellen vermochten, so kann man annehmen,
daß die Säuerung im venösen Blut in diesen Fällen noch größer gewesen sein mochte, da ja doch ein gut Teil der Säuerung durch die
Lungenfunktion korrigiert wird. Wir meinen, daß diesem Faktor bei
der Entstehung und mehr noch bei dem Fortschreiten einer Inkompensation eine weitgehende Beachtung geschenkt werden sollte. Zur
Klärung dieser Frage sind genaue Untersuchungen im Gange.

Das Auftreten nächtlicher Anfälle von schwerster Atemnot bei
manchen Herzkranken, das Asthma cardiale, ist unserer Meinung nach
in entscheidender Weise durch große Minutenvolumina bedingt, wobei
nicht nur ein Versagen des linken Ventrikels, sondern auch das Zustandekommen einer akuten Stauung im Bereich der Lunge besteht; dies
wird offenbar dadurch bewirkt, daß von der Peripherie her zum Herzen
strömende vermehrte Blutmenge vom linken Herzen nicht in entsprechender Weise weiterbefördert werden kann. Auf Grund unserer bei
dem eingehenden Studium des Asthma cardiale gesammelten Erfahrungen
konnten wir auf eine Reihe von Maßnahmen hinweisen, die einerseits
das Herzminutenvolumen zu verringern und andererseits den Anfall
zu coupieren imstande sind; da das Morphium in dieser Hinsicht außerordentlich günstig wirkt, neigten wir dazu, bei einem großen Teil der
Asthma cardiale-Fälle einer cerebralen Komponente die Vormachtstellung zuzuerkennen; die Beobachtungen, die wir hier an Versuchen
mit Cocain zu machen Gelegenheit nahmen, dessen Wirkung sich eindeutig in einer mächtigen Steigerung des Minutenvolumens kundtut,
mußten als weiterer Hinweis auf die Bedeutung von Nerveneinflüssen
gewertet werden. Bezüglich des Pituitrins und des Abbindens von
Gliedmaßen, die sich ebenso wie das Morphium als oft außerordentlich
gut wirksame Mittel gegen das Asthma cardiale bewähren, schien es
geboten, auch rein peripher angreifende Faktoren bei der Entstehung
solcher Anfälle mit ins Kalkül zu ziehen. Nun aber, da wir auf Grund
unserer Kohlensäureversuche die „Säuerung" als einen die Strömungsgeschwindigkeit des Blutes steigernden Faktor zu erkennen vermochten,
wurde natürlich unser Interesse auf die Frage gelenkt, ob nicht etwa
auch bei der Entstehung eines Asthma cardiale-Anfalles die „Säuerung"
in Betracht käme; ein Charakteristicum des Asthma cardiale-Anfalles ist
es, daß er sich gewöhnlich in den ersten Nachtstunden einstellt, und
zwar zumeist bald nach dem Einschlummern; dieses Moment gewinnt für uns in Anbetracht der Untersuchungsergebnisse von STRAUB
und seiner Schule ein ganz besonderes Interesse, denn aus ihnen geht
hervor, daß die Kohlensäurespannung unmittelbar nach dem Einschlafen
sprunghaft ansteigt, ihren Höhepunkt etwa gegen Ende der ersten
Schlafstunde erreicht und dann allmählich wieder absinkt; die einer

Prüfung unterzogenen Kohlensäurebindungskurven lassen erkennen, daß das Blut in der Nachtruhe saurer ist als bei Tag; durch gleichzeitige Ermittlung der alveolaren Kohlensäurespannung ließ sich errechnen, daß auch das arterielle Blut in der Nachtruhe eine Verschiebung seiner Reaktion nach der sauren Seite hin erfährt. Alle diese Tatsachen sprechen dafür, daß es während des Schlafes zu einer Herabsetzung der Empfindlichkeit des Atemzentrums kommt, wodurch die Lungenventilation vermindert und dementsprechend auch Kohlensäure retiniert wird. Eine Beobachtung von LEATHES, daß die Harnreaktion sich zur Nachtzeit gegen die saure Seite hin verschiebt, ließe sich in gleicher Richtung deuten. STRAUB neigte denn auch schon zu der Annahme, die während der Nachruhe auftretende Bradykardie sowie die im Tierexperiment hier konstatierbare Erweiterung der Gefäße auf die Reaktionsänderung des Blutes gemäß der Erhöhung der Kohlensäurespannung zu beziehen. Verwerten wir dies für unsere Vorstellung über die Pathogenese des Asthma cardiale, so kämen wir zu folgender Formulierung: in den ersten Nachtstunden kommt es infolge der Kohlensäureanreicherung des Blutes zu einer Steigerung der Strömungsgeschwindigkeit des Blutes, ein Geschehnis, das bei einem gesunden Herzen ebensowenig von Belang ist wie eine nicht geradezu exzessive Arbeitsleistung, das aber bei einem an und für sich schon geschädigten linken Herzen zu unangenehmen Erscheinungen führen kann, so vor allem zu einer Stauung im Lungengebiet; so mag die Säuerung des Blutes, wie sie durch Kohlensäureretention hervorgerufen wird, als pathogenetischer Faktor des Asthma cardiale zu werten sein.

Gegen die von uns vertretene Anschauung, daß die gemäß der nächtlicherweile sich einstellenden Kohlensäureretention auftretende Säuerung eine erhöhte Strömungsgeschwindigkeit des Blutes bewirkt und solcherweise bei manchen Herzkranken zur Nachtzeit Anfälle von Asthma cardiale heraufbeschwört, ließe sich folgender Einwand erheben,; wie kommt es, daß solche Kranke eigentlich am Tage, wenn sie herumgehen oder gar Arbeit leisten, wodurch sicherlich auch eine Steigerung der Blutströmungsgeschwindigkeit zustande kommt, trotzdem von Asthma cardiale-Anfällen verschont bleiben. Diesen Einwand möchten wir mit dem Hinweis auf die Verschiedenartigkeit der „Säuerung" begegnen; während der physischen Betätigung (Gehen, Arbeit) bei Tag findet eine vermehrte Milchsäurebildung statt, die die Carbonatbestände beeinträchtigt; während der Nachtruhe dagegen kommt es zu Retention von Kohlensäure. Dieser Hinweis bedarf einer genaueren Erklärung, die wir — etwas weiter ausholend — im folgenden zu geben versuchen:

SCOTT vertritt den Standpunkt, daß kein unbedingter Parallelismus zwischen Wasserstoffzahl und Respiration besteht; er stellt sich also gegen die Theorie von WINTERSTEIN und HASSELBALCH; er konnte nachweisen,

daß das Blut von Hunden, denen Natriumcarbonat intravenös verabfolgt wurde, alkalischer wird und daß die Respirationsgröße dabei
doch ansteigt; SCOTT folgert daraus, daß die Kohlensäure an sich ein
spezifisches Atmungshormon darstellt und daß die Atmung nicht nur
von der Acidität des Blutes abhängt. Wir haben diese, von vielen
bestätigten Beobachtungen SCOTTS aufgegriffen und in analogen Versuchen zeigen können, daß sich durch die Einverleibung von Natriumbicarbonat und auch -carbonat das Herzminutenvolumen mächtig in
die Höhe treiben läßt. Wenn auch die Möglichkeit zuzugeben ist (siehe
Kapitel 5), daß die Kohlensäure aus den Carbonaten heraus in die Gewebe diffundiert und hier — wie GSELL hervorhob — eine Kohlensäuresäuerung bedingt, so geht aus diesen Versuchen hervor, welch
enormen Einfluß man der Kohlensäure an sich zuzuschreiben hat.
HENDERSONS Untersuchungen über die Acapnie geben ebenfalls viele
Anhaltspunkte für die Beziehungen zwischen dem Kohlensäuregehalt
des Organismus und der Zirkulation. DALE und EVANS, welche die
ganze Frage der Acapnie einer Überprüfung unterzogen, betonen,
daß die schweren Zirkulationsstörungen bei der Acapnie unabhängig
von der Wasserstoffzahl des Blutes sind und nur mit dem Kohlensäuremangel in Zusammenhang stehen. In gleichem Sinn erklärten auch
wir die auf der Höhe einer Säruevergiftung am Kaninchen auftretenden
Erscheinungen, welche jenen bei der Acapnie überaus ähneln, weniger
als Folge einer Änderung der p_H-Zahl im Blut, vielmehr als Wirkung
des Kohlensäureverlustes. Illustrativ für diese Verhältnisse scheint
uns auch folgendes Versuchsergebnis am Hund, der ja bekanntermaßen
nur sehr schwer einer Säurevergiftung zugänglich ist: hier wird bei
der Injektion von saurem Phosphat — nach der Angabe von SPIRO —
nur während der Injektionsdauer eine Blutdrucksenkung beobachtet,
in dem Moment aber, in welchem die Injektion unterbrochen wird,
so daß nun wieder Kohlensäure aus den Geweben in das Blut nachrücken kann, erholt sich der Kreislauf prompt, die Zirkulation des
Tieres verhält sich so wie vor dem Versuch.

Aus den angeführten Beobachtungen ziehen wir die Konsequenz,
daß die Kohlensäure gewissermaßen als Drahtzieher gar vieler uns
noch problematischer Zirkulationsstörungen zu betrachten und zu berücksichtigen ist; sie tonisiert das Vasomotorenzentrum und regelt
dadurch den Kreislauf.

Der Organismus des inkompensierten Herzfehlerkranken hat seine
Minderwertigkeit — wie aus unseren Untersuchungen hervorgeht (siehe
Kapitel 3 und 4) — der Säuerung und der unzulänglichen Pufferfähigkeit zuzuschreiben; daß die p_H des Blutes dabei trotzdem nur ausnahmsweise und wahrscheinlich auch bloß für kurze Zeit wirklich verändert
wird, ist dem Umstand zu danken, daß der Organismus leicht mobilisier

bare Reserven zur Verfügung hat, die zur Hintanhaltung einer eingreifenden und dauernden Säuerung geeignet sind; die Lunge leistet bei einem Herzkranken da ihr möglichstes, die Nieren eliminieren mit dem Harn so viel saure Elemente wie nur angängig, um die Gewebe zu entlasten, aber schließlich reicht das nicht mehr aus, es werden auch die Gewebsbestände angegriffen, zu welchen vor allem die Carbonatpuffer gehören. Die Abnahme der Kohlensäurespannung der Alveolarluft und auch des Blutes sind registrierbare Zeichen einer solchen Zehrung am Bestand der Carbonatpuffer; natürlich können diese Bestände zufolge der im Körper ständig vor sich gehenden oxydativen Prozesse wieder ergänzt werden, doch die erhöhte Atmung so vieler Kreislaufkranker läßt die Bildung von Reservefonds nur selten zu; abgesehen davon erfordert aber die hier erheblich gesteigerte Milchsäureproduktion immer wieder und wieder das Freiwerden ganz beträchtlicher Kohlensäuremengen aus ihren Carbonatverbänden; nur diesem Umstande ist es zu verdanken, wenn die drohende Gefahr einer tatsächlichen Säuerung der Gewebe, vor allem aber auch des Blutes vermieden wird.

Die Kohlensäurebestände im Organismus inkompensierter Herzkranker müssen nach den Beobachtungen, die wir anstellten und hier darlegten, doch recht gering sein; darin vermuten wir aber auch mit Sicherheit den ursächlichen Grund dafür, daß der einmal in einen Zustand höhergradiger Inkompensation gelangte Herzkranke mit seiner peripheren Kreislauffunktion immer weiter bergab gerät.

Im Zustande der Acapnie und in gewissem Grade auch während einer echten Säurevergiftung vermag das Blut infolge von Schädigungen der in der Peripherie wirksamen Kräfte nicht in ausreichender Menge dem rechten Herzen zuzustömen; es bleibt sozusagen in dem einen und dem anderen Organ liegen; infolge der trägen Zirkulation kommt es zu maximalster Sauerstoffausnutzung; Cyanose und Blutreichtum verleihen den Organen das Aussehen von „Stauungsorganen; die Ursache des Blutreichtums ist aber die Unfähigkeit der Gewebe sich des Blutreichtums zu entledigen, und nicht so sehr eine primäre Stauung. Hier regulierend einzugreifen, ist eine Funktion der Carbonate, im übertragenen Sinne vielleicht eine Funktion der Puffer ganz im allgemeinen.

Die Pharmakologie hat uns mit der Kenntnis der unterschiedlichen Schockgifte vertraut gemacht; auch diese Faktoren bedingen ähnliche Störungen in der Blutverteilung, wie wir sie bei der Acapnie besprochen haben; der Kollaps der so häufig im Verlaufe von Infektionskrankheiten zu sehen, ist in letzter Linie auf eine solche ungünstige Blutverteilung zurückzuführen; wir halten es für möglich, daß so manche „Stauungserscheinung" die wir bei Herzfehlern zu sehen glauben, auch in dieser Richtung analysiert werden sollte; jedenfalls häufen sich unsere Erkenntnisse, daß es unterschiedliche Möglichkeiten gibt, die das Vorwärtstreiben des Blutes in der Richtung zum Herzen hemmen. Es wäre zweifellos ebenso verfehlt, alle bei inkompensierten Herzfehlerpatienten sich darbietenden „Stauungserscheinungen" nun etwa ausschließlich auf einen Kohlensäuremangel oder auf eine Vasomotorenlähmung beziehen zu wollen, wie es — unseres Erachtens wenigstens — verfehlt wäre, alle Erscheinungen der Kreislaufinkompensation in rein mechanischer Betrachtungsweise in Bausch und Bogen einer durch das Erlahmen des Herzens bedingten Stauung in die Schuhe zu schieben.

Wir kommen zum Ausgangspunkt dieser Erwägungen und Erörterungen zurück: zu unserer Ausdeutung der Asthma cardiale-Pathogenese; wir brachten gegen unseren Standpunkt, daß solch ein Anfall als Folge einer durch „Säuerung" bedingten Steigerung der Strömungsgeschwindigkeit des Blutes aufzufassen, und daß diese Säuerung auf eine während der Nachtruhe sich einstellende Kohlensäureretention zurückzuführen ist, selbst den Einwand vor, daß es wundernehmen müsse, warum die in Betracht kommenden Herzkranken denn nicht auch ebenso tagsüber, wenn sie Bewegung machen oder physisch arbeiten und damit die Strömungsgeschwindigkeit ihres Blutes doch gleichfalls wesentlich steigern, an Asthma cardiale-Anfällen leiden; durch die vorausgegangenen Ausführungen glauben wir diesem Vorhalt die Basis entzogen zu haben, indem klargelegt wurde, daß das Verhalten der Kohlensäurebestände im Organismus von größter Bedeutung ist; in diesem Sinn kann es auch nicht belanglos sein, ob — wie dies bei der Arbeit der Fall ist — die Säuerung primär durch eine gesteigerte Milchsäureproduktion oder ob sie — wie dies im Schlaf der Fall ist — durch eine Kohlensäureretention zustande kommt.

Indem wir in konsequentem Verfolg klinischer und experimenteller Analysen aller, unserer Beobachtung irgend zugänglichen Kreislaufvorgänge sowohl an sich wie auch im Zusammenhang mit dem intermediären Stoffwechsel aufschlußreiche Einblicke in das Wesen der Kreislaufinsuffizienz zu gewinnen und die Ergebnisse dieser Untersuchungen und Versuche von einem einheitlichen Gesichtspunkt aus zu beleuchten trachteten, gelangten wir zu einem in seinen Grundlagen wohlgesicherten Standpunkt, der natürlich noch in mancher Richtung weiter auszubauen ist. Unser Gedankengang, wie es zur fortschreitenden Herzinsuffizienz kommt, wäre somit folgender: *infolge einer mangelhaften Resynthese der bei der Muskelarbeit gebildeten Milchsäure tritt eine Milchsäureanhäufung in Erscheinung; die Milchsäure muß in erhöhtem Maße verbrannt werden, was wahrscheinlich langsamer erfolgen dürfte, als im normalen Organismus; diese Säuremengen führen zu einer unökonomischen Beanspruchung der Pufferbestände; es scheint im Herzfehlerorganismus zur Zeit der Inkompensation nicht nur eine Störung in quantitativer, sondern auch qualitativer Beziehung zu bestehen; gleichzeitig mit der erhöhten Säureproduktion kommt es zu einer relativen Vermehrung der Globuline, die ihrerseits — wie unsere Befunde erweisen — eine Abnahme der Puffer zur Folge haben; die weitere Konsequenz der Säuerung ist erhöhte Blutgeschwindigkeit und vermehrter Kohlensäureexport und damit eine schlechtere Sauerstoffausnützung in der Peripherie;* die erhöhte Strömungsgeschwindigkeit des Blutes bedingt eine vermehrte *Inanspruchnahme des Herzens,* welches an sich infolge der „Säuerung" möglicherweise eine *Verminderung seines Tonus erfährt;* mit der *allmählichen Erschöpfung der Carbonatbestände und der Entwicklung eines Zustandes sekundärer Acapnie wird der periphere Kreislauf mehr und mehr beeinträchtigt und das führt offenbar zur verlangsamten Zirkulation, die den letzten Stadien der Herzinsuffizienz eigen zu sein scheint. Die Bedeutung der Zirkulationsverlangsamung für die Entwicklung der Cyanose und für die Drucksteigerung im Capillargebiete, die zusammen mit der Änderung des Bluteiweißbildes der Ausbildung der Ödeme Vorschub leistet, ergibt sich von selbst.* Selbstverständlich wirkt dann der Umstand, daß die Kreislaufperipherie in einen immer übleren Zustand gerät, wiederum höchst nachteilig auf die Stoffwechselfunktion der peripheren Muskulatur ein (noch ungünstigere Verhältnisse bezüglich der Milchsäuresynthese zu Glykogen usw.), demzufolge auch auf die Leistungsmöglichkeit der Pufferung mit den sich daraus ergebenden weiters schädigenden Konsequenzen für den Kreislauf, bis eben ganz desolate Zustände eintreten.

Mit dem Aufrollen und der Schritt für Schritt zwingenderen Begründung unserer Betrachtungsweise glauben wir der „*Peripherie*" als einem ganz wesentlichen Faktor in der Pathogenese der Herzinsuffizienz eine bei weitem größere Geltung verschafft zu haben, als dies bis nun mittels der rein mechanistischen Lehre möglich war, die das Problem der Herzinsuffizienz rein von hämodynamischen Gesichtspunkten aus angehen wollte. Gemäß unseren Vorstellungen und Darlegungen, welche der Protoplasmodynamik die ihr gebührende Bedeutung beim Zustandekommen der Herzinsuffizienz zuerkennen, wird die Lehre von der Herzinsuffizienz zu einem Teilgebiet der Stoffwechselpathologie.

Anmerkung. Nach Abschluß der letzten Korrekturen kam uns die Mitteilung von MEAKINS and LONG, Oxygen consumption, Oxygen debt and lactic acid in circulatory failure, the Journal of clinical investigation IV. Vol. June 20, 1927 zur Kenntnis; die Arbeit stellt eine Bestätigung unserer Untersuchungen dar, die in ihren Grundzügen von uns bereits in der Klin. Wochenschr. 1925. S. 1101 und 1926. S. 1128 veröffentlicht wurden.

Über das Asthma cardiale

Versuch zu einer peripheren Kreislaufpathologie

Von

Prof. Dr. **Hans Eppinger**, Dr. **L. v. Papp** und Dr. **H. Schwarz**

Erste medizinische Klinik in Wien

VII und 217 Seiten mit 39 Abbildungen im Text. 1924. RM 9.60

Inhaltsübersicht:

Einleitung. Erster Teil: **Die Blutgeschwindigkeit als Maß des peripheren Kreislaufes.** — A. Was verstehen wir unter peripherem Kreislauf? — B. Ausgangspunkt der ganzen Fragestellung. — C. Kurze Darstellung der Klinik des Asthma cardiale. — D. Die gegenwärtige Auffassung der Pathogenese des Asthma cardiale. — E. Blutgasanalysen im arteriellen Blute. — F. Zusammenfassung und Programmentwicklung. Zweiter Teil: **Die plethysmographische Methode.** — A. Das Prinzip. — B. Versuchstechnik. — C. Versuchsergebnisse. — D. Kritik der Methode und Verallgemeinerung unserer Beobachtungen. — E. Zusammenfassung. Dritter Teil: **Die blutige Methode.** — A. Das Prinzip. — B. Versuchstechnik. — C. Kasuistik. — 1. Normale Fälle. 2. Fälle mit Kreislaufinsuffizienz. 3. Lungenemphyseme. 4. Pneumonien und Kyphoskoliosen. 5. Hypertonien. 6 Nephritiden. 7. Anämien. 8. Fälle von sogenannter Myodegeneratio cordis, Myxödem und Nephrose. 9. Fälle von Basedowscher Krankheit. 10. Fälle von schwerem Asthma cardiale. 11. Rückblick auf die Kasuistik. — D. Beurteilung und Funktionsprüfung des Capillarkreislaufes. 1. Einfluß des heißen und kalten Bades. 2. Der nervöse Einfluß, beurteilt an gelähmten Extremitäten. 3. Pharmakodynamische Beeinflussung. a) Pilocarpin, b) Adrenalin, c) Histamin, d) Pituglandol, e) Amylnitrit und Nitroglycerin. — E. Bedeutung des peripheren Widerstandes für die Blutgeschwindigkeit. — F. Der penetrierende Venenpuls. — G. Die derivatorischen Gefäßverbindungen. — H. Zusammenfassung. Vierter Teil: **Die Gasmethode zur Ermittlung der „wahren" Blutgeschwindigkeit.** — A. Das Ficksche Prinzip. — B. Die Methode von Löwy und Schrötter. — C. Die Methode von Plesch. — D. Die Methoden von Bornstein, Krogh und Lindhard. — Kritik der Inhomogenität der Lungenluft. — E. Die Methoden von Christiansen, Douglas und Haldane. — F. Unsere Methode zur Ermittlung des Minutenvolumens. — G. Das Minutenvolumen beim normalen Menschen. — H. Klinische Kasuistik. 1. Morphiumversuche. 2. Versuche mit erregenden Mitteln. 3. Versuche an Fällen mit Asthma cardiale. 4. Einfluß der Mahlzeiten auf die Blutgeschwindigkeit. 5. Einfluß des Bindens der Glieder. 6. Einfluß von Schmerz und psychischer Erregung. 7. Blutgeschwindigkeit bei Dauerasthma und über den Einfluß von Pituglandol. 8. Einfluß von Cardiaca und Diuretica. Fünfter Teil: **Zusammenfassung.** — Herzinsuffizienz als wichtiger Faktor bei der Entstehung des Asthma cardiale — Scheinbare aktive Mitbeteiligung des peripheren Kreislaufes bei Fällen von Kreislaufstörung. — Anhang.

Die Atmungsfunktion des Blutes.
Von **Joseph Barcroft,** Fellow of Kings College, Cambridge. Ins Deutsche übertragen von Dr. **Wilhelm Feldberg,** Vol.-Assistent am Physiologischen Institut der Universität Berlin, z. Zt. National Institute for Medical Research, London.
Erster Teil: **Erfahrungen in großen Höhen.** (Bildet Band 13 der „Monographien aus dem Gesamtgebiet der Physiologie der Pflanzen und der Tiere". Herausgegeben von M. Gildemeister-Leipzig, R. Goldschmidt-Berlin, C. Neuberg-Berlin, J. Parnas-Lemberg, W. Ruhland-Leipzig.) Mit 47 Abbildungen. X, 218 Seiten. 1927.   RM 15.—; gebunden RM 16.20

Anatomie und Physiologie der Capillaren.
Von **August Krogh,** Professor der Zoophysiologie an der Universität Kopenhagen. („Monographien aus dem Gesamtgebiete der Physiologie der Pflanzen und der Tiere", Band V.) Zweite Auflage.   In Vorbereitung

---

Arbeit und Ermüdung.
Von Professor Dr. E. Atzler, Berlin, Gewerbemedizinalrat Dr. H. Betke, Wiesbaden, Dr. H. Lehmann, Berlin, Professor Dr. E. Sachsenberg, Dresden (Bildet Beiheft 7 zum „Zentralblatt für Gewerbehygiene und Unfallverhütung", herausgegeben von der Deutschen Gesellschaft für Gewerbehygiene in Frankfurt a. M., Viktoriaallee 9.) Mit 46 Textabbildungen. IV, 91 Seiten. 1927.   RM 4.80

Die Bezieher des „Zentralblattes für Gewerbehygiene und Unfallverhütung" erhalten die „Beihefte" mit einem Nachlaß von 10%.